LA SYPHILIS A TRAVERS LES AGES
(MOYEN-AGE ET TEMPS MODERNES)

Dʳ F. BURET

LE

« GROS MAL »

DU MOYEN-AGE

ET LA

SYPHILIS ACTUELLE

Avec une préface du Dʳ LANCEREAUX
Médecin de l'Hôtel-Dieu. — Membre de l'Académie de Médecine,
Professeur agrégé a la Faculté,
Chevalier de la Légion d'Honneur.

LA SYPHILIS A NINIVE ET A BABYLONE.
MANUSCRITS RELATIFS A LA PATHOLOGIE SEXUELLE DU MOYEN-AGE
CE QU'IL FALLAIT ENTENDRE ALORS PAR LE MOT *LÈPRE*.
RECRUDESCENCE DE LA DÉBAUCHE DANS TOUTES LES CLASSES
DE LA SOCIÉTÉ; ANECDOTES CURIEUSES ET POÉSIES
RELATIVES AU CULTE DE VÉNUS ET A SES CONSÉQUENCES.
LE « QUATRE-VINGT-TREIZE DE LA VÉROLE »
OU ÉPIDÉMIE DE NAPLES (1493-96)
LA MÉDICATION ACTUELLE COMPARÉE
AUX FORMULES EMPIRIQUES DE L'ÉPOQUE FÉODALE.
DISCUSSION SCIENTIFIQUE DE TOUS LES PROCÉDÉS MIS EN USAGE
DEPUIS 400 ANS. — LE TRAITEMENT LE PLUS NOUVEAU.
MOYEN PRÉSERVATIF.

PARIS
SOCIÉTÉ D'ÉDITIONS SCIENTIFIQUES
4, RUE ANTOINE-DUBOIS, 4
—
1894

LE
« GROS MAL »
DU MOYEN-AGE
ET LA
SYPHILIS ACTUELLE

SANCERRE. — IMP. MICHEL PIGELET.

LA SYPHILIS A TRAVERS LES AGES

(MOYEN-AGE ET TEMPS MODERNES)

Dʳ F. BURET

LE

«GROS MAL»

DU MOYEN-AGE

ET LA

SYPHILIS ACTUELLE

Avec une préface du Dʳ LANCEREAUX
Médecin de l'Hôtel-Dieu, Membre de l'Académie de Médecine,
Professeur agrégé a la Faculté,
Chevalier de la Légion d'Honneur.

LA SYPHILIS A NINIVE ET A BABYLONE.
MANUSCRITS RELATIFS A LA PATHOLOGIE SEXUELLE DU MOYEN-AGE
CE QU'IL FALLAIT ENTENDRE ALORS PAR LE MOT *LÈPRE.*
RECRUDESCENCE DE LA DÉBAUCHE DANS TOUTES LES CLASSES
DE LA SOCIÉTÉ ; ANECDOTES CURIEUSES ET POÉSIES
RELATIVES AU CULTE DE VÉNUS ET A SES CONSÉQUENCES.
LE « QUATRE-VINGT-TREIZE DE LA VÉROLE »
OU ÉPIDÉMIE DE NAPLES (1493-96)
LA MÉDICATION ACTUELLE COMPARÉE
AUX FORMULES EMPIRIQUES DE L'ÉPOQUE FÉODALE.
DISCUSSION SCIENTIFIQUE DE TOUS LES PROCÉDÉS MIS EN USAGE
DEPUIS 400 ANS. - LE TRAITEMENT LE PLUS NOUVEAU.
MOYEN PRÉSERVATIF.

PARIS
SOCIÉTÉ D'ÉDITIONS SCIENTIFIQUES
4, RUE ANTOINE-DUBOIS, 4

1894

DU MÊME AUTEUR :

PRINCIPALES PUBLICATIONS

Du diagnostic de l'ectopie rénale; Paris 1883. Delahaye et Lecrosnier.

Littré aux Enfers; dialogue syphiligraphique. *(Journ. des malad. cut. et syph.)* 1889.

L'ongle noble des anciens Hindous. *(Journ. des malad. cut. et syph.)* 1890.

Les mesures répressives à l'égard des vénériens. — Autrefois; aujourd'hui; Clermont (Oise) 1890. Daix, imprim.

La syphilis à travers les âges. Tome I *(La syphilis aujourd'hui et chez les anciens)*; Paris 1890. Société d'éditions scientifiques. — *Traduit en anglais* (Philadelphie 1891).

Des causes d'erreur dans le diagnostic de la syphilis; Clermont (Oise) 1891. Daix, imprim.

La syphilis à Ninive et à Babylone chez les anciens Assyro-Chaldéens, 700 ans avant J.-C.; Clermont (Oise) 1892. Daix, imprim.

Deux mots sur la lèpre. — Est-elle héréditaire, contagieuse ou essentielle? Clermont (Oise) 1892. Daix, imprim.

Contribution à l'histoire de la syphilis: I. La syphilis à Herculanum et à Pompéi. — II. Le syphilococcus soupçonné dès le commencement du xvie siècle. — Clermont (Oise) 1892. Daix, imprim.

Les « broches » du moyen-âge; leur nature vénérienne et surtout syphilitique. *(L'Actualité médicale,* no du 15 janvier 1893).

La syphilis à l'époque féodale; Clermont (Oise) 1893. Daix, imprim.

La soi-disant origine américaine de la syphilis; d'où vient cette légende. Clermont (Oise) 1893. Daix, imprim.

La syphilis. — Son âge et ses rapports avec l'antiquité de l'homme, du Dr Morgan *(Traduit de l'anglais)*; Clermont (Oise) 1893. Daix, imprim.

Traitement des maladies contagieuses de l'appareil génito-urinaire. (En préparation).

Les auteurs écrivant dans les langues française, anglaise, espagnole, italienne et portugaise, qui seraient désireux de voir leurs travaux sur les maladies vénériennes signalés ou analysés dans la Presse Médicale de Paris, peuvent nous adresser dès maintenant leurs publications (livres, brochures, journaux, etc.).

DOCTEUR F. BURET
10, Avenue de l'Opéra, Paris.

ERRATA DU TOME I

(La Syphilis aujourd'hui et chez les Anciens)

A la page 80, ligne 5, au lieu de *nous sommes tombés*, lisez · *nous sommes tombé.*

A la page 134, ligne 3, au lieu de *remarqné*, lisez : *remarqué.*

A la page 135, ligne 30, au lieu de *syphilides pulmonaires*, lisez [: *syphilides palmaires.*

A la page 184, ligne 8, au lieu de *sont tout simplement des chancres mous*, lisez : *sont tout simplement des chancres indurés accompagnés de chancres mous.*

A la page 208, note I, au lieu de *De morbis Veneris*, lisez :*De morbis venereis.*

A la page 224, ligne 25, au lieu de *Telle l'interprétation*, lisez : *Telle est l'interprétation.*

 La figure ci-contre est tirée de l'opuscule de Barthélémy Stëbër, dont le manuscrit fut imprimé pour la première fois à Vienne vers 1497 : l'ouvrage, fort incomplet, ne porte pas de date.

 Cette curieuse vignette a été fidèlement reproduite par notre cousin Florent Buret, artiste-peintre. C'est une séance du traitement tel qu'on le pratiquait à cette époque. Il est facile de voir que les deux malades sont à la période secondaire, l'artiste les ayant gratifiés d'une éruption confluente.

 La femme qui est dans son lit exprime ses craintes au *physicien :* celui-ci vante un produit enfermé dans une fiole qu'il brandit avec conviction. A côté est assis l'amant, qu'un apothicaire —le *graisseur de vérole* selon Rabelais — enduit complètement d'onguent napolitain. On frémit en pensant à la jolie stomatite mercurielle qui ne peut tarder à se produire.

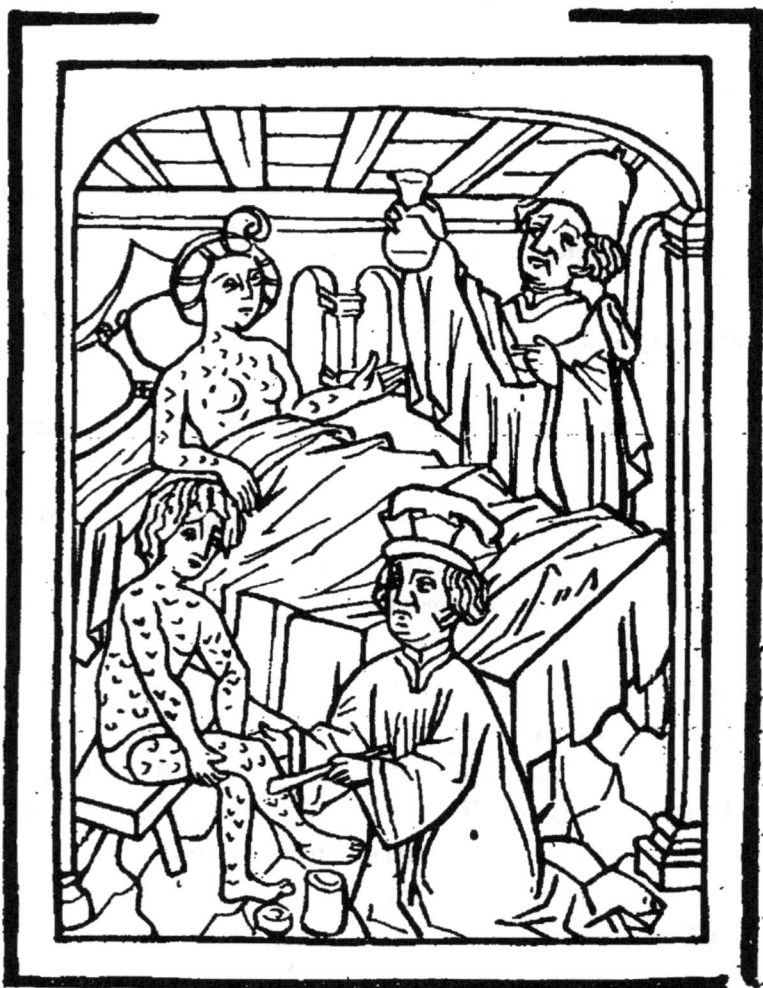

TRAITEMENT DE LA SYPHILIS AU XVᵉ SIÈCLE
D'APRÈS UNE GRAVURE DU TEMPS

PRÉFACE

Que la syphilis existe de toute antiquité, c'est là un point d'histoire qu'il n'est plus possible de mettre en doute et que le Dr Buret contribue largement à établir. Les nombreuses preuves qu'il accumule à l'appui de cette manière de voir — puisées dans les annales et jusque dans les légendes les plus anciennes — sont pour la plupart irréfutables. Il est acquis, aujourd'hui, que l'apparition de la syphilis se perd dans la nuit des temps et que cette maladie n'a pas d'âge. Elle se trouve décrite, en effet, chez les peuples les plus anciens, jusque chez les Assyriens et les Babyloniens, sous des formes à peu près semblables, par des prêtres ou des poètes plutôt que par des médecins ; mais il faut dire que les médecins, dans ces temps reculés, ne paraissaient pas jouir de la confiance qu'on veut bien leur accorder aujourd'hui.

Bien plus, des documents peu contestables mettent en lumière l'existence de la syphilis chez les plus anciens peuples d'Amérique ; de telle sorte que cette maladie, qui n'a pas d'âge, n'a pas non plus de patrie : elle est de toute antiquité et appartient à l'humanité tout entière.

Que, dans les temps anciens, sa fréquence ait été plus grande en Asie et en Europe que dans les Indes Occidentales, l'explication en est des plus simples : cela tenait, sans aucun doute, au genre de vie, au degré de civilisation. Plus celle-ci est avancée, plus la syphilis se trouve répandue ; il en est de cette maladie comme de la tuberculose : elle suit les progrès de la civilisation, ou, si l'on aime mieux, elle s'étend avec les grandes agglomérations.

Aujourd'hui encore, il est manifeste que la syphilis est moins répandue chez les peuples sauvages que parmi les nations les plus civilisées.

Après un grand nombre de preuves favorables à l'antiquité de la syphilis, le Dr Buret a tenu à donner la contre-épreuve en s'appliquant à réfuter l'opinion, accréditée depuis Astruc, de l'origine américaine de la syphilis. La démonstration est ici des plus évidentes, et personne ne peut douter, aujourd'hui, de l'existence de la syphilis chez les peuples d'Europe avant le premier voyage de Christophe Colomb pour l'Amérique. La coïncidence d'une épidémie de syphilis qui a sévi en Italie peu de temps après le retour de ce grand capitaine, a été le principal argument invoqué à l'appui de la doctrine de l'origine américaine de la syphilis ; mais cet argument qui repose sur la sentence : *post hoc, ergo propter hoc*, est sans valeur scientifique.

L'épidémie syphilitique de la fin du xvᵉ siècle, que le Dʳ Buret rapproche avec raison des épidémies antérieures et postérieures, assez semblables, s'explique facilement dans les circonstances particulières où se trouvait alors l'Italie envahie par plusieurs armées chez lesquelles l'hygiène était inconnue. L'agglomération de grandes masses d'individus, c'est-à-dire l'encombrement joint à une mauvaise hygiène, constitue la prédisposition au développement et à l'existence de toutes les maladies, y compris la syphilis.

L'étude que fait cet auteur des nombreuses opinions qui ont eu cours sur la nature de la syphilis et sur son traitement, est aussi intéressante pour le clinicien que pour l'historien ; elle montre combien sont difficiles les découvertes scientifiques, et combien sont lents les progrès de la médecine. Peu d'hommes, en effet, savent voir juste dans les questions scientifiques, et le malheur veut que, tant qu'une science est mal connue, toute personne se croit capable d'en parler.

C'est ce qui est arrivé autrefois pour la Chimie et la Physique. Depuis que ces sciences reposent

sur des données certaines, elles ne sont plus
abordées que par des esprits superieurs. En sera-
t-il de même de la médecine? Tout porte à le
croire; mais le grand nombre de travaux publiés
chaque jour indique suffisamment que, malgré
le remarquable ouvrage de Cl. Bernard (*Introduction à l'étude de la médecine expérimentale*),
ce moment n'est pas encore venu, ce qui signifie
que la science médicale n'est pas encore sortie
de sa phase empirique. A ce point de vue, comme
à beaucoup d'autres, le livre que publie le
Dr Buret sera certainement bien accueilli du
public médical, car c'est une œuvre tout à la
fois d'érudition et de science.

                               E. LANCEREAUX.

AVANT-PROPOS

———

Nous manquerions à tous nos devoirs si nous ne commencions par remercier le public savant du bon accueil fait à notre précédent ouvrage : LA SYPHILIS CHEZ LES ANCIENS. Ce résultat est d'un bon augure pour le présent volume qui complète notre historique de la syphilis. La Presse a également droit à notre gratitude pour la façon bienveillante dont elle a apprécié nos efforts. Cette fois, les directeurs de journaux politiques n'auront plus à redouter la pruderie de leurs abonnés : le mot « *syphilis* » — cauchemar de M. Prudhomme — a été changé en « *gros mal* » dans le titre de notre ouvrage. Cette expression, empruntée au moyen-âge, tout en étant assez vague pour n'effaroucher personne, convient parfaitement au sujet puisqu'elle était employée couramment, même en justice, aux XIVe et XVe siècles.

Notre travail a été divisé en deux parties : la

première comprend l'histoire de la maladie pendant tout le moyen-âge jusqu'au siège de Naples; la seconde est consacrée aux temps modernes, depuis l'expédition de Charles VIII jusqu'à nos jours.

Nous avons donc examiné tout d'abord les documents qui émanent d'auteurs ayant vécu dans les 15 premiers siècles de notre ère. Au fur et à mesure qu'on avance dans ces investigations, on constate des progrès de plus en plus apparents dans l'observation clinique et notamment dans celle qui concerne la pathologie vénérienne. Il y a même certaines descriptions tellement claires que tout le monde s'accorderait à les reconnaître comme s'appliquant à la syphilis, si on les donnait sous la signature d'un auteur moderne.

Nous avons fait ensuite une étude rétrospective sur toutes les grandes épidémies qui ont marqué dans l'histoire; et, tout en les exposant d'une façon aussi succincte que possible, nous avons cherché à dégager, au milieu de cette multitude de symptômes morbides décrits avec la méthode propre à chaque nation et à chaque époque, la part qui revient à la syphilis. Pour bien faire comprendre que cette dernière a joué un rôle prépondérant dans les épidémies du moyen-âge, nous avons été amené à tracer un tableau des mœurs de cette époque stupéfiante à tant de points de vue.

Arrivant à la fameuse épidémie de Naples, nous nous sommes efforcé de percer ce mystère pathologique. Nous avons voulu faire comprendre comment la syphilis, connue jusque-là sous différentes étiquettes correspondant à ses symptômes, a pu paraître une nouvelle entité morbide aux yeux des médecins d'alors plus éclairés que leurs devanciers. Puis, analysant les principaux auteurs qui ont écrit sur la syphilis depuis le XVᵉ siècle, nous avons reproduit certains passages curieux par leur forme ou témoignant de croyances naïves, et nous avons étudié pas à pas les progrès lentement réalisés de la thérapeuthique vénérienne. Rien de plus curieux que ces recherches scientifiques, rien de plus attachant que cette étude qui permet de suivre pendant des siècles la lutte de l'intelligence contre le génie de l'obscurantisme. On assiste pour ainsi dire aux efforts des hommes de science cherchant à lever le voile qui cache la vérité. Chaque étape est marquée par la perte d'un nom célèbre, mais la médecine a fait un pas. Les hommes meurent, la science reste ; et un jour arrive où le voile se déchire tout à fait.

Un mal méconnu pendant des siècles apparaît tout à coup encore enveloppé de ténèbres : c'est le mal vénérien. On le classe ; et nul ne soupçonne que les symptômes observés appartiennent à trois virus essentiellement distincts : la syphilis, la chancrelle et la blennorrhagie. Il faut trois

siècles pour que la lumière se fasse. Ce sont
d'abord de timides hypothèses vivement combat-
tues. Puis un homme se rencontre, doué d'un
grand sens pratique : c'est Ricord. Avec le flair
scientifique qui le caractérise, il sait bientôt dis-
cerner les théories vraies des théories fausses.
Il reprend les découvertes restées à l'état em-
bryonnaire, les met en relief, y ajoute sa note
personnelle, les fait siennes, en un mot, et la
vérité éclate de toutes parts !

Nous avons aussi consacré un chapitre à l'examen des meilleures mesures hygiéniques à
prendre dans le but d'empêcher l'extension des
maladies vénériennes. Nous n'avons pas hésité
à faire le procès des moyens coercitifs actuels,
persuadé que nous sommes de leur inutilité, de
leur immoralité et de leur injustice. Ils sont inutiles parce qu'ils manquent leur but et n'atteignent même pas les contagieuses dans la proportion d'une pour cent. Ils sont immoraux, parce que
cette chasse est faite en général par des déclas-
sés et n'a le plus souvent d'effet réel que contre
les malheureuses incapables de racheter leur
liberté séance tenante et en espèces. Ils sont
immoraux encore, parce que d'honnêtes mères
de famille sont trop souvent victimes des mépri-
ses et de la brutalité de sbires inintelligents pour
la plupart.

En outre, ces procédés sont injustes parce
qu'ils ne s'appliquent et ne pourront jamais s'ap-

pliquer qu'à un nombre très restreint de prostituées. Car la prostitution est comme la spirale :
on ne peut dire où elle commence ni où elle finit.
L'assoiffée de sensations génésiques n'est qu'une
exception ; la nymphomane rentre dans le cadre
des cas pathologiques, tandis que la plupart des
professionnelles ne cherchent autre chose que
des moyens d'existence d'abord, de luxe ensuite.
Encore, chez ces dernières, ce genre de vie
n'est-il le plus souvent que provisoire : bien peu
fournissent une carrière complète.

Ne doit-on pas compter aussi, parmi les prostituées, ces ouvrières qui complètent leur journée
avec le trafic de leur personne, et sèment d'autant plus la contagion qu'elles sont plus igno-
rantes sur cette matière? Dans quelle catégorie
rangerez-vous ces femmes mariées qui se font
aider pour leurs toilettes, avec ou sans compli-
cité du mari? On en trouve depuis le bas jusqu'en haut de l'échelle sociale, depuis la femme
de l'employé jusqu'aux comtesses et marquises,
et celles-là n'ont même pas l'excuse d'avoir
eu faim ! Qu'on se vende pour cent sous ou pour
une note de vingt mille francs payée chez la
couturière, le fait est le même : il n'y a pas de
grâce d'état qui puisse effacer le mot « *prostitution* » de l'alcôve où il a été pris livraison de la
marchandise. Le nom de la vendeuse de charmes
fût-il inscrit à l'armorial, il n'en aurait pas moins
été traîné dans la boue !

Enfin, il nous a paru utile de donner quelques conseils relativement à l'hygiène individuelle : après avoir passé en revue les divers moyens proposés dans le but d'éviter la contagion, nous avons indiqué un procédé simple et facile. L'expérience ayant prouvé qu'il était bon, nous nous sommes fait un devoir de le divulguer.

Maintenant, quelles seront les conclusions de notre travail ? Que la syphilis a régné d'une façon indiscutable pendant toute cette période de mille ans qu'on a appelée le moyen-âge. Si l'on pouvait conserver le moindre doute relativement à l'antiquité, celui-ci n'est plus possible dès qu'on a lu les ouvrages des médecins qui vécurent du XIIᵉ au XVIᵉ siècle. LA SYPHILIS EST CONTEMPORAINE DES PREMIERS AGES, telle est la conviction que nous donnent six années d'un travail incessant dans lequel nous n'avons été soutenu que par notre désir de connaître et notre volonté de mener à bien cette œuvre de vulgarisation.

Certes, nous ne pouvons pas dire que nous n'avons rencontré, sur notre chemin, que des roses et des encouragements. Nous revoyons encore, par exemple, la mine du premier éditeur auquel nous sommes allé porter « LA SYPHILIS CHEZ LES ANCIENS ».

— Ça, nous dit-il d'un air dédaigneux, ce n'est guère bon qu'à décrocher un prix à l'Académie... Il y a au moins un an de travail, là-dedans ?

— Non, trois.

— C'est malheureux ! c'est malheureux !...

Et il nous rendit le manuscrit. Empressons-nous de reconnaître qu'il y aurait mauvaise grâce à lui en vouloir : il était logique du moment où il ne croyait pas à un succès de vente, et il ne pouvait que plaindre un auteur guidé par un but tout différent. D'autres gens, qui ne sont pas éditeurs et ne soupçonnent même pas à quoi peut servir un travail scientifique, vous traitent tout simplement de « crétin » : dans le monde du vermicelle, des bottes à 12 fr. 50 ou des crocodiles empaillés, c'est la seule épithète qui convienne à un monsieur pour qui la pièce de cent sous n'est pas l'unique et éternel objectif. Sourions agréablement et laissons dire.

Paris, octobre 1893.

Dʳ F. BURET.

LE
«GROS MAL»
DU MOYEN-AGE
ET LA
SYPHILIS ACTUELLE [1]

APPENDICE

UKHAT

LA SYPHILIS A NINIVE ET A BABYLONE CHEZ LES ANCIENS ASSYRO-CHALDÉENS, 700 ANS AV. J. C.

Les tablettes du Musée Britannique de Londres ; briques,
cylindres et cachets assyriens. — Les caractères cunéiformes
récemment interprétés sur des tablettes provenant de la
bibliothèque royale de Sardanapale. — Légende d'Istar,
déesse de la volupté. — Pustules, squames, alopécie et ulcères
vénériens d'Izdubar, héros de la fable babylonienne. — La
maladie *Ukhat.*

Dans notre premier volume, nous avons dit
que la Chaldée, qui eut pour capitale Babylone,
fut pendant des siècles, avec la Syrie et l'Egypte,

---

1. Le présent volume, contenant les deux dernières parties
de **La syphilis à travers les âges,** fait suite à *La syphilis
chez les anciens* publiée en 1890. Ces deux ouvrages consti-
tuent l'historique de la syphilis, le seul, à notre connaissance,
qui existe *complet.*

le centre de toutes les débauches. Nous jugions alors qu'il était impossible que ces nations eussent été épargnées par la syphilis, et nous étions d'avis que l'Inde et la Chaldée avaient dû en être le berceau. Des citations latines tirées de Lucilius démontrent que la Syrie en était infectée sous le règne d'Antiochus-le-Grand, c'est-à-dire près de deux siècles avant J.-C. On a pu voir aussi que Pline l'Ancien désigne positivement l'Egypte, voisine de la Syrie, comme étant la source des affections vénériennes. Martial qui raconte si clairement par quel mécanisme se prenait, de son temps, le *mal obscène* (indecens morbus), c'est-à-dire le mal vénérien, reproche aux débauchés leurs *tumeurs syriennes* ; et Moïse, dans le Deutéronome, menace les libertins des papules anales et de l'*ulcère d'Egypte*. C'est de là que nous est venue l'idée d'interroger les hiéroglyphes. Nous avons cité quelques textes — forcément vagues et obscurs — sur la pathologie de la vieille Egypte des Pharaons ; mais, jusqu'en février 1890, nous n'avions rien pu trouver, dans les ouvrages concernant les caractères cunéiformes [1], qui fût relatif à la médecine. Toutefois la

---

1. Entre autres publications curieuses, mais nullement médicales, nous citerons les suivantes :

SAULCY. — *Recherches sur la chronologie des empires de Ninive, de Babylone et d'Ecbatane* ; Paris 1850.

J. MÉNANT.— *Annales des rois d'Assyrie* ; Paris 1874.
—   *Babylone et la Chaldée* ; Paris 1875.
—   *La bibliothèque du palais de Ninive* ; Paris 1880
—   *Rapport sur les cylindres Assyro-Chaldéens*,

preuve dont nous soupçonnions l'existence fut
publiée, mais trop tard pour qu'il nous eût été
possible de l'utiliser dans notre première publication. Voici comment nous avons eu cette
preuve entre les mains.

En décembre 1890, notre confrère Américain
le Dr Ohmann-Dumesnil, professeur de syphiliographie à l'Université de Saint-Louis (*Missouri*,
Etats-Unis), nous demanda l'autorisation de traduire en anglais notre historique de la syphilis,
dont le premier tome venait de paraître. La traduction de ce volume a été faite et nous en avons
reçu un exemplaire à la fin de décembre 1891.
Quelle ne fut pas notre surprise et en même
temps notre satisfaction en trouvant, annexé au
chapitre concernant les Egyptiens, un paragraphe de 50 lignes sur la syphilis chez les Babyloniens! Comme ce document était d'un intérêt
trop capital pour que nous pussions le passer
sous silence, nous en avons — après quelques
recherches personnelles — placé l'analyse en
tète du présent volume. Nous espérons que le
lecteur, en raison de l'originalité du sujet, nous
pardonnera cette addition qui ne peut être pré-
sentée que comme un hors-d'œuvre. Voici les

publié dans les *Archiv. des missions scientif.
et littér.;* 3e sér. T. VI, 1880.
J. MÉNANT.— *Empreintes de cachets Assyro-Chaldéens,
relevées au Musée Britannique;* Paris 1882.
J. HALÉVY.— *Documents religieux de l'Assyrie et de la
Babylonie;* Paris 1882.

renseignements que nous fournit le Dr Ohmann-Dumesnil.

« Ce chapitre accessoire, dit le professeur Américain, a été ajouté au précédent non seulement parce qu'il rentre dans le cadre du sujet traité, mais aussi à cause de l'analogie que le document qu'il contient présente avec les fables des autres nations. Si l'on reproduit ces légendes, c'est dans le but d'éclaircir le mystère qui plane sur l'origine des maladies vénériennes. Tout ce qu'on va lire est emprunté à un article paru dans la *Monatshefte für Praktische Dermatologie* [1], à la date du 1er mai 1891 et sous la signature de J. K. Proksch. Cet auteur a compulsé les traductions de Zehnpfund et de Jérémias, deux savants qui ont interprété le sens des inscriptions en caractères cunéiformes « trouvées sur des briques babyloniennes. »

Avant d'examiner cette traduction, disons quelques mots des découvertes de nos linguistes concernant l'Assyrie.

On sait que le *British Museum* de Londres possède depuis longtemps des tablettes provenant de l'antique pays d'Assur et couvertes d'inscriptions. M. Joachim Ménant, savant assyriologue, fut chargé par le Gouvernement Français d'aller examiner ces tablettes et d'en interpréter le sens. Notre compatriote fit plusieurs séjours en Angleterre et ses études furent consignées dans deux

---

1. Revue mensuelle de dermatologie pratique.

rapports au ministre en 1863 et 1880. Ces recherches, fort intéressantes au point de vue de
l'histoire des peuples anciens, n'apportaient
toutefois aucun élément nouveau pour la thèse
que nous défendons : c'est pourquoi nous les
avions passées sous silence. Il n'en est pas de
même des tablettes assyriennes nouvellement
traduites : celles-ci ont-elles, au Musée Britannique, échappé jusqu'ici aux investigations des
savants, ou sont-elles d'importation plus récente
en Europe ? Nous n'en savons rien. Toujours
est-il que M. Ménant, dans aucune de ses œuvres,
ne parle de l'intéressante légende rapportée par
le journal médical allemand. Elle est cependant
digne de remarque à plusieurs points de vue,
car d'après M. Proksch, auteur de l'article, les
tablettes qui la contiennent auraient fait partie
de la bibliothèque [1] royale d'Assurbanipal (Sardanapale).

Ici se pose une question palpitante d'intérêt.
Nous avons, comme les traducteurs allemands,
mis « Sardanapale » entre parenthèses. Mais ce
roi, dont les annales ont été retrouvées sur des
briques assyriennes, est-il bien le Σαρδανάπαλος
des Grecs ? Malgré la similitude de consonnance

---

1. Les tablettes constituaient les livres de cette époque (VIIe
siècle av. J.-C.). Les Assyriens écrivaient sur de la terre à
brique au moyen d'un coin de fer et faisaient ensuite porter au
four : après la cuisson, les caractères cunéiformes, imprimés en
creux, étaient ineffaçables. Parfois ils gravaient les faits
mémorables sur le marbre ou sur le granit.

qui existe entre les deux noms, M. Ménant incline à croire que ce n'était pas le même individu. Le savant linguiste base son opinion sur ce fait que le Sardanapale dont il est question ici et qui est désigné par un complexe donnant le son

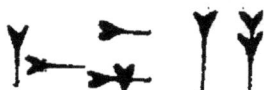

phonétique : *Assur - bani - pal*, est représenté, dans les inscriptions cunéiformes, comme un vaillant guerrier, tandis que celui des Grecs n'est fameux que par sa vie de débauches et surtout par son genre de mort. Les annales de l'époque nous apprennent qu'Assur-bani-pal, monté sur le trône du vivant de son père Assarhaddon (*Assur-akh-idin*) en 667 av. J.-C., fixa sa résidence royale à Ninive (*Ninua*) et donna la vice-royauté de Babylone (*Bab-ilu*, porte de Dieu) à son plus jeune frère *Sallummu-Kin*. Ce prince se révolta contre son aîné et fut vaincu. Sa défaite est relatée sur les monuments de l'époque où l'histoire de cette campagne fut écrite d'après les ordres du roi de Ninive. Le dernier paragraphe se résume dans ces quelques lignes : « Moi, Assur-bani-pal, Roi des Légions, Roi du Pays d'Assur... j'ai puni les rebelles et épargné les autres enfants de Bab-ilu..... Je leur ai permis de rester dans Bab-ilu..... Moi. »

Cet Assur-bani-pal ne fut pas le dernier roi

d'Assyrie, car il eut, vers 625 av. J.-C., un successeur, *Assur-edil-ili* [1], son fils, qui termine la liste
des monarques connus. D'ailleurs, Ninive fut
détruite en 605 av. J.-C.; il est donc permis de se
demander si le Sardanapale des Grecs ne fut pas
un mythe [2], car on ne trouve, dans la chronologie royale des Assyriens, en dehors d'Assur-
bani-pal, aucun personnage présentant un nom
analogue. En outre, parmi les inscriptions découvertes jusqu'ici, aucune ne mentionne, relativement à l'un des rois d'Assyrie, les circonstances si connues de cette mort atroce, unique
en son genre, mais grandiose et belle dans son
horreur. Quoi qu'il en soit, si nous devons
admettre la version grecque, il est heureux pour
la science rétrospective que les précieuses tablettes aient échappé à l'holocauste où le célèbre
névrosé, dans une dernière conception délirante,
s'offrit comme principale victime !

La légende consignée dans les archives du

1. Bien qu'on ne connaisse pas la date exacte de l'avénement
d'Assur-edil-ili, les assyriologues s'accordent à fixer à 42 ans la
durée du règne d'Assur-bani-pal. Ce dernier n'était donc plus
roi 20 ans avant la destruction de Ninive.

2. Voici ce que dit M. Ménant dans son introduction (*Annales
des rois d'Assyrie*) : « N'oublions pas que les Grecs n'ont été
en rapport avec l'Assyrie que longtemps après la chûte de
Ninive. Il est certain qu'ils ne pouvaient pas lire l'écriture dont
nous retrouvons le sens aujourd'hui ; il est même évident
qu'ils ont eu sous les yeux des inscriptions dont ils ont déna-
turé les termes et dont nous pouvons reconstruire les éléments
malgré les défigurations qu'ils nous ont transmises. » Suivant
une autre tradition rapportée par M. Langlois (*Archiv. des
missions scientifiq.*, T. IV), le monarque, après la ruine de
Ninive, se serait retiré en Cilicie et y aurait fondé la ville de
Tarse (*Tarsous*). Cette divergence d'opinions nous confirme

palais d'Assur-bani-pal présente quelque analogie, dans ses détails, avec la fable grecque. On y retrouve à peu près les mêmes croyances et souvent les mêmes personnages dont les noms seuls diffèrent. Ainsi, nous verrons la déesse Istar incarner Vénus et accessoirement Junon, Cérès, Pallas, etc. ; le Taureau sacré, qui entre presque aussitôt en scène, nous semble cousin germain du Bœuf Apis des Egyptiens ; Sit-Napiôtim joue le rôle de Pluton ; Arad-Ea, avec sa barque, n'est autre chose que le Charon des Grecs, et il ne serait pas difficile de trouver l'analogue des autres personnages.

Or il est dit, dans les tablettes assyriennes, qu'*Istar* (étoile), déesse de l'amour criminel, de la fertilité, de la guerre, etc., et mère des dieux et des hommes, demanda à *Izdubar* [1] (Nemrod)

dans l'idée que l'imagination grecque a une fois de plus remplacé l'histoire. Il convient d'ajouter que certains historiens comptent deux et même trois Sardanapale, ce qui a fait dire à Fréret (*Mém. de l'Académ. des Inscrip. et Belles-Lettres*, T. V) que ce nom n'était qu'une *épithète* honorifique. Cela n'enlève rien au mérite du tableau de M. Louis Chalon « *La mort de Sardanapale* » si remarqué au Salon de 1891, car on sait que le domaine de l'artiste est le plus souvent celui de la fiction.

1. Selon M. Ménant (*Babylone et la Chaldée*), Izdubar est le héros de l'époque Chaldéenne et quelques-uns de ses exploits rappellent les travaux d'Hercule. Il naquit peu de temps après le déluge, dont un personnage fabuleux — dans une autre légende — lui raconte les récentes péripéties et notamment les détails concernant la construction de l'arche, l'entrée des animaux, etc. Ce récit, dont il ne reste que des fragments, a été trouvé sur des briques conservées également au *British Museum* de Londres.

s'il voulait la prendre pour femme : le héros, fort
brave sans doute, mais peu galant, repoussa
cette tendre proposition d'une façon plus qu'im-
pertinente. Fureur d'Istar qui demande à son
père *Anu* de vouloir bien la venger d'un tel
outrage. Cette requête eut pour effet l'envoi immédiat du Taureau sacré contre Izdubar et son
ami *Eabani*.

On ne comprend pas bien pourquoi cet Eabani,
dont on n'a pas encore parlé et qui n'est pour rien
dans l'affaire, se trouve compris dans la vengeance d'Istar et sert également de cible aux
cornes du céleste ruminant. La suite va nous
faire voir qu'il prend la plaisanterie du mauvais
côté et outrage la déesse de la façon la plus
cruelle. Toutefois, on ne peut se défendre d'un
sentiment d'admiration devant une pareille
preuve de force physique, car certaines empreintes de cylindres servant de cachets et trouvées dans les ruines de Ninive et de Babylone,
représentent Eabani tenant d'une main l'une des
cornes de l'animal et de l'autre sa queue, au
point d'insertion. A côté, se voit Izdubar perçant
le cœur du Taureau avec une arme mal définie.

Istar, trop vexée pour faire attention aux mus-
cles puissants d'Eabani, lance une terrible imprécation : Eabani y répond en arrachant le pénis
(*ibattu*)[1] du Taureau et en le jetant à la figure de

---

1. Les organes de la femme étaient désignés, en assyrien,
par le mot *lalû*.

la déesse. Injure doublement sanglante, tant à
cause de l'acte lui-même qu'en raison de la nature
du projectile. On devine aisément à quel degré
d'exaspération en arrive Istar : aussi, la nouvelle
imprécation qu'elle formule fait-elle trembler tout
le système planétaire. Cette fois, elle est maîtresse du champ de bataille, car Eabani, frappé à
mort, succombe au bout de douze jours et Izdubar est atteint d'une maladie longue et doulou-
reuse qu'un traducteur considère comme ayant
été la lèpre.

Maintenant, l'histoire va devenir intéressante
pour le sujet qui nous occupe. Eabani est mort.
Izdubar, lui, erre à l'aventure jusqu'à ce qu'il ait
atteint les régions infernales. Là, on lui donne
un remède magique pour sa maladie ; mais celui-
ci ne réussit pas — soit qu'il fût trop anodin ou
pour toute autre cause, — car Izdubar eut à dé-
plorer la perte de ses organes sexuels frappés de
gangrène. Ce que voyant, *Sit-Napiôtim*, dieu des
Enfers, le confie au batelier *Arad-Ea* avec ordre
de conduire le héros à la *Fontaine de vie*[1] et il
ajoute :

1. M. Ménant, qui a écrit un ouvrage sur la bibliothèque de
Ninive d'après les tablettes assyriennes du Musée Britannique,
rapporte une autre légende d'Istar et reproduit la traduction
de M. Oppert, orientaliste distingué. D'après cet autre texte,
Istar serait descendue elle-même aux Enfers, dans une autre
circonstance, pour y chercher son fils ; là, elle aurait été atteinte
des 36 maladies dont elle ne put guérir, dit la Fable, qu'en
buvant les eaux de la *Fontaine de vie*. On ignorait alors la
récente interprétation des tablettes du British Museum ; c'est
pourquoi, dans notre premier volume, publié en 1890, nous
n'avons pas parlé de ces légendes qui ne se rapportaient nullement à notre sujet.

L'homme que tu viens de prendre dans ta barque est couvert de *pustules ;* des *croûtes écailleuses* ont altéré la beauté de son co. ps. Conduis-le, Arad-Ea, au lieu de *purification :* là il pourra nettoyer complètement ses pustules de façon à devenir blanc comme la neige et faire tomber ses *squames.* La mer les emportera et son corps sera net. La *peau qui couvre sa tête* sera renouvelée ainsi que celle qui tapisse ses *parties honteuses.* Quand il retournera dans son pays, il n'y aura pas la moindre cicatrice en ce dernier endroit : tout sera renouvelé.

Le texte porte ensuite qu'Arad-Ea conduisit son passager au lieu de purification et que tout se passa comme il avait été prévu : le malade redevint blanc comme neige.

Ce texte fait penser au roi David demandant à l'Eternel de le guérir et à peu près dans les mêmes termes : «Asperge-moi d'hysope et je serai *purifié;* et je deviendrai *plus blanc que la neige* (super nivem dealbabor). » Les deux dernières phrases, comme le dit très justement le Dr Ohmann-Dumesnil, ne peuvent être interprétées que de la façon suivante : « La peau qui recouvre ses organes sexuels, ou celle du voisinage (prépuce, fourreau de la verge, scrotum, etc.) ne portera pas la trace des sécrétions morbides : il n'y aura ni ulcères, ni cicatrices ; tout sera renouvelé, c'est-à-dire net. »

Les symptômes décrits, leur guérison sans laisser de trace, le siège génital de la plupart d'entre eux, l'alopécie manifeste, tout concourt à faire évanouir la moindre hésitation quant au diagnostic. Dans la série des affections, soit vénériennes, soit cutanées, la syphilis seule répond à la description assyro-chaldéenne. Le diagnostic « *psoriasis simple,* » que réclameront certainement les entêtés, ne saurait nous suffire en raison des phénomènes classiques accompagnant la dermatose et de l'intervention d'Istar, c'est-à-dire la *Venus Salacia* des Babyloniens.

Le docteur Ohmann - Dumesnil est d'avis qu'Eabani avait également la syphilis et il s'appuie sur le texte lui-même d'après lequel Eabani aurait « passé 6 jours et 7 nuits dans les bras de sa bien-aimée *Ukhat* »[1]. Comme le fait remarquer avec raison le professeur américain, les maladies vénériennes, pour les Orientaux de l'antiquité, étaient toujours le résultat soit d'une fureur érotique suscitée par la colère divine, soit d'excès sexuels. « Le nom de l'hiérodule Ukhat, dit-il, en terminant, ressemble beaucoup à celui de la maladie *Ukhet,* l'*uχedu* ou *uχetu,* c'est-à-dire la syphilis des anciens Egyptiens. »

On sait que l'allégorie, dans l'antiquité, était la base de toute littérature et que, chez tous les peuples, les monuments qui ont servi à reconstituer l'histoire étaient surtout rédigés sous la forme symbolique. La Bible, ce long poème, n'est qu'une suite d'allégories entremêlées de

---

1. Le texte, empreint de la simplicité naïve des anciens qui ignoraient l'art de gazer et appelaient les choses par leur nom sans y voir malice, porte ces mots : « Eabani employa 6 jours et 7 nuits à s'amuser avec le *lalû* de sa bien-aimée... »

préceptes ; la mythologie grecque a personnifié
toutes les choses humaines comme la fable
hindoue dont elle dérive ; il y aurait donc rien
d'étonnant à ce que les habitants de l'antique
Babylone — où l'on ne s'ennuyait pas — eussent
pris l'habitude de désigner un vénérien par ces
mots : « Il a été *caresser Ukhat.* » Au reste nous
verrons plus loin (Chap. II) que les Anglais du
moyen-âge disaient dans le même sens : « Il a été
mordu par une oie de Winchester », parce que l'évêque de Winchester avait alors les lupanars sous
sa juridiction. Quand nous disons, à notre
époque, qu'un monsieur a eu « des démêlés avec
Vénus », personne ne s'y trompe : or, Istar était
la Vénus assyrienne et nous venons de voir
qu'Izdubar et surtout Eabani avaient eu avec elle
de sérieux démêlés. Izdubar, lui, s'est soigné
parce que, comme il le dit lui-même, « il ne voulait pas mourir comme son ami », ce qui tend à
prouver qu'ils étaient atteints de la même affection.

Le sens allégorique donné au terme Ukhat
vient confirmer celui que nous supposions à un
mot égyptien absolument analogue. Ceux qui ont
lu notre premier volume se rappellent que, au
chapitre consacré à la médecine du pays des
Pharaons, nous avons extrait d'un glossaire
égyptien — cophte — latin quelques mots nous
paraissant devoir se rapporter à des manifestations vénériennes. Le premier de ces mots était

un groupe hiéroglyphique donnant le son $A\chi at$ et répondant à l'expression latine : *morbus vulvæ*, c'est-à-dire *maladie de la vulve*. A ce moment-là nous nous demandions, faute de renseignements plus amples, de quelle nature pouvait être cette maladie. Aujourd'hui le doute n'est plus permis car le terme $A\chi at$ nous paraît avoir des liens de parenté très étroits avec le nom symbolique de la compagne d'Eabani, la dangereuse $U\chi at$.

LIVRE PREMIER

LA SYPHILIS AU MOYEN-AGE

I

DOCUMENTS SCIENTIFIQUES

La syphilis en Europe dans les quinze premiers siècles de
notre ère. — Documents tirés des œuvres des médecins du
Bas-Empire, des maîtres de l'Ecole Arabe et des Arabistes,
leurs successeurs. — L'*asafati* des Arabes.— Les *mires* ou
médecins du Moyen-Age ; manuscrits relatifs à la pathologie
sexuelle. — Les symptômes de la syphilis décrits dans les
ouvrages scientifiques depuis le xᵉ siècle.—Ce que les auteurs
de cette époque entendaient par le mot *lèpre*. — La *galle
épaisse* et son traitement par le mercure bien avant l'épidémie
de Naples.— Une découverte de Broca dans un ancien cimetière de Paris.— M. Lancereaux aux Catacombes.

Au point de vue purement historique, on désigne
généralement, sous le nom de *Moyen-Age,* la période
qui s'étend depuis la chute de l'Empire Romain jusqu'à
la fin du xvᵉ siècle. Mais, pour l'étude que nous avons

entreprise, il était difficile de se renfermer exactement
dans les limites imposées par les dates qui ont marqué
la destinée des peuples. C'est pourquoi, en recherchant
les documents relatifs à la syphilis qui émanent des
auteurs de l'antiquité, nous n'avons pas épuisé la liste
des médecins de l'École Galénique. Le puissant Empire
Romain est mort (an 312), remplacé par ce que nous
avons appelé le Bas-Empire, lequel s'éteindra à son
tour au milieu du xve siècle[1]. L'école grecque vit
encore, mais elle jette sa dernière lueur pour laisser
définitivement, 5 siècles plus tard, la place à l'École
Arabe représentée par Alexandrie et Bagdad. Nous allons donc passer en revue les principaux maîtres qui,
s'inspirant des doctrines d'Hippocrate et de Galien, pro-
fessèrent soit en Grèce soit en Italie. Puis nous étudierons les Arabes et les Arabistes pour arriver ensuite à
l'École de Salerne qui brilla en plein moyen-âge, et en-
fin aux auteurs les plus connus des xive et xve siècles.
Ces derniers, rompant avec les traditions de l'antiquité,
marquèrent une ère nouvelle dans l'art de guérir, ce qui
fit appeler leur époque l'*âge de la rénovation*.

Au point de vue de notre sujet, les citations fournies
par les œuvres des successeurs de Galien ne diffèrent
pas beaucoup entre elles. Tous, comme le fait remarquer Renouard [1], se sont copiés avec un sans-façon
qu'ils n'ont pas toujours pris la peine de dissimuler. Il

---

1. Le dernier maître de l'Empire (second empire grec) fut
Constantin Paléologue Dragosès qui périt bravement en com-
battant dans les rues de Constantinople le jour où le sultan
Mahomet II s'empara de cette ville (1453). L'empire d'Orient, —
qui était alors presque réduit à la ville de Constantinople —
tomba dès ce moment sous la domination des Turcs.

2. *Hist. de la médec.*; Paris 1846.

serait donc fastidieux de reproduire à satiété, sous diverses estampilles, les membres de phrases que nous avons extraits de Galien, Dioscoride, Arétée, Oribase, etc. En outre, étant donnée la riche collection de preuves fournies par les poètes Grecs et Romains, nous croyons presque inutile, comme nous l'avons déjà dit, de chercher encore à démontrer l'antiquité de la syphilis. La cause est perdue ou elle est gagnée : si elle est perdue, les nouveaux documents que nous allons apporter ne la sauveront pas; si, au contraire, elle est gagnée, le lecteur nous saura gré de lui fournir des renseignements intéressants dépourvus de commentaires passés à l'état de clichés. Donc, supposons le problème résolu et achevons notre tâche en signalant quelques points originaux, mais sans nous lancer dans une argumentation à perte de vue.

Après Oribase, les médecins grecs les plus remarquables furent Aétius, Alexandre de Tralles et Paul d'Egine qui illustrèrent le vie siècle. Mais bien avant eux, c'est-à-dire dans les trois ou quatre premiers siècles de notre ère, vécurent d'autres médecins moins renommés, que nous n'avons pas encore cités, mais dont les œuvres nous sont également parvenues. Ce sont des reproductions plus ou moins serviles des traités de médecine de leurs devanciers, mais on y trouve parfois quelques passages qui témoignent d'un léger progrès dans l'observation clinique, et l'on voit que les maladies vénériennes, au fur et à mesure que les siècles se succèdent, sont l'objet de descriptions de moins en moins vagues. Dans ces auteurs de second ordre, se trouve par ci par là une phrase instructive qu'on n'a pas encore lue précédemment. Tous décrivent des fissures, des rhagades et des condylomes de l'anus, des boutons de la vulve et des chancres de la verge, etc.

Scribonius Largus, médecin Romain du ı^{er} siècle, parle d'une *tumeur*, d'un *ulcère sordide* de la verge (*veretri tumorem, ulcus sordidum*). *Sextus Placitus Papyriensis* (ıv^e siècle), outre les affections que nous venons d'énumérer, mentionne les *fics* de l'anus (*ficos qui in ano nascuntur*) et décrit des *chancres* et des *durillons* de la verge (*carbunculos, callos in veretro*) : sans nous étendre davantage, nous pouvons faire remarquer que ces *durillons* de la verge ne peuvent guère être rapportés qu'à l'induration qui persiste quelque temps après la guérison du chancre infectant. *Cœlius Aurélianus*, traducteur de *Soranus* (ıı^e siècle), *Moschion* (ıı^e siècle), *Marcellus Empiricus* (ıv^e siècle) et autres donnent des descriptions identiquement semblables. Ce *Marcellus l'Empirique*, citoyen Romain, exerçait la médecine à Bordeaux sous l'empereur Gratien (vers l'an 380). Il rapporte que Soranus avait entrepris de guérir, dans l'Aquitaine (Gascogne) seulement, 200 personnes attaquées de la *mentagre* et de *dartres sordides* qui se répercutaient par tout le corps [1].

Aétius était célèbre vers la fin du ve siècle ; il étudia à Alexandrie et se fixa à Constantinople. Comme ses prédécesseurs, il nous parle dans ses œuvres des rhagades et des condylomes de l'anus, mais il dit que ces condylomes peuvent être mous et sans irritation, d'autres fois *durs, irrités* et *douloureux*. Il n'y avait donc pas, aux anus de son époque, que de simples végétations. Parlant des *thymi* (θύμοι), ainsi appelés à cause de l'analogie qui existe, au point de vue de la

---

1. Dufour. *Hist. de la prostitut.:* Paris 1851.

coloration, entre certaines syphilides peu volumineuses et la fleur du thym, il nous en donne la description suivante :

Excrescentiœ turgidœ, asperœ, subrubrœ. Frequens est hic morbus circa sedem, pudenda et femora; invadit tamen quandoque et faciem[1].	Excroissances saillantes, raboteuses, rougeâtres. Ce mal se rencontre le plus souvent à la *marge de l'anus*, aux *organes génitaux* et sur les *cuisses*; toutefois, on l'observe également à la *face*.

Inutile de chercher à démontrer que ce signalement se rapporte aux syphilides papuleuses et nullement aux vulgaires choux-fleurs. D'ailleurs, Celse avait déjà dit que les *condylomes de l'anus* s'observaient chez les sodomites. Quand elles sont plus grosses, ajoute Aétius, ces excroissances prennent le nom de *sycoses* (σῦκα). Comme tous les autres, il désigne le mot *acrochordon* comme se rapportant à la végétation simple (verruca) et parle de *formica* des organes génitaux, d'*ulcères sordides* de la vulve, du prépuce et du gland, d'ulcères *chancreux* (carbunculosa ulcera) de la vulve, etc. Plus loin, un chapitre est consacré aux rhagades du prépuce, de l'anus et des organes génitaux de la femme (*ad prœputii, ani et muliebrium pudendorum rhagadas*) : ce n'était donc pas toujours la simple fissure anale. Enfin, il signale les *éruptions* qui se montrent tout d'un coup dans les régions sexuelles (*pudendorum spontanea exanthemata*). Dans les œuvres d'*Alexandre de Tralles*, on ne trouve pas un seul mot relatif aux affections vénériennes.

Paul d'Egine, qui vivait vers la fin du VIe siècle, nous

1. *Tetrabibl.*

a laissé des œuvres importantes où l'on constate un
véritable progrès dans les sciences médicales. Les maladies vénériennes y sont traitées d'une façon plus détaillée que chez ses prédécesseurs. Il donne la description des *fics :* « éruptions ulcéreuses, arrondies, un peu
dures, de couleur rougeâtre. »

Ficus nominant eruptiones ulcerosas, rotundas, subduras,
rubicundas... [1].

Plus loin, il indique une poudre inerte pour les pustules syphilitiques de la tête et du menton.

Ad ficosas in capite ac mento pustulas medicamentum
siccum.

Ce ne sont pas les végétations ordinaires, puisqu'il
consacre un paragraphe aux verrues des parties
sexuelles *(verrucas in pudendis).* Il désigne évidemment
le chancre uréthral, si souvent méconnu, par cette
phrase : « S'il arrive par hasard qu'un *ulcère du gland*
siège dans l'intérieur du méat urinaire et *n'ait pas été*
remarqué...

Si vero in cole intra pudendi foramen inconspicuum ulcus
fiat...

Enfin, pour tout dire en un mot, ce fut lui qui donna
à la syphilis son vrai nom, celui d' « *ulcère universel* »,
le seul qu'elle aurait dû conserver. Sous le nom de
dioptre, il décrit un instrument qui n'est autre chose
que notre *spéculum* actuel.

Dans un manuscrit du IXᵉ siècle, qui se trouve à la

1. Paulus Ægineta. *De Re Med.*; III, 3.

Bibliothèque Nationale, on lit un passage qui témoigne d'une relation existant à cette époque entre certaines productions morbides de l'anus et les ulcères des organes génitaux. L'auteur anonyme dit avoir observé, à l'orifice même de l'anus, des rhagades, des trous, des tumeurs, des végétations, etc., « et des *pustules* de diverses sortes, grosses comme des fèves, des pois ou même des avelines, et faisant quelquefois tellement saillie qu'elles semblent fermer cet orifice... »

... et ibi pustias diversorum genera, in magnitudine granorum fabœ vel pisi, aliquando ut avellanœ fiunt, aliquando eminens ut ipso orificio claudere videatur...

Quel latin ! Mais là n'est pas la question ; écoutons la fin :

... Non solum anus tumefit, sed et alia membra quœ prope sunt; et veretri immunda vulnera et sordida vel maligna inde fiunt, si medici propter turpitudinem vel fetorem ipsas immunditias non extergunt diligenter curando [1].	... Non seulement la région anale est tuméfiée, mais encore les organes voisins ; cet état peut être même le *point de départ de plaies* immondes, infectes ou *malignes de la verge*, si les médecins, soit à cause de la nature *honteuse* de la maladie ou de sa *fétidité,* ne se sont pas empressés de déterger ces impuretés par un traitement bien dirigé.

Voici venir l'Ecole Arabe qui éclipse entièrement la Grèce. Cette école est représentée d'abord par *Rhazès*, Persan d'origine, et qui était célèbre à Bagdad à la fin du ixe siècle; puis *Ali-Abbas*, originaire aussi de la Perse, et qui vécut à la fin du xe siècle. Rhazès signale

1. Fol. 101, cap. 89.

les papules vénériennes qu'il appelle *bothor ;* et il définit
le « bothor » une démangeaison suivie d'élevure *(tumor)*
à la vulve ou à la verge, par suite de coït. Ali-Abbas
parle de *nodosités* de l'anus *(nodositas in ano).* Viennent
ensuite *Mesue, Isaac, Avicenne* (ce dernier né en 980),
Avenzoar, Averroès, Albucasis (1100), du Xᵉ au XIIᵉ siècle,
qui donnent tous à peu près les mêmes détails sur les
maladies vénériennes. Ces auteurs parlent de bothor,
d'apostèmes, de pustules à la verge et à la vulve, et
rééditent ce que nous savons déjà. Toutefois Mesue
nous apprend que le *feu persan (ignis Persicus)* était de
la nature des chancres *(carbunculorum) ;* que la *formica*
(μυρμήκιον des Grecs) était un apostème de la peau
pouvant dégénérer en *ulcère* putride *(ulcus putridum).*
Le *saphati* ou l'*asafati,* dont parlent Avicenne et ses
successeurs, était quelque chose d'analogue. Isaac,
après les apostèmes de la verge, décrit les *nodosités* qui
naissent à l'anus comme à la vulve *(nodi in ano ut in
vulva nascuntur).* Avenzoar signale des *pustules rouges*
qui naissent quelquefois sur le gland *(pustulæ rubræ in
capite virgæ),* et qu'on appelle en Arabe : *alohumbra.*

Nous arrivons à l'Ecole de Salerne qui brilla pendant
près de 500 ans : son plus illustre professeur fut un
moine du nom de *Constantin l'Africain* (de Carthage),
qui vivait vers l'an 1080. Les médecins de cette école,
connus sous le nom d'*Arabistes,* ne nous apprennent,
pour la plupart, rien de plus que leurs prédécesseurs
pour le sujet qui nous occupe. Nous n'en citerons donc
que quelques-uns.

Nous sommes au XIIIᵉ siècle. Dans un chapitre intitulé : *De cancris et fistulis et aliis pustulis in genitalibus
consurgentibus* (Des chancres, fistules et autres pustules
qui poussent sur les organes génitaux), *Roland,* auteur

de cette époque, conseille un traitement émollient pour les excoriations du frein suivies d'œdème et d'induration : « Mais s'il arrive que le filet *s'excorie* et se gâte, puis *enfle* et *devienne dur*, on se servira d'huile de violettes, etc. »

Si autem excoriari filumque corrumpi contingat, unde inflatur et tumet, atque durescit, oleum violarum...

Ne serait-ce pas là cet œdème et cette induration pathognomoniques du chancre infectant, déjà signalés par Celse ?

Nous relevons dans *Michel Scot* [1], qui vécut de 1214 à 1291, une phrase extrêmement intéressante relativement à l'hérédité du mal vénérien.

Si mulier fluxum patiatur et vir eam cognoscat, facile sibi virga vitiatur. Sciendum est quod, si erat fluxus quando erat facta conceptio, creatura concipitur vitiata.

Quand une femme a un écoulement, si un homme a des rapports avec elle, il a bien des chances pour contracter à *la verge* une affection *de mauvaise nature*. On doit savoir en outre que, si la conception a lieu à ce moment-là, *le produit sera entaché de mal*.

Cet écoulement de la femme pouvait être menstruel [2], blennorrhagique, leucorrhéïque, mais avec syphilides ou chancre ignorés (*inconspicuum ulcus*); ou bien le suintement résultant des plaques muqueuses vulvaires mélangé au liquide utérin, la syphilis amenant toujours un certain degré de métrite. Ce qu'il y a d'indéniable

1. *De procreat. homin.* Physionomia, cap. VI.

2. Cette cause étiologique suffisait aux médecins du moyen-âge pour expliquer les maladies vénériennes de l'homme.

ici, c'est qu'un virus contagieux et héréditaire est
nettement indiqué. C'était la lèpre, me direz-vous. Oui,
si, par ce terme, vous entendez la lèpre des auteurs du
moyen-âge qui désignaient ainsi les maladies vénériennes et notamment la syphilis classique ; non, si
vous faites allusion à la lèpre véritable.

Le 13 août 1889, M. Zambaco [1], médecin à Constantinople, est venu déclarer à l'Académie de Médecine de
Paris que, pendant 9 ans, il a étudié la lèpre en Orient ;
or les conclusions du savant Pacha sont que, si la lèpre
est héréditaire, par contre, elle n'est *nullement contagieuse.* Mais notre camarade d'études, le professeur
Leloir (de Lille), dans son ouvrage remarquable, se
déclare partisan de la contagion de la lèpre [2], d'accord
en cela avec MM. Vidal, Besnier et Hillairet. D'un autre
côté, notre collègue Springer dit, dans son article intéressant sur *Les lépreux en Norwége* [3], que « la contagion, après avoir été proclamée par tous, est aujour-
d'hui contestée par un grand nombre de médecins et
niée même par quelques-uns de ceux qui sont chargés
de soigner les lépreux. »

---

1. La nationalité du Dr Zambaco donne souvent lieu, dans
les journaux politiques ou médicaux, à des erreurs qu'il serait
bon de rectifier une fois pour toutes. Les uns le disent Turc,
d'autres Grec ; plus rarement on le croit Italien. La vérité est
qu'il exerce la médecine en Turquie avec la notoriété que l'on
sait, qu'il est d'origine Grecque et que son nom est Gênois ;
mais, ce que peu de personnes savent, c'est que le Dr Zambaco
Pacha, Officier de la Légion d'Honneur et Membre correspondant national de l'Académie de Médecine de Paris, est citoyen
Français.

2. H. Leloir. *Traité théorique et pratique de la lèpre.*
Paris 1886.

3. *Bullet. médic.* ; nov. 1888.

La découverte du bacille de la lèpre, étudié depuis par Hansen, a remis en faveur la doctrine de la contagion. Toutefois, M. le professeur Cornil, bien qu'ayant produit des observations favorables à cette dernière opinion, reste hésitant. « La contagiosité, dit-il, est très difficile à établir, car les preuves directes et irréfragables font défaut. » M. Leroy de Méricourt est aussi d'avis que les preuves sont insuffisantes ; c'est l'opinion qui prédomine en Norwège ; et, à Christiania, elle a pour principaux défenseurs Danielsen, Kaurin et Biddenkap. Par contre, on aurait réussi à inoculer la lèpre à un condamné à mort. L'hérédité a-t-elle été en cause? se demande Springer, à qui nous avons emprunté la plupart de ces renseignements. C'est présumable, car Neisser, Damsh et Hansen, qui ont fait de nombreuses expériences sur les animaux et sur l'*être humain* avec des bacilles et des produits morbides, n'ont *jamais* réussi à déterminer l'infection lépreuse.

Springer, qui ne se prononce pas nettement — et nous comprenons cette réserve — semble incliner pour la contagiosité, car il se déclare très ébranlé par ce fait que le système de l'isolement a fait tomber en 30 ans le nombre des lépreux Norwégiens de 3.000 à 1.200. Cette diminution serait déjà bien lente pour une maladie nettement contagieuse ; aussi demanderons-nous à notre collègue s'il ne pense pas que ce phénomène soit plutôt dû à l'impossibilité de la reproduction pour les individus internés ? Il ne faut pas oublier que la lèpre est considérée comme héréditaire par la majorité des spécialistes. Enfin le médecin en chef de l'hôpital de Bergen, où l'on traite la lèpre, n'a pas observé personnellement, *depuis 30 ans*, un seul cas où la contagion ait été indiscutable. C'est encore Springer qui

nous apprend ce fait. Les observations du dermatologiste Norwégien viennent confirmer celles de M.
Zambaco en Orient.

On peut voir, par ce simple résumé, que le problème
est loin d'être résolu. Pour nous qui serions mal venu
de trancher une question où les maîtres les plus autorisés sont en désaccord, nous proposerons humblement
de vérifier une hypothèse qui n'est peut-être pas bien
loin de la vérité.

Raisonnons un peu. Ici nous voyons des médecins
Norwégiens, qui soignent les lépreux depuis de longues
années, déclarer nettement que la lèpre n'est pas contagieuse. Un médecin de notre armée et M. Zambaco, qui
ont étudié la lèpre en Orient, disent la même chose. Le
Dr Rambaldi, qui a été pendant 20 ans médecin en chef
de l'hospice de San-Remo, où l'on soigne des lépreux
venant du Piémont, affirme que la lèpre n'est pas contagieuse et qu'elle ne se transmet que par voie d'hérédité. D'un autre côté, nos plus éminents dermatologistes soutiennent la possibilité de la contagion. A vrai
dire, les praticiens distingués de l'hôpital Saint-Louis
ne voient qu'un nombre bien restreint de lépreux. Mais
le professeur Leloir est allé étudier la maladie sur place,
c'est-à-dire dans le Nord de l'Italie et dans les léproseries de Bergen. Ses observations, portant sur une
grande quantité de malades, ont forcément plus de
poids. En outre, la découverte du bacille de la lèpre est
un appoint théorique pour la possibilité d'une inoculation suivie de succès. Aussi, sans nier d'une façon absolue la contagiosité, pourquoi ne ferait-on pas de la lèpre
une maladie constitutionnelle, parasitaire, analogue à
la tuberculose, et dont la transmissibilité directe n'aurait lieu que dans des circonstances exceptionnelles et

sur un terrain bien préparé?[1] Admettons pour un moment par la pensée qu'un savant histologiste vienne un jour nous montrer ce bacille du cancer que Virchow dit avoir entrevu, et arrive à l'implanter chez un individu sain : tout est possible, surtout en matière de bactériologie. Eh bien, partirait-on de là pour déclarer que le *ficus* des Romains n'était qu'un vulgaire épithélioma? Nous espérons que non. De même un cas de transmission de la lèpre bien démontré — en dehors de tout principe héréditaire — ne prouverait pas que cette maladie, telle que nous la connaissons aujourd'hui, eût régné seule, sous ce nom, au moyen-âge. Il serait enfantin de trouver, dans une inoculation suivie de succès, l'explication de cette contagion terrible que tous les auteurs de l'époque ont signalée : la description donnée dans tous les ouvrages est celle des affections vénériennes auxquelles la lèpre, avant la prise de Naples, a en réalité servi d'étiquette.

Voilà ce que nous écrivions en septembre 1889, mais, depuis quatre ans, de nouvelles publications fort intéressantes ont paru sur ce sujet. Eh bien, malgré le réel talent déployé par les auteurs pour combattre ou défendre la contagiosité de la lèpre, et l'accent de conviction qui règne dans leurs ouvrages, nous avons résolu de conserver le paragraphe qu'on vient de lire, car nous ne nous sentons pas encore disposé à modifier, nous ne dirons pas notre manière de voir, mais tout au moins notre impression première relativement au mode de transmission de cette horrible maladie.

---

1. La même idée a été émise, dans des termes analogues, par quelques auteurs depuis 1889, époque à laquelle nous avons écrit ces lignes. Le chapitre qui les contient devait, dans le principe, faire partie de notre premier volume; mais une question de format nous le fît réserver pour le second tome.

Nous avons lu, par exemple, avec le plus vif intérêt, le remarquable mémoire[1] du Dr Legrand, médecin de première classe de notre marine. Notre distingué confrère rapporte de nombreuses observations bien étudiées où la lèpre paraît en effet avoir été transmise par contagion. Toutefois il nous semble que l'auteur, emporté par sa conviction, a bien laissé dans l'ombre la question de prédisposition, laquelle n'est cependant pas négligeable.

Pas plus qu'en 1889, nous ne chercherons à nier la transmissibilité directe de la lèpre; mais, dans les cas rapportés par M. Legrand, nous constatons qu'il a fallu un contact prolongé, de tous les instants pour ainsi dire, une cohabitation dans les mêmes huttes, pour que l'infection se soit produite[2]. En outre, nous voyons la lèpre rester en quelque sorte cantonnée chez les indigènes, là où l'hygiène est sommaire en général; et les cas où des Européens ont été atteints sont presque toujours ceux de condamnés ayant de fréquents rapports avec les Canaques. Si l'on se représente que tous les forçats, ou peu s'en faut, ont affaire à des femmes indigènes, les *popinées*, on peut s'étonner du nombre relativement restreint des malades. Si la transmission était rapide et *fatale*, il y a longtemps que tout le pénitencier aurait été atteint.

Et encore il ne s'agit que de la Noùvelle-Calédonie. Mais il est probable que les choses ne se passent pas de la même façon en Orient, car le docteur Zambaco,

---

1. A. Legrand. *La lèpre en Nouvelle-Calédonie*; Clermont (Oise) 1891.

2. Il est vrai que certains contagionistes admettent pour la lèpre des périodes d'incubation de plus de 30 ans. Alors ! ! !...

qui vient de publier un ouvrage fort remarquable[1] sur le même sujet, ne paraît pas du tout convaincu de de la contagion directe. Ses voyages en Egypte, en Palestine et dans les îles de l'Archipel, l'ont même fortifié dans l'opinion absolument contraire : selon lui, l'instruction concernant le procès de la lèpre doit rester ouverte. Aussi, jusqu'à plus ample informé, nous en tiendrons-nous à notre hypothèse première, à savoir que cette affreuse maladie ne se transmet directement que dans certains cas peu fréquents, sinon exceptionnels, par suite d'une vie commune de plusieurs mois ou années, dans des conditions de réceptivité tout à fait spéciales et ne se développe franchement que sur un bon terrain de culture.

D'ailleurs, le Dr Legrand nous confirme lui-même dans notre manière de voir, car il conclut en disant :

La lèpre ne s'attrape ni par l'air ni par l'eau, qu'on le sache bien, et un foyer de lépreux, fût-il même au milieu d'une ville, s'il était bien isolé, ne saurait jamais devenir (toute idée de rapport, de contact avec les malades mise à part), un centre, un foyer d'infection.

L'exemple des léproseries à la porte des villes au moyen âge, l'exemple des lépreux musulmans circulant librement dans leurs quartiers, est là pour le prouver, et *il n'y a jamais eu plus d'épidémie de lèpre, qu'il n'y a eu d'épidémie de syphilis ou de phtisie.*

C'est absolument notre avis.

Le Dr Zambaco ne nie pas non plus de parti pris la contagiosité de la lèpre, mais il est d'avis qu'on doit la considérer comme rarissime. Il cite de nombreuses observations de gens sains vivant parmi les lépreux

---

1. Zambaco-Pacha : *Voyages chez les lépreux*; Paris 1891.

sans contracter la lèpre, et cela depuis 20, 30 et même
40 ans. On voit couramment des ménages dans lesquels
l'un des conjoints est atteint de la lèpre — dont il finit
par mourir au bout de 5, 10, 15 ou 20 ans — tandis que
l'autre reste indemne. Des femmes de lépreux deviennent grosses, accouchent d'un enfant malade ou non,
sans jamais l'être elles-mêmes. Et aucune des personnes
saines ainsi exposées n'a pris les précautions les plus
élémentaires pour éviter une contagion possible. Il y a
même eu des inoculations négatives : le cas de ce genre
le plus remarquable a été constaté par M. Zambaco
dans l'île de Samos. L'observation est tirée de l'important travail publié en 1891 par notre éminent confrère.

Une très jolie demoiselle et de bonne famille s'amourache
d'un lépreux débutant qu'elle épouse malgré tout, le mariage
avec un ou entre lépreux n'étant pas interdit à Samos. Elle a
vécu 8 ans avec son mari qui, par jalousie et par égoïsme, a
essayé de lui communiquer la maladie par tous les moyens
possibles : il ne voulait pas qu'elle lui survécût. Ainsi il
l'embrassait à chaque instant sur la bouche, il lui donnait sa
langue à embrasser pendant des quarts d'heure, lorsqu'il
portait des ulcères étendus du palais, etc., etc... Il l'a même
inoculée à plusieurs reprises. Rien n'y a fait. La femme vit
encore saine et sauve [1].

Le savant dermatologiste admet que certaines conditions météorologiques et telluriques ne sont pas
étrangères à la prédilection de la lèpre pour les pays
où elle règne d'une façon endémique. La misère, la
mauvaise hygiène, la saleté, sont encore de grands
facteurs dont l'influence ne doit pas être perdue de vue.
La lèpre augmente en Turquie pendant les famines,

. 1. Zambaco-Pacha. *Voy. chez les lépreux.*

d'après les rapports officiels. « Extirper la lèpre, dit M. Zambaco, est synonyme de supprimer la misère. » Par contre, l'auteur est, comme nous l'avons dit, grand partisan de l'hérédité, laquelle est admise par la plupart des dermatologistes. Il cite un nombre prodigieux d'observations qui prouvent les antécédents héréditaires chez des individus n'ayant jamais été en contact avec des lépreux, et chez lesquels la lèpre a éclaté à des âges variables. A tous on trouvait un ascendant lépreux, père ou grand-père, car cette maladie peut sauter une ou même deux générations.

Notre éminent et sympathique confrère le Dr L. Brocq, qui se déclare contagioniste, reconnaît, dans son excellent ouvrage, que la lèpre n'est transmissible que dans des circonstances tout à fait exceptionnelles ; et, malgré la découverte du bacille de Hansen, il n'en admet pas moins, comme M. Zambaco, l'influence des facteurs que nous venons d'énumérer. « Pour que cette transmission se fasse, dit-il à l'article Lèpre, il faut des conditions de réceptivité et de terrain encore mal connues, mais qui tiennent peut-être aux races, à la mauvaise hygiène, à la misère, à l'encombrement, à l'alimentation défectueuse, à l'hérédité [1] ». Il y a gros à parier que la révélation de l'existence du bacille de la lèpre a amené un certain nombre de recrues dans le camp des contagionistes, car ce micro-organisme vient troubler — théoriquement, du moins — les convictions de ceux qui défendent l'opinion contraire. Il est certain que, si l'on s'en tenait à l'observation clinique, on serait bien tenté de se ranger sous la bannière des anti-contagionistes. Peut-être l'auteur s'est-il fait une

1. L. Brocq. *Traitem. des malad. de la peau* ; Paris 1892. 2e édit., page 416.

réflexion analogue, car nous trouvons un peu plus loin
cette phrase ou semble percer un léger doute. « Il est
sûr que, si la lèpre est transmissible de l'homme
malade à l'homme sain, elle ne l'est que dans certaines
conditions encore mal connues qui font qu'elle n'est en
réalité que *fort peu contagieuse* [1] ». En effet, il n'est
guère possible de concevoir la contagiosité du microbe
lépreux autrement que dans ces limites restreintes.

Il ne faut pas oublier non plus — ce qui explique bien
des opinions prématurées au point de vue de la contagion — que la lèpre et la syphilis sont confondues à
chaque instant, d'après le témoignage de médecins
grecs, turcs et égyptiens. M. Zambaco a pu le constater
par lui même. En outre ces deux affections coexistent
quelquefois et s'aggravent mutuellement par cela même.

Que conclure de toutes ces opinions diverses, de
toutes ces preuves accumulées, tant par les contagionistes que par les anti-contagionistes, et défendues
avec la même ardeur, sinon avec le même succès ?
Nous avons lu sans parti pris les ouvrages des uns
et des autres, non pour confirmer notre impression
première, mais dans l'espoir de nous former une opinion
définitive. Eh bien, nous croyons, avec le Dr Zambaco,
que la question n'est pas encore complètement élucidée.
Si tant est que la lèpre puisse être communiquée par
un être humain à son semblable, en dehors de la
procréation, doit-on concéder à la contagion un pour
mille des cas observés ? Ce serait peut-être beaucoup :
en tous cas, nous ne voudrions pas nous charger d'en
faire la preuve !

Au XIIIe siècle, les ouvrages de médecine proprement

1. Brocq. *Loc. cit.*; page 420.

dite n'étaient pas toujours écrits par des praticiens ou même par des médecins n'exerçant pas. Les hommes instruits — mais combien rares ! — abordaient un peu tous les genres scientifiques. C'est ainsi qu'en 1250, nous voyons un nommé *Théodoric*, religieux de l'ordre de Saint-Dominique et évêque de Cervia (ville d'Italie dans la Romagne), composer un traiter de chirurgie. Il est vrai qu'il compila l'ouvrage de Brunnus et profita beaucoup des remarques de Hugues de Lucques avec lequel il avait vécu. Quoi qu'il en soit, le chap. 49 du 3e livre, qui traite du *mal mort* (de malo mortuo), nous intéresse particulièrement, car la description qu'en donne l'auteur est celle des principaux symptômes de la syphilis : il termine en conseillant, pour le traitement, *les frictions mercurielles et la sudation.* N'oublions pas que le manuscrit date du xiiie siècle : néanmoins la thérapeutique employée ne serait pas trop déplacée en 1893.

Puis un peu plus loin, il ajoute cette phrase qui est pour nous un renseignement fort précieux : « Je crois que cette maladie est une *espèce de lèpre.* » A un autre endroit, il dit textuellement que « quiconque a des relations intimes avec une femme qui a eu affaire préalablement à un *lépreux*, contracte un *mauvais mal.* » Les lépreux pouvaient donc donner, par contagion directe, une maladie *autre que la lèpre courante* et ce mal était pris surtout par le coït. Il ne faudrait pas un grand effort d'imagination pour trouver l'explication suivante : Théodoric, qui appelait *lépreuses* des femmes chez lesquelles il constatait la présence évidente de syphilides pustulo-crustacées sans soupçonner les accidents vulvaires — et surtout la corrélation de ces derniers avec les manifestations cutanées — voyait

avec surprise ces femmes communiquer des chancres
de la verge. Il donnait alors le nom de *mauvais mal*
aux *nodosités* soit de la vulve, soit du pénis — selon le
sexe de la victime — qui lui paraissaient absolument
en dehors de la lèpre classique.

Comme on s'aperçut par la suite que les dermatoses
en général, qui reçurent primitivement le nom de
« lèpre », et les plaies génitales, se récoltaient presque
toujours dans les mêmes circonstances, on appliqua
indistinctement le même mot à toutes les affections —
sexuelles et autres — où la Vénus antique paraissait
devoir être mise en cause. L'adjectif *lépreux*, ainsi que
nous aurons encore l'occasion de le constater, était
donc bien le terme dont on se servait couramment,
au moyen-âge, pour désigner un *vénérien*.

Guillaume de Salicet, professeur à Vérone, où il
écrivait en 1270, est le premier médecin qui se soit
servi des expressions *impure, malsaine, infectée* (fœda,
fœtida), *immonde* (immunda), appliquées à la femme
quelconque ou à la courtisane, sources de maux vénériens. Tous ces adjectifs se retrouvent à chaque pas
dans les écrits des auteurs qui lui ont succédé aux XIIIe
et XIVe siècles. Dans sa *Chirurgie*[1], il parle « des *pustules*
blanches ou *rouges*, des petits *boutons* gros comme des
grains de millet, des érosions et des *corruptions* qui se
montrent sur la verge ou autour du prépuce », et il dit
positivement que ces accidents reconnaissent pour
cause principale « le *coït* avec une femme *impure* ou
une prostituée ».

..... de pustulis albis vel rubeis et de millio et de scissuris
et de corruptionibus quæ fiunt in virga vel circa præputium,

1. *Cyrurgia*. Lib. I, cap. 48.

propter coïtum cum fœtidâ muliere, aut cum meretrice, aut
ab aliâ causâ.

Il savait que les fics poussaient à l'anus et à la vulve,
puisqu'un de ses chapitres est intitulé : « *De ficis et
condylomatis in ano et vulvâ* ». — Plus loin, il conseille
les ablutions avec de l'eau vinaigrée à ceux qui, « à la
suite d'un coït avec une femme *infectée*, verraient
poindre quelque *signe* inquiétant au point de vue d'une
contamination ultérieure ».

..... dum incipit post coïtum cum fœdâ muliere aliquod
corruptionis futuræ vestigium.

Ce passage porte à croire que le médecin de Vérone
avait parfaitement remarqué qu'il s'écoulait un certain
temps entre le coït suspect ou peut-être même l'accident
primitif (*vestigium*) récolté dans une occasion antérieure,
et l'infection générale de l'organisme (*corruptio*).

Au chap. 49, il dit en parlant de la *nodosité* de la verge
(*nodo in virgâ*) : « J'en ai beaucoup guéri de mon temps ».
Enfin, au chap. 53, qui traite des *croûtes* et *ulcères* aux
jambes (*De crustis et cancrœnis in cruribus*), il décrit le
mal vénérien et conseille des *frictions* au moyen de
mercure éteint avec de la salive. A l'époque actuelle, on
éteint l'hydrargyre dans l'axonge, ce qui est plus propre
et infiniment plus pratique : à part cela, la thérapeutique est la même. Il ne faut pas oublier que Guillaume
de Salicet écrivait en 1270, c'est-à-dire plus de 200 ans
avant le siège de Naples.

Muratori, dans son ouvrage sur *L'antiquité italienne*,
rapporte que *Guillaume Piacentino*, au chap. 48 du
livre I de ses œuvres médico-chirurgicales, écrites en
1275, a donné une description des affections véné-

riennes en distinguant les lésions des parties génitales ayant un caractère *spécifique*, de celles qui n'en présentaient pas.

Petrus Hispanus, qui plus tard devint pape sous le nom de Jean XXI (1276), après avoir mentionné le *ficus* et les ulcères de la verge, parle d'un chancre (*cancrum*) qu'on peut rencontrer à la verge et ailleurs, et qu'on guérit simplement par des applications de feuilles d'olivier triturées avec du miel. Mais, ajoute-t-il, « la centaurée le guérit en peu de jours et plus complètement ».

Cancrum in virgâ et alibi folia olivœ trita cum melle curant. — Centaurea in paucos dies sanat cancrum perfectius.

Il ressort de là que les expressions *cancrum, cancrosum*, appliquées à un ulcère des parties génitales, ne désignaient pas, dans l'esprit des auteurs du moyen-âge, la tumeur cancéreuse ulcérée : car, en dépit des prospectus de certains industriels peu recommandables, le cancer ne se guérit pas.

Un manuscrit du XIIIe siècle, *petit micrologue* (parvus micrologus), comme l'appelle l'auteur [1], contient un passage qui témoigne aussi de l'existence d'ulcérations vénériennes.

Ulcerantur utraque, virga scilicet et testiculi, tempore menstruorum ex coïtu ex salsis humoribus et acutis et incensis, quod satis ex colore cutis et	Ces deux organes, c'est-à-dire la verge et les testicules, deviennent le siège d'*ulcères* après un coït à l'époque des règles, par suite d'humeurs

1. *Ricardus senior, Richard l'Anglais, le Parisien, le Salernitain,* tels sont les différents noms sous lesquels cet auteur est connu.

pustularum vel saniei ex pruritu et punctura et ardore perpenditur[1].

âcres, échauffées et corrosives, comme le démontrent surabondamment la couleur de la peau et des *pustules* ou de la sanie, ainsi que la démangeaison, la piqûre et la cuisson éprouvées.

A cette époque, comme aujourd'hui, du reste, le sang menstruel avait bon dos.

Un autre médecin du XIIIe siècle, un certain *Géraud*, *Gérard* ou *Géraldus*, qui écrit vers la même époque que Guillaume de Salicet, est encore plus explicite. Dans un passage du Livre VII de ses *Explications*[2], on trouve une phrase qui prouve que l'auteur connaissait l'infection générale succédant aux accidents locaux.

Virga patitur a coïtu cum mulieribus immundis ex spermate corrupto, vel ex humore venenoso in collo matricis recepto; nam virga nficitur et aliquando totum corpus.

La verge est malade à la suite du coït pratiqué avec des femmes *immondes* : est-ce dû à la corruption du sperme ou à la présence d'un *liquide virulent* déposé dans le col de la matrice[3] où il a séjourné ? Nous n'en savons rien. Toujours est-il que la *verge est infectée* et quelquefois le *corps tout entier.*

Nous ne savons pas comment les partisans de l'origine américaine pourront interpréter cette phrase; mais, en ce qui concerne l'*infection générale*, elle nous paraît suffisamment claire. Au reste, bien que nous ne

1. Manuscr. n° 7056 (Biblioth. Nat.)

2. *Glossulœ Geraudi.* Cf. Hist. littér. de la France; t. XXI.

3. C'est-à-dire dans le cui-de-sac postérieur. Le mot latin *recepto* (reçu) implique l'idée de provenance extérieure pour le virus contagieux.

fassions plus d'argumentation, nous ne sommes pas encore au bout de nos preuves; et, si ces dernières n'ont pas toutes la même valeur intrinsèque, elles pourront, par leur ensemble, être d'un certain poids dans la balance.

Les auteurs qui suivent disent la même chose que Guillaume de Salicet, et presque dans les mêmes termes. Nous en citerons quelques-uns appartenant à la fin du XIIIe siècle et au commencement du XIVe.

Simon Januensis (1288) donne une description des fics : « On appelle *fics*, dit-il, des *boutons* durs et ulcérés qui présentent des granulations comme les grains de la figue. »

Ficus vocantur durities ulcerosœ, habentes in se grana, sicut grana ficuum.

On lit dans *Lanfranc de Milan* (1290)[1] :

De ficu et cancro et ulcere in virga virili. — Ficus est quœdam excrescentia quœ nascitur super prœputium virgœ et aliquando super caput ;... quœ si corrumpitur, transit in cancrum. Ulcera veniunt ex pustulis calidis virgœ supervenientibus, vel ex commixtione cum muliere fœda quœ cum œgro talem habente morbum de novo coïerat.	*Du fic, du chancre et de l'ulcère de la verge.* — Le fic est une excroissance de nature particulière qui pousse sur le prépuce et quelquefois sur la tête de la verge. Si elle se corrompt, elle dégénère en *chancre*. Les ulcères proviennent de *pustules* chaudes qui poussent sur la verge, ou d'un coït avec une femme *malsaine*, ayant eu récemment des rapports sexuels avec un *malade* atteint de la MÊME *affection*.

La contagion nous paraît assez nettement indiquée.

1. *Practica ;* doctr. tertia, cap. 2 ; Milan, 1290.

L'auteur conseille ensuite de se laver après un coït qui pourrait laisser des craintes pour l'avenir.

Bernard Gordon (1305), en parlant des maladies de la verge[1], reconnaît, parmi les causes externes des *ulcères* et des *chancres*, le fait « d'avoir eu des rapports avec une femme dont le vagin est *malsain*, plein de sanie, de virulence, de ventôsité ou de corruptions analogues. »

... jacere cum muliere cujus matrix est immunda, plena sanie aut virulentiâ, aut ventositate et similibus corruptis.

C'est-à-dire toute la collection des contages vénériens que l'auteur désigne avec les expressions de son époque. En étudiant Avicenne, ajoute-t-il, on peut voir que « toute *pustule* ulcéreuse et corrosive peut être appelée *feu Persan*[2], chancre ou *chancrelle*. »

... omnis pustula ulcerans et corrodens... potest vocari ignis persicus seu carbo, seu carbunculus.

Plus loin, un passage rédigé d'une façon bizarre, témoigne de l'incertitude des médecins du moyen-âge relativement à la nature et à l'étiologie de certaines affections; mais il est intéressant en ce sens qu'il prouve que le *malum mortuum*, décrit par Théodoric 50 ans auparavant, était la syphilis.

1. *Lilium medicinœ*; Particula VII, cap. 5. Montpellier, 1305.

2. Dans un livre publié à Calcutta par une société de savants, sous le titre : *Asiatic researches*, et cité par Swediaur, on lit (tome II) que la *maladie vénérienne* est connue dans l'Hindoustan depuis un temps *immémorial* sous le nom de *feu Persan* (bâo), et que le mercure y est employé.

Malum mortuum est quœdam species scabiei quœ oritur ex melancolia naturali adusta et ex adustione phlegmati falsi ; cum livore et negredine, et pustulis crustosis, magnis, fœtidis, sine sanie, cum œrugine, et cum quœdam insensibilitate, et cum turpi aspectu, et in coxis et in tibiis frequentius ter eveniens.

Le *mal mort* est une sorte de pourriture qui est occasionnée par l'inflammation de la matière mélancolique naturelle et de la fausse phlegme. Cette affection est caractérisée par une couleur livide, noire ; par de grandes *pustules crustacées*, fétides, sans sanie, comme de la rouille, à peu près insensibles, et d'un aspect repoussant ; ce mal se montre trois fois plus souvent aux hanches et aux *tibias* qu'ailleurs.

Déjà *Roger Bacon* avait dit, au xiiᵉ siècle, que le *mal mort* était une sorte de pourriture (*scabiei genus*) occasionnant des *pustules* autour des jambes et des tibias *(circa crura et tibias facit pustulas)*, et qu'on appelait ainsi parce que le membre qui en était atteint semblait frappé de gangrène (*mortificari*). Lanfranc dit à peu près la même chose.

Silvaticus (1317) dit que le *bothor* des Arabes était une excroissance de chair ou de pustule (*bothor, id est eminentia carnis vel pustula*) ; pour lui comme pour *Théodoric* (1250), la *formica* est une petite pustule saillante *(pustula parva quœ egreditur)*. Jean de Gaddesden dit, vers la même époque, à propos des *ulcères* de la verge [1] ; que ceux-ci proviennent du coït avec une femme ayant ses règles, et il conseille, comme Guillaume de Salicet et Lanfranc, de bien laver l'organe après tout coït suspect, et il répète presque textuellement la phrase de ce dernier :

1. *Rosa anglica* ; Oxford 1320.

. Si quis vult membrum ab omni corruptionne servare, cùm a muliere recedit, quum forte habet suspectam de immunditie, lavet illud cum aqua frigida cum aceto mixta, vel de urina...

Si vous voulez mettre votre membre à l'abri de tout *virus*, dans le cas où vous auriez des raisons de soupçonner votre compagne d'être *infectée*, lavez-vous, aussitôt retiré, avec de l'eau froide additionnée de vinaigre, ou avec de l'urine...

On peut rapprocher de ce passage une phrase anologue tirée d'un manuscrit du xive siècle dû à un auteur inconnu qui avait certainement lu les œuvres soit de Guillaume de Salicet, soit de Lanfranc.

Albutio cum aqua frigida et continua abstersio cum eâdem post coïtum cum fœtidâ muliere, vel meretrice, perfecte defendit virgam a corruptione iliâ ex causâ, et maxime si post ablutionem cum frigidâ aquâ fiat roratio loci abluti cum aceto.

Une ablution et une abstersion continue à l'eau froide après le coït avec une femme *malsaine* ou une courtisane, garantit bien la verge de l'*infection* par cela même et surtout si, après l'ablution avec de l'eau froide, on fait couler du vinaigre sur la partie lavée.

On trouve encore, dans la *Rose anglaise* de Gaddesden, un passage curieux qui prouve bien que le terme *lèpre* s'appliquait, dans l'esprit des médecins du xive siècle, à des affections vénériennes locales, prises pendant le coït. Le paragraphe porte pour titre : *De la contamination consécutive au coït avec un lépreux ou une lépreuse* (De infectione ex concubitu cum leproso vel leprosâ). L'auteur assure que la femme qui vient d'avoir des rapports sexuels avec un *lépreux*, peut se préserver de toute *infection* si, aussitôt après l'acte,

1. Fonds St-Victor, n° 218 (Biblioth. Nat.)

..... elle saute, descend rapidement les escaliers à reculons, et provoque l'éternuement en prisant du poivre pilé ou en se chatouillant la muqueuse pituitaire avec une plume trempée dans du vinaigre, de façon à faire écouler au dehors la semence qu'elle vient de recevoir. Ensuite elle aura soin de pratiquer des ablutions avec une décoction de roses ou de plantain bouillis dans du vin avec du son.

Le moyen est d'une naïveté originale; mais l'irrigateur le plus primitif est encore préférable à cette chorégraphie démoniaque.

Gordon [1], que nous avons déjà cité précédemment, rapporte un fait qui vient appuyer notre manière de voir relativement à la nature de la lèpre de l'époque féodale.

Une certaine comtesse, qui avait la lèpre, vint à Montpellier, et je la traitai sur la fin. Un bachelier en médecine, que j'avais mis près d'elle, partagea son lit et la rendit enceinte; mais il devint lui-même *lépreux*.

Philippe Schopff [2] raconte une histoire analogue relativement à un charpentier qui, ayant eu affaire à une femme lépreuse, fut infecté de la *lèpre* peu de temps après.

Ce mode de contamination est celui de la syphilis, car il n'y a que les maladies d'origine galante qui puissent se communiquer de cette façon. Avec ce que le Dr Zambaco nous a appris sur la lèpre véritable, — à savoir que des femmes et des hommes mariés, parfaitement sains, peuvent vivre avec leurs conjoints respectifs, *notoirement lépreux*, sans jamais contracter

1. *Lilium medicinæ* (Fleur de lys de la médecine); Montpellier, 1305. Partic. I, cap. 22.

2. *Liber de leprâ*.

le moindre mal — nous sommes forcés de conclure encore une fois que le mot *lèpre*, au moyen-âge, était le plus souvent synonyme de *mal vénérien*.

Gui de Chauliac (1360) dit dans son 2e Traité (Doctr. II, cap. 3)[1] que la *formica* n'est autre chose que l'*herpès malin* (malus), et il définit ce dernier : *pustules ulcérées virulentes et de vilaine couleur*. Elles sont de deux sortes : les petites et les grosses. Ces dernières se présentent « sous l'aspect des *pustules* du *ficus* et du *bothor*, dont elles offrent les caractères ».

..... videntur esse pustulœ ficales et bothorales, quia ad modum ficus et bothores sunt apparentes.

La *formica* est plus longue à disparaître *(tardioris resolutionis)* que l'herpès ordinaire et ne forme pas eschare, malgré sa *virulence* (virulentia). Gui de Chauliac répète à peu de chose près ce qu'ont dit ses devanciers. Nous verrons plus tard un médecin[1] qui vécut avant et après l'épidémie de Naples, déclarer, en l'an 1500, que la *formica* et le mal régnant alors (le mal français) étaient une seule et même maladie.

Un médecin peu connu du xive siècle, *Magninus*[2], dit que le sperme corrompu (véhicule du contage) « *infecte* non seulement les voies naturelles de la femme, mais encore son *organisme tout entier* ».

..... non solum feminaria vasa, sed etiam totum corpus corrumpitur.

En effet, ajoute-t-il, le sperme corrompu se répand

1. *Cyrurgia*; Montpellier 1360.
1. Jean Salicet.
2. *Regimen sanitatis* Lugduni *(*Règles pour la santé; Lyon*)*. — Edité en 1517.

par tout le corps comme un poison (*ad modum veneni*). Laissons de côté le sperme accusé ici d'une façon toute gratuite, traduisons *veneni* par le mot français *virus*, que l'auteur ne pouvait connaître, et le mode de propagation de la syphilis apparaîtra fort clairement.

Valescus de Tarente (1400)[1] nous donne des renseignements très précis sur le siège et le mode de transmission des ulcérations et des pustules vénériennes. Jusqu'ici on était forcé de reconnaître la contagion dans les citations que nous avons tirées des auteurs du moyen-âge, mais le mot n'était pas prononcé : d'où matière à contestation; maintenant nous allons voir écrit en toutes lettres le mot *contagiosité*, ce qui coupe court à toute discussion.

Ulcera et pustulœ fiunt in virgâ... Causœ possunt esse vulnus, vel attritio et coïtus cum fetidâ vel immundâ vel cancrosâ muliere... Juvenibus frequentius accidunt, quod aliquando coeunt cum fœminâ habente ulcus in matrice ; cum sua contagiositate inficiunt virgam, et in eâ fit ulcus.

Des *ulcères* et des *pustules* peuvent se former sur la verge... Les causes doivent en être recherchées soit dans un traumatisme, soit dans le *contact* et le *coït* avec une femme *malsaine, infectée, chancreuse*... Ces affections se rencontrent plus fréquemment chez les *jeunes gens*, parce qu'ils ont quelquefois des rapports avec des femmes atteintes *d'ulcères aux organes génitaux*. A cause du caractère CONTAGIEUX de l'affection, leur verge est *infectée* et devient le siège d'un *ulcère* de même nature.

Astruc, qui n'a pu passer ce texte sous silence, a cru

1. *Philonium*; Montpellier 1400. L. VI, ch. 6.

s'en tirer en traduisant le mot *cancrosa* par *cancéreuse*, et en disant que les termes *fœda* et *immunda* s'appliquaient tout simplement à des femmes sales ; pour lui, ces ulcères de la verge étaient des érosions sans importance. Nous nous étonnons qu'aucun médecin du XVIIIᵉ siècle n'ait fait remarquer à l'illustre entêté que le cancer est rare chez les jeunes gens — ce qui serait en contradiction avec le texte de Valescus — et n'a jamais été contagieux. Le pauvre Astruc, un peu ahuri au milieu de ces écrits authentiques qui tous lui donnaient le démenti le plus formel, à bout d'arguments et accablé par l'évidence, finit par ergoter. Il reconnut qu'il y avait en effet, dans l'antiquité, des maladies génitales présentant des *manifestations analogues à celles de la syphilis*, contagieuses, mon Dieu, oui (il ne pouvait le nier !), mais, en tous cas, disparues de nos jours. Est-ce assez enfantin ? Pourquoi se donner tant de mal pour prouver que Paris et Lutèce sont deux villes différentes qui ont de l'analogie entre elles, mais rien de commun, sous prétexte que Lutèce a disparu avec la domination romaine et que Paris date du moyen-âge[1] ? Comme le dit Schellig[2], « qu'importent

---

1. Lorsque César, après la conquête des Gaules (vers l'an 52 avant J.-C.), fit de Lutèce une ville romaine et y transporta le siège de son gouvernement militaire, celle-ci se réduisait à l'île de la Cité, située dans le Parisis, c'est-à-dire dans la portion du département de Seine-et-Oise actuel comprise entre l'Oise et la Marne. Elle reçut le nom de *Lutetia-Parisiorum* (Lutèce des Parisiens). Vers la fin du VIᵉ siècle, Childéric, fils de Mérovée et père de Clovis, en chassa définitivement les Romains : la ville s'appela d'abord par corruption *Parisius*, du nom du pays dont elle était le centre, et finalement Paris. (Cf *Paris*, par A. Vitu).

2. De nominibus non est curandum, cum res ipsa sit nota (*Malum de Francia* ; Heidelberg 1500).

les noms, du moment où la chose elle-même est connue ? » Mais se rendre à l'évidence est un sacrifice plus lourd qu'on ne le croit généralement : voilà pourquoi l'origine américaine compte encore aujourd'hui tant de partisans.

Plus loin, Valescus dit avoir vu des gens dont la « verge était atteinte d'un ulcère *chancreux* et *induré* qui en faisait le tour, ce qui la rendait ronde comme un navet ».

Virga erat circumdata toto ulcere cancroso cum duritie et erat rotunda, sicut unus napus...

Léonard Bertapalia (1404) parle d'une affection qu'il appelle *morus* (par analogie avec le fruit du mûrier); c'est, dit-il, une sorte d'excroissance molle qu'on rencontre autour de l'anus et de la vulve.

Hugues Bence rédigea, vers 1440, plusieurs observations qui furent publiées plus tard par un nommé Gozadini[1]. Or celle qui porte le n° 72 est extrêmement intéressante : en voici le résumé d'après Astruc et Richond des Brus[2]. — Il s'agit d'un jeune homme de qualité, âgé de 20 ans, qui présenta, comme on en pourra juger, des accidents de syphilis constitutionnelle. L'auteur relate que son malade a éprouvé des douleurs de tête gravatives pendant six semaines; puis il lui vint, dans le dos, « des *boutons* durs de la grosseur d'un pois chiche ou d'une noisette. Enfin, au bout d'un mois, il lui était survenu une *tumeur dure* au derrière de la jambe, près du pied ». L'été suivant, la fièvre le reprit avec accompagnement de *taches rouges par tout le corps,*

1. *Consultations de médecine;* Bologne 1482.

2. *De la non-existence du virus vénér.;* Paris 1826.

avec douleurs à la bouche et aux épaules. Les taches disparurent, ainsi que les douleurs, sous l'influence des bains. Au bout d'un mois, douleurs nouvelles et nouvelles taches « rouges, rudes et furfuracées », avec *boutons à la face*, et qui finirent par disparaître également. Quelques douleurs sciatiques.

On trouve dans *Pierre d'Argelète* (1470) le passage suivant [1] :

De pustulis quæ adveniunt virgæ, propter conversationem cum fœdâ muliere. — Ex materiâ venenosâ quæ retinctur inter præputium et pellem virgæ istæ pustulæ tales per hunc modum... ex actione viri cum fœdâ muliere. .	*Des pustules qui se montrent sur la verge à la suite de rapports avec une femme malsaine.* — Ces *pustules* de mauvaise nature sont produites par le séjour d'une matière *virulente* entre la prépuce et la muqueuse du gland... après un coït avec une femme *malsaine...*

Un renseignement fort précieux et qui émane d'une source autorisée, nous démontre que les manifestations cutanées de la syphilis étaient déjà soignées sous le nom de *gale*, et par les *frictions mercurielles*, bien des années avant la prise de Naples. A vrai dire, le manuscrit n'existe plus, mais il est cité par l'illustre Fracastor qui, outre son poème célèbre sur la syphilis, a écrit un traité sur les maladies contagieuses [2]. Dans cet opuscule, l'auteur recherche les causes du mal français, et cite le fait suivant relaté par Renault [3], Du-

1. *Chirurgia.* L. II, Traité 30, ch. 3.
2. *De morbis contagiosis.* (Apud Aloysium Luisinum); Venetiis 1566.
3. *La syphilis au XVe siècle;* Paris 1868.

pouy[1] et deux ou trois autres. Nous rapporterons in-extenso le passage de Fracastor.

Un barbier de mes amis possédait un manuscrit d'un âge assez respectable, une sorte de formulaire. Une des recettes portait pour titre : *Pour la* GALE ÉPAISSE *s'accompagnant de douleurs des jointures.* Or le barbier, lorsqu'éclata la maladie nouvelle (la syphilis), se souvint du remède indiqué dans son manuscrit, et consulta plusieurs médecins pour savoir si l'on ne pourrait pas essayer ce médicament contre le nouveau mal contagieux que *lui* croyait bien *n'être pas autre chose que la gale épaisse* mentionnée. Mais les médecins, après avoir examiné le remède, le proscrivirent avec violence, parce qu'il était à base de *vif-argent* et de soufre.

Ce contemporain de l'épidémie avait pu comparer les symptômes présentés par les malades avec ceux qui étaient décrits dans son livre ; c'est pourquoi l'idée lui vint tout naturellement d'appliquer le remède conseillé. Mais, malheureusement pour lui, il s'adressa à des esprits obtus et routiniers.

Sans cette fatale idée, ajoute Fracastor, il eût fait une fortune incroyable! Toutefois il n'osa passer outre, et ne se décida que plus tard à essayer son remède, lorsqu'il fut reconnu que c'était le meilleur agent thérapeutique. Il se repentit alors amèrement de ne l'avoir pas fait plus tôt et d'avoir laissé puiser les autres à une source de profits qu'il aurait pu garder pour lui tout seul[2].

1. *Le Moyen-âge Médical ;* Paris 1888.

2. Pour faciliter le contrôle, nous allons donner le texte même de Fracastor avec l'orthographe de l'époque. « Tonsor quidam « amicus noster libellum habebat experimentorum quorundam « antiquum satis, inter quæ unum inter alia scriptum erat cui « titulus erat : *Ad scabiem crassam, quæ cû doloribus junc-*« *turam accidit.* Is ergo quum primum recentissimus esset « morbus, memor medicaminis consuluit medicos quosdam « num uti eo medicamento deberet in novâ illâ contagione,

.. Mais il n'était plus temps : le secret était tombé dans le domaine public. « Ce fait, conclut l'auteur, nous prouve surabondamment que le mal *avait déjà été observé* à des époques antérieures. »

Ex quo videre perfecto possumus alijs etiam ætatibus visum eum morbum fuisse.

Fracastor devait d'autant moins douter que cette *gale épaisse* fût la syphilis, qu'il avait pu voir éclore la maladie, et que, comme la plupart de ses contemporains, il désigne le *mal français*, dans ses écrits, sous le nom de *scabies* [1].

Un témoignage de *Widman* [2] — autre contemporain de l'épidémie, puisqu'il écrit en l'an 1500 — prouve que le terme *saphati* ou *asafati* (lèpre) employé par les médecins arabes dans le sens de maladie vénérienne, s'appliquait à la syphilis 37 ans avant le grand événement nosologique. Widman avait pu observer lui-même des cas démonstratifs bien avant la prise de Naples puisque, six ans après, il avait atteint un âge suffisant pour publier un ouvrage de médecine. Voici ce document. « Les maladies pestilentielles se manifestent quelquefois sous forme de fièvres, soit par des ulcères chancreux, soit par des éruptions morbilleuses [2] ou varioli-

---

« quam per scabiem crassam significari existimabat. Medici « autem, inspecto medicamine, acriter prohibuere, quod ex ar- « gento vivo constaret et sulphure. Felix nisi medicos illos con- « suluisset incredibili quæstu dives futurus! Paruit autem nec « ausus est experiri medicamêtu quod demum expertus, atque « optimum agnoscens, valde indoluit quod sero usus eo fuisset, « quœstu jam per alios sibi arrepto (Lib. II, cap. 2). »

1. A rapprocher de l'épigramme du poète latin Ausone, où le mot *scabies* est pris aussi dans le sens d'ulcères syphilitiques (Cf *La syph. chez les anciens*, page 229).

2. Widman, médecin à Tubingen (Wurtemberg), est connu aussi sous les noms de *Jean Salicet* et de *Meichinger*.

ques; ou bien ce sont des affections cutanées, telles que les *pustules* de la *formica* ou celles de l'*asafati*, appelées aussi *mal de France*, lequel mal s'est répandu de pays en pays avec les accidents les plus graves *depuis l'an 1457* jusqu'à l'époque actuelle, an 1500. »

Morbi pestilentiales, aliquando febres interdum carbunculi, nonnunquam morbilli et variolæ, vel aliæ cutis infectiones, quales etiam sunt vel pustulæ formicales, vel asaʃaticæ dictæ malum Franciæ quæ nunc ab anno 1457 usque ad præsentem annum 1500 de regione in regionem dilatatæ sunt, cum sævis accidentibus.

Ce texte nous démontre, en outre, que la *formica* des auteurs de l'Ecole Galénique (μυρμήκιον) et l'*asafati* des Arabes étaient des formes de la vérole que, pendant une période, on appela *mal français*.

Pour en finir avec les renseignements qui émanent de livres purement médicaux, nous donnerons un extrait d'une communication faite par Broca[2] à la Société d'Anthropologie le 16 mars 1876.

Pendant tout le moyen-âge, les malades atteints de dermatoses syphilitiques graves furent confondus avec les lépreux. J'ai trouvé un grand nombre de *lésions syphilitiques sur des ossements provenant d'une ancienne léproserie* dont le cimetière a été défriché il y a environ 15 ans (vers 1860), rue de Bruxelles, à Paris[3].

M. Lancereaux s'étant rendu aux Catacombes de Paris, quelques années plus tard, examina de près les ossements provenant de ce cimetière qui était situé autrefois à l'angle des rues de Douai et de Bruxelles,

1. Rougeole.

2. Cf. Bullet. de la Soc. d'Anthropol.; 1876.

3. Sur l'emplacement de ce cimetière (Place de Vintimille), se trouve actuellement un square au milieu duquel s'élève la statue de Berlioz.

sur l'emplacement d'une ancienne léproserie. Comme Broca, notre savant maître reconnut que ces ossements, notamment les crânes et les fémurs, étaient profondément altérés et, pour la plupart, de la même façon. Ces altérations ne répondant pas du tout à la description des lésions lépreuses des os donnée par Danielsen et Bœck dans leur *Traité*, et différant trop d'autre part du dessin fourni par Steudener[1] relativement à un cas de lèpre déformante, il était plus naturel de les attribuer à la syphilis puisqu'elles étaient des types d'exostoses spécifiques.

M. Lancereaux fit dessiner les deux crânes les plus remarquables pour son excellent *Traité d'Anatomie Pathologique*[2] où il nous en donne la description suivante :

Les différents os qui composent la base de ces crânes n'ont subi aucun changement appréciable ; par contre, ceux de la convexité sont profondément altérés. Ces derniers os ont une épaisseur d'environ un centimètre ; de plus ils offrent à leur convexité des saillies circonscrites par de faibles dépressions ou encore par des pertes de substance, et de là des inégalités très grandes de la surface des os crâniens qui ressemble pour ainsi dire à une terre récemment labourée. Quant aux fémurs, ils sont très longs et manifestement épaissis, comme on peut le voir sur une coupe, mais non déformés. Leur surface inégale indique qu'ils sont atteints d'hyperostose, et d'ailleurs il existe, au voisinage des surfaces articulaires, de petites exostoses.... Les radius, les clavicules et les humérus offraient des altérations semblables un peu moins accusées.

M. Lancereaux ajoute qu'il existe au Musée anatomopathologique de Genève des os qui sont considérés comme syphilitiques, et qui ont avec ceux qu'il vient de décrire la plus parfaite ressemblance d'altération et

1. J. Steudener. *Beiträge zur Pathologie der Lepra mutilans* (Contribution à la pathologie de la lèpre mutilante); Erlangen 1867.

2. Paris 1885. Tome III, p. 69 et suiv.

d'origine, attendu qu'ils proviennent comme eux d'un ancien cimetière. Il en est de même d'un squelette envoyé d'Australie au Musée de Fribourg, et dont les os offrent des altérations pour ainsi dire identiques avec celles des débris trouvés à la Place de Vintimille. D'après la description de ce squelette, donnée par Œffinger, les 2 fémurs, le radius gauche, la clavicule droite, les deux humérus et les os plats de la tête sont simultanément affectés.

Les os longs, dit M. Lancereaux, modifiés dans presque toute leur étendue, sont semés d'aspérités et de dépressions irrégulières; le crâne est çà et là, à sa convexité, le siège de dépressions et de saillies qui ont une grande ressemblance avec l'état des crânes que nous avons rencontrés dans les catacombes. Il y a donc lieu de rapprocher ces diverses altérations, et si l'on admet, ce qui est vrai, que la syphilis d'autrefois était plus grave et plus aiguë que celle de nos jours, et pouvait engendrer des lésions plus étendues du système osseux, on peut *sans hésiter* les attribuer à cette maladie.

Ces preuves matérielles, forcément indiscutables, viennent corroborer l'opinion que nous avons émise antérieurement, à savoir que les trois quarts des lépreux du moyen-âge étaient des syphilitiques. D'ailleurs cette manière de voir est partagée par un certain nombre d'auteurs, entre autres Vercelloni[1] qui écrivait en latin vers 1701 et fut traduit par Devaux. « Quand je parcours les livres des Anciens sur la lèpre, dit l'auteur italien, il me semble que je lis des traitez de la vérole, et les seuls titres de ces livres me persuadent que ce sont des traitez de cette maladie. »

Voilà pour les ouvrages purement scientifiques; nous allons examiner maintenant les documents historiques et littéraires.

1. J Vercelloni (trad. par Devaux). *Traité des malad. q. arriv. aux part. génit. des 2 sexes*; Paris 1730.

II

DOCUMENTS HISTORIQUES ET LITTÉRAIRES.

Mœurs incroyables du moyen-âge. — Inscriptions latines découvertes dans les ruines de Pompéï : phrase recueillie sur le mur d'un lupanar du Ier siècle. — Anecdotes curieuses ; poésies libres et notes historiques relatives aux affections vénériennes. — *Ex-voto* trouvés dans la Côte-d'Or. — L'*arsure* au XIIe siècle ; la *morsure des oies de Winchester :* le *fic ;* le *mal de Saint-Gilles ;* le *mal boubil* et le *mal malan.* — XIIIe siècle : la *peste inguinale.* — XIVe siècle : le *vermocane ;* le *mal de paillardise.* — Commencement du XVe siècle : les *broches ;* le *fix ;* le *gros mal ;* l'*impureté.*

Pour permettre au lecteur de comprendre les expressions parfois obscures des écrivains du moyen-âge, nous commencerons par une esquisse sommaire des mœurs de cette époque. Hélas ! il nous va falloir encore remuer bien du fumier, étaler bien des turpitudes, mais c'est indispensable. Certes nous réveillerons ainsi bien des colères, bien des rages heureusement impuissantes. Ce n'est point notre faute si les *auto-da-fé* n'existent plus qu'à l'état de souvenir et s'il faut faire son deuil des privilèges d'antan ! Mais il restera toujours aux mécontents la ressource de continuer à dire que nos

écrits n'ont « rien de scientifique ». A part cela, nous
sommes bien tranquille : nous ne verrons pas plus
qu'auparavant — et pour cause — l'ombre d'une ré-
futation.

A l'époque féodale, la débauche qui semblait dormir
un peu ou tout au moins se cantonner dans certains
points pendant des périodes plus ou moins longues, se
réveillait par instants avec une fureur inaccoutumée.
De là les épidémies connues sous les noms de *peste inguinale*, de *mal sacré*, de *mal des ardents*, de *Saint-Main*,
de *Saint-Gilles*, de *Saint-Marcel*, *feu Saint-Antoine*, *feu
d'enfer*, etc., et que nous examinerons plus tard. Les
débauchés de toutes les classes s'aventuraient dans la
Cour des Miracles ou dans certaines rues voisines des
remparts : ces lieux étaient des coupe-gorge et des repaires de prostituées (*ribaudes*). Ces voies ont presque
toutes disparu de nos jours. Il en est une toutefois dont
le nom actuel, qui ne signifie rien, ne rappelle plus que
par la consonnance sa désignation primitive. Cette corruption s'est opérée à la longue, les appellations des
rues et des places ayant subi une série de transformations en passant de bouche en bouche pendant des siècles. Il n'y a pas très longtemps, en effet, qu'on écrivit
pour la première fois les noms des rues sur les maisons d'angle. La rue à laquelle nous avons fait allusion
tout-à-l'heure est la rue du Petit-Musc, qui va du Quai
des Célestins à la rue Saint-Antoine, et dont le nom
primitif était *rue Pute-y-musse*, ce qui voulait dire : *ca-
tin s'y cache*.

Dans les couvents, où l'on se croyait tout permis, les
monstruosités firent pâlir les débauches romaines dès

les temps mérovingiens [1]. Si nous en croyons Dufour [2], tous les genres de bestialité (pourceaux, juments, oies, chiennes, etc.) y étaient en usage. La plupart des Templiers périrent dans les supplices à cause de leurs mœurs épouvantables qui donnèrent lieu à un procès retentissant. Il est permis de se demander quelles furent, dès l'origine, les causes de ces habitudes de sodomie. « On les trouve, dit Dufour, dans le long séjour des Templiers en Orient, où le vice contre nature est presque endémique, et où la crainte de la *lèpre*, du *mal des ardents*, et de diverses affections cutanées et organiques, est toujours attachée au commerce des femmes. Les Templiers, de peur de devenir lépreux et *méseaux* [3], avaient souillé leur âme et leur corps en acceptant, en approuvant la plus honteuse de toutes les prostitutions. » Certains couvents de nonnes étaient aussi des lieux de débauche contre nature : « Les femmes, mêmes les religieuses, dit l'auteur, se livraient entre elles à des orgies où l'art *fellatoire* n'avait rien oublié des leçons impudiques de l'antiquité. » Aussi les laïques, autorisés par l'exemple, s'adonnaient-ils également à la débauche.

1. Un historien catholique décrit ainsi la dépravation des prêtres et des moines du XIVe siècle :

« Hélas! hélas! combien de religieux et de prêtres, dans leurs couvents et dans leurs retraites, surtout en Italie, ont établi, en quelque sorte publiquement, une espèce de gymnase et de cours infâmes où ils s'exercent aux plus abominables débauches; les jeunes garçons les plus distingués sont voués à ces lieux de prostitution. »

(Alvar Pélag., *de Planctu Ecclesiæ,* liv. II. cap. II).

2. *Loc. cit.*

3. La *mésellerie* était la maladie vénérienne. — Dans le patois normand, on dit encore aujourd'hui, en parlant d'une femme qui a eu des démêlés avec Vénus, qu'elle est *meselle.*

Ce fut cette dépravation générale qui fit croire à la fin du monde et à l'arrivée de l'Antéchrist : on s'attendait à un nouveau déluge pour l'an 1000. Mais, dit toujours Dufour, « la fin du monde et]l'Antéchrist ayant manqué au rendez-vous de l'an 1000, ceux qui survivaient à cette époque fatale se crurent autorisés à ne plus craindre aucune vengeance céleste, et s'enfoncèrent davantage dans le fumier de leurs immondes voluptés... » Un passage de Nicolas de Clémenges, archidiacre de Bayeux vers l'an 1400 — et qu'on ne peut par cela même soupçonner de partialité envers les établissements religieux [1] — nous donne la note exacte de la moralité des couvents à la fin du XIVe siècle. « A propos de vierges consacrées au Seigneur, dit ce philosophe chrétien, il faudrait retracer toutes les infamies des lieux de prostitution, toutes les ruses et l'effronterie des courtisanes, toutes les manœuvres exécrables de la fornication et de l'inceste. Que sont en effet les monastères de femmes de notre époque sinon des sanctuaires consacrés, non pas au culte du vrai Dieu, mais à celui de Vénus ? D'impurs réceptacles où une jeunesse qui ne connaît plus de frein s'abandonne à tous les désordres de la luxure, de telle sorte que *cela revient au même maintenant, ou de faire prendre le voile à une jeune fille, ou de l'exposer publiquement dans un lieu de débauche !* » [2].

1. Jean Gerson, curé de Saint-Jean-en-Grève, chanoine de Notre-Dame et chancelier de l'Eglise de Paris, mort en 1429, émet la même appréciation sur les couvents qui couvraient la France à la fin du XIVe siècle : « Ouvrez donc les yeux, et voyez si ces couvents de moinesses ne ressemblent pas aux repaires de la prostitution. » (*Declaratio defectuum virorum ecclesiast.)*

2. Extrait de l'ouvrage de Nicolas de Clémenges intitulé : *De corrupto statu ecclesiæ (*Sur l'état de corruption de l'Eglise).

Évidemment, le bon abbé se croit en chaire et il fulmine : or, quand un prédicateur fulmine, il a toujours une certaine tendance à l'exagération. Néanmoins, tout en tenant compte ici de l'hyperbole, on ne peut s'empêcher de conclure que les sujets *fin de siècle* administrés par le pauvre Charles VI — plus de 20 ans avant sa déconfiture intellectuelle — ne brillaient pas précisément par la chasteté.

Pendant ces désordres, la syphilis sortait de quelque bas-fond où elle couvait, et éclatait avec une violence telle que malades et médecins croyaient à un feu du Ciel. Comme chaque épidémie était séparée de la précédente par plusieurs siècles, on croyait toujours à la nouveauté du mal qui était consacré chaque fois par un nom nouveau. Ne perdons pas de vue non plus que de nombreux virus non syphilitiques, celui du chancre phagédénique, sans aller plus loin, se mettaient fatalement de la partie et n'étaient pas toujours les moins effrayants.

Avant d'entrer dans le domaine purement littéraire, nous examinerons quelques documents curieux appartenant presque à l'antiquité, et qui consistent en inscriptions et ex-voto découverts dans ces dernières années.

Citons tout d'abord deux inscriptions latines trouvées dans les ruines de Pompéi, ville engloutie, comme on sait, par une éruption du Vésuve en l'an 79 de notre ère : aussi peut-on affirmer que les phrases recueillies e sont pas postérieures à cette date. Il est même présumable que les jeunes Pompéiens qui éprouvèrent le besoin de graver sur la pierre le sujet de leur désappointement, vivaient du temps de Martial (règne de Néron, vers l'an 65 apr. J.-Chr.). Sans vouloir prétendre que ces documents — forcéments vagues — soient concluants, nous estimons toutefois qu'ils ont une certaine valeur et viennent renforcer utilement les preuves que nous avons extraites des Priapées. L'analogie qu'elles présentent avec ces dernières est évidente.

Découvertes par hasard en 1755, Herculanum et Pompéi offrirent alors à l'archéologue et à l'historien les monuments les plus précieux d'une civilisation aujourd'hui disparue. Comme on pouvait s'y attendre après avoir lu les auteurs contemporains de la décadence romaine, les peintures, les fresques, les sculptures, les statues, les poteries, les bijoux même, témoignent de mœurs plus que relâchées. Le Gouvernement Italien, pour prévenir les rapines et les actes de vandalisme qui s'étaient produits pendant de longues années, finit par prendre la direction des fouilles et fît placer dans le musée de Naples les objets les plus précieux. Il y a là des richesses inestimables, et l'on en découvre tous les jours de nouvelles.

Quant aux peintures et aux statues obscènes, ainsi que les bas-reliefs et les mosaïques représentant des scènes lascives, on les relégua dans une salle spéciale qui a reçu le nom de *Musée secret*. Si l'on en juge par les reproductions que donne Barré dans son ouvrage [1], il n'y a pas là grand'chose à glaner pour le syphiliographe au point de vue rétrospectif. La note dominante dans tous ces dessins est le phallus, qu'on retrouve partout et à tous propos, sur les murs, les vases, les statues de faunes et de satyres, etc. En or ou en argent, il sert de bijou, d'amulette; en bronze, il forme

1. Barré. *Herculanum et Pompéi;* Paris 1837-40.

les bras de lumière des lampes et des suspensions; en bois ou en marbre, c'est l'apanage fantastique du célèbre dieu Priape que les Romains mettaient partout, dans les jardins et aux quatre coins de leurs champs.

Une seule fresque est instructive au point de vue médical. Il s'agit de l'offrande tout à fait spéciale que venaient faire au dieu des Jardins — ou plutôt à son appendice — les jeunes vierges ou supposées telles avant l'hyménée. Dans notre premier volume[1] nous avons avancé que cette coutume devait être chez les Romains — en dehors du libertinage — une des causes les plus fréquentes de propagation des maladies vénériennes. Il ne nous serait plus permis d'en douter maintenant que nous avons eu sous les yeux une reproduction de la scène réaliste conservée au Musée secret de Naples : ce dessin nous prouve que les nombreuses statues de Priape, avec leurs attributs, étaient laissées à la libre disposition du public, ce qui était gros de conséquences. En effet, la femme que l'artiste représente se cramponnant d'une main aux cornes du dieu et, de l'autre, préparant les voies à l'objet saillant situé plus bas, nous paraît plutôt disposée à faire une offrande complète qu'un simple simulacre.

Mais on ne peut pas transporter dans un musée des maisons entières : aussi serait-il intéressant de pouvoir examiner de près les édifices débarrassés maintenant des masses de cendres et de scories sous lesquelles ils sont restés ensevelis pendant plus de 16 siècles. Nous sommes persuadé qu'on y trouverait des documents de grande valeur relativement à l'histoire de la syphilis.

1. Chap. XI, pages 195 et 196.

Cette réflexion nous est suggérée par une phrase incidente du Dr Galligo, de Florence, qui a visité les ruines d'Herculanum et de Pompéi, il y a près de 30 ans. En effet, cet auteur dit, au livre VIII de son ouvrage[1], à propos de la prophylaxie de la syphilis, qu'il a vu, aux ruines de Pompéi, plusieurs lupanars sur les murs desquels se trouvaient à l'intérieur comme à l'extérieur, « non seulement des peintures érotiques, mais encore des inscriptions obscènes faisant manifestement allusion à la *maladie vénérienne* ». L'auteur renvoie alors à une note où sont reproduites quelques inscriptions qui lui ont été communiquées par un confrère et par le directeur des fouilles de Pompéi. Ce sont ces textes que nous nous proposons d'étudier.

La première inscription, gravée sur une pierre, émane d'un promeneur en bonne fortune, désireux sans doute d'apprendre à ses contemporains que, en matière de galanterie, il ne faut pas toujours se fier aux apparences et que la plus belle créature est quelquefois la plus... faisandée. Il est fier de sa victoire, mais ce qu'il a constaté — quand il était trop tard — lui a gâté son plaisir. « Ici même, écrit-il en termes fort crus, je viens de posséder une belle fille, aux formes extérieures remarquables et très vantée...» Il aurait dû s'en tenir à la vue générale et ne pas s'arrêter aux détails : il se serait épargné une désillusion, car il ajoute que, « au dedans, ce n'était que *pourriture.* »

HIC EGO NUNC FUTUI FORMOSAM FORMÆ PUELLAM, LAUDATAM A MULTIS : SED LUTUS INTUS ERAT.

1. I. GALLIGO. *Trattato teorico pratico sulle malattie veneree* ; Firenze 1864.

A multis laudatam correspond à l'expression fin de siècle : « très lancée. » Le galant Pompéien a bien soin de faire remarquer qu'il ne s'est pas adressé à la première venue ; et cependant cette femme, bien qu'une des plus à la mode, était contaminée. Le jeune naïf paraît ignorer que, plus une femme galante est courue, plus elle a de chances d'être syphilitique en raison même de l'étendue de sa clientèle. Ce fumier (*lutus*) dont parle l'auteur, était sans doute bien palpable pour qu'un homme étranger à la médecine ait pu's'en apercevoir : aussi ne voyons-nous guère que des syphilides ano-vulvaires confluentes et à ichor fétide capables de justifier l'expression employée. Les chancres mous, les chancres phagédéniques, en raison de la douleur qu'ils occasionnent au moindre contact, auraient certainement été un obstacle absolu à une promenade accidentée dans les jardins de Priape. Le diagnostic *végétations* pourrait à la rigueur se défendre, mais celles-ci atteignent bien rarement — en dehors de la grossesse — le volume et la confluence nécessaires pour mériter le nom de *fumier*. Et, en fin de compte, les documents démonstratifs que nous avons tirés de la littérature ancienne nous dispensent de répondre par avance aux objections faites de parti pris. Comme nous l'avons dit au commencement de ce second volume, nous nous bornerons maintenant à exposer les preuves telles qu'elles sont : c'est au lecteur qui n'est pas encore tout à fait convaincu à se faire lui-même une opinion d'après l'ensemble.

La deuxième inscription était gravée sur le mur d'un lupanar de Pompéi. Bien qu'elle soit incomplète et que plusieurs lettres aient été effacées avec le temps, on saisit très bien qu'il s'agit d'une maladie contractée avec une des pensionnaires du dit lieu. Il est probable que le

consommateur, furieux d'avoir été trompé *sur la qualité de la marchandise*, aura éprouvé un malin plaisir à
faire savoir aux passants — clients possibles à un moment donné — que la plus belle femme de cet établissement avait « la maladie capable d'engendrer les ulcères
rongeurs. »

HIC FUTUI FORMOSAM FO...E PUELLAM : MORBUS QU.
SANGUINI .... AM FACIT ..... NOME ....

Il est facile de rétablir les mots incomplets FORMÆ et
QUI, surtout étant donnée la teneur de la première inscription dont le commencement est identique avec celui
de la seconde ; mais le reste nous échappe. On peut se
demander quel rôle vient jouer le sang dans cette
phrase. La femme en question était-elle à une période
menstruelle ? L'auteur considérait-il ce sang comme un
véhicule capable de transmettre le mal ou même de
l'engendrer ? ou bien voulait-il dire encore que la maladie passait dans le sang avant de produire les ulcérations ? Nous n'en savons rien ; mais les termes peu ga-
zés qu'on a pu lire disent nettement qu'il y a eu rapprochement sexuel ; puis il est fait tout aussitôt mention
d'une maladie caractérisée par des ulcères vénériens
(*nome*). Aussi ne peut-on guère s'empêcher de voir des
rapports de cause à effet dans l'assemblage des mots
restés intacts.

En somme, tout porte à croire que le jeune Pompéien
était lui-même contaminé, car son inscription gravée
sur le mur même de la maison publique — dans le but
évident de nuire à la prospérité de l'industrie exercée à
l'intérieur — dénote bien un esprit de vengeance. Or la
vengeance, quelque doux que puisse être ce « plaisir

des dieux », on ne l'exerce que contre ceux à qui l'on reproche, à tort ou à raison, de vous avoir causé un dommage quelconque. Ici le dommage est écrit en toutes lettres, et le mot *nome*[1] qui l'exprime a résisté pendant près de 20 siècles aux injures du temps.

Quant aux *ex-voto*, ils ont été découverts en France, ainsi que nous l'apprend un rapport scientifique reproduit par l'*Union Médicale* du 22 décembre 1852. Dans la séance du 17 octobre de la même année, Becquerel avait communiqué à la *Société Médicale des Hôpitaux de Paris* « les inductions d'un antiquaire de la Côte-d'Or qui, aux ruines d'un temple près de la Seine, là où on prenait des bains, avait rencontré de nombreux *ex-voto* attestant les guérisons de différentes maladies des organes génito-urinaires par l'usage de ces eaux. On a fait lithographier ces *ex-voto*, et l'on voit là des exemples de *tumeurs* du scrotum, de *bubons*, de destruction du pénis et d'autres *altérations* qu'on pourrait peut-être rapporter à la *syphilis*. Dans ce cas le fait serait très curieux, car il établirait l'existence de cette maladie à la *trentième année de l'ère chrétienne*. » Evidemment c'est fort vague, et cette preuve serait bien faible si nous n'en avions pas quelques autres pour la soutenir ; mais, avec ce que nous savons sur l'antiquité, on ne peut qu'approuver les conclusions de Becquerel.

Une légende rapportée par Rollet démontre que la syphilis a existé au Mexique de temps immémorial. Il s'agit de l'apothéose de Manahuath qui fut tranformé en soleil. (*Annales anciennes des peuples de l'Anahuac*).

---

1. Archaïsme pour *nomœ*, expression que Pline le naturaliste emploie couramment dans ses œuvres avec le sens d'*ulcères rongeurs* ; elle dérive du mot grec νομαί qui a exactement la même signification.

Le bûcher est allumé ; celui qui aura le courage de s'y jeter méritera les honneurs de l'apothéose, car de ses cendres renaîtra le dieu qui illuminera l'univers. Manahuath est là avec les autres, mais il souffre d'un *mal terrible, incurable*... C'est à toi, lui disent les autres, à garder le ciel et la terre.

Manahuath, décidé par sa maladie, s'élance dans les flammes. — Toutes les traditions rappellent le souvenir de cette affection que le naturel mexicain divinisa, pour ainsi dire, car le mot *buboso*, qui lui fut appliqué, veut encore dire *syphilitique*. Le mot *Puz*, dans les dialectes tzendal et zotzile, désigne la matière puante et corrompue qui caractérise les plaies du malade *buboso*.

Hœser [1] cite une lettre d'un évêque nommé *Basile* qui vivait au xe siècle. Ce prélat parle d'un diacre qui avait les lèvres *souillées* par une affection vénérienne *(diaconus qui pollutus est in labris)*, et il indique la conduite à tenir à l'égard des clercs affectés d'un mal semblable.

Dans les Chroniques de *Conrad d'Auesperg*, on relève le passage suivant: « L'évêque Jean de Spire contracta un *ulcère* aux parties honteuses ; il fut longtemps malade et mourut en l'an 1104. »

W. Beckett (Transactions philosophiques)[2] rapporte que dans les *Constitutions* de 1162, relatives à des maisons meublées, on trouve, entre autres choses, la défense suivante : « Aucun tenancier de lupanar ne

---

1. *Leherbuch der Geschicte der Médicin* (Traité élémentaire d'histoire de la médecine) ; Iéna, 1882.

2. *Philosophical transactions* ; London, 1720.

doit garder de femme ayant le mal dangereux de l'*ar-sure* [1] ».

No Stew holder to keep any woman that hath the periculous Infirmity of Burning.

Un manuscrit, qui date de 1430, reproduit cette or-donnance avec plus de détails : on y voit que ceux qui se mettaient en contravention s'exposaient à une amende. Dans la prison de l'évêque de Winchester, dit ce manuscrit, se trouvait un livre dans lequel on lisait le même règlement de police portant pour titre : *Sur ceux qui cachent des filles ayant le mal détestable.*

De his qui custodiunt mulieres habentes nephandam infirmi-tatem.

Beckett donne ce document tout au long en anglais moyen-âge et avec l'orthographe de l'époque : néan-moins la traduction en est assez facile. « Aucun te-nancier de lupanar ne gardera dans son établissement de femme ayant la maladie de l'*arsure*; il doit la renvoyer, faute de quoi il paiera à son seigneur une amende de cent shillings [2] ».

That no Stew-holder Keep noo Woman within his hous that hath any Sycknesse of Brenning, but that she be putte out upon the peyne of make it a fyne unto the Lord of a hundred schylyngs.

Les expressions *brenning* et *burning*, dont la tra-duction littérale est *brûlure*, s'appliquaient, au XIIᵉ siè-cle, au mal vénérien en général. Ce qui le prouve d'une

1. Vieux mot français qu'on retrouve dans plusieurs auteurs du moyen-âge, et notamment dans Villon (xvᵉ siècle), avec le sens d'*incendie* ou de *brûlure*, et, par extension, de *maladie vénérienne.*

2. C.-à-dire 125 francs, somme énorme pour l'époque.

façon irréfutable, ce sont deux documents du xvie siècle dans lesquels l'action *corrosive* de la syphilis, alors
connue, est désignée par les verbes *burn* et *brenn* (brûler). Les mêmes mots, employés pendant 400 ans, ont
dû certainement, servir à spécifier les mêmes affections.

En premier lieu, si nous en croyons l'histoire, nous
voyons Simon Fish présenter à Henri VIII, en 1530,
un rapport dans lequel il se plaint des débordements
des prêtres Romains « qui corrompent toute la race
humaine dans le Royaume, qui attrapent la vérole
avec une femme et la donnent à une autre ; qui sont
brûlés par une femme et communiquent leur mal,
etc. ».

... that corrupt the whole generation of Mankind in your
Realm, that catch the Pockes of one Woman and bear them to
another ; that be Burnt with one Woman and bear it to another, etc.

La seconde preuve émane d'un manuscrit dont nous
avons déjà parlé au chapitre V de notre premier volume et où il est dit que le Doyen de Windsor, Weston,
était le chanoine le plus débauché de l'époque (1556)
et très habile dans l'art de soigner l'arsure *(Burning)*.
Il en était lui-même atteint, puisque le cardinal Ber_
nard Polus, qui le destitua, dit dans son mandement :
« Il vient encore de *brûler* (contaminer) une mendiante[1]
de la paroisse de Saint-Botolph... »

He not long ago brent a Beggar in Saint-Botolph's Parish...

---

1. Le mot *beggar* veut dire également : *mendiant ;* mais
nous avons cru devoir le traduire par le féminin. En effet, si
ce Weston avait été un sodomite, l'auteur n'aurait pas manqué — étant donné le double sens du mot anglais — d'attirer
l'attention sur ce point d'une façon quelconque.

Pour exprimer que ce Weston avait été fortement touché par la maladie vénérienne, l'auteur emploie une périphrase passée depuis longtemps en proveibe. « Il a été sérieusement *mordu par une oie de Winchester*, et ne s'en est pas guéri. »

He had been sore Bitten with a Winchester Goose, and was not healed thereof.

C'était, nous apprend Beckett, la phrase consacrée pour désigner la *vérole* à cette époque (*common Phrase for the Pox*), parce que les lupanars (*stews*) étaient sous la juridiction de l'évêque de Winchester. Le manuscrit de 1430, que nous avons cité plus haut, prouve que cette juridiction existait bien avant le siège de Naples. Il ressort de tous ces documents qu'il y avait en Angleterre, au moyen-âge, une maladie sexuelle, contagieuse, que l'on contractait avec les filles de mauvaise vie (*whores*), et qui n'était pas facile à guérir. Samuel Cooper, dans ses *Eléments de Chirurgie*, vient compléter nos renseignements à cet égard. Dans le quartier de Londres appelé le *Southwark*, il y avait, paraît-il, au moyen-âge, des lieux spéciaux où l'on renfermait les prostituées malades pour les faire soigner, « afin d'empêcher, disaient les règlements, le reste des habitants de *contracter leur maladie.* »[1]

La collection des poèmes du moyen-âge rassemblée par Leyser et publiée à Magdebourg en 1721[2] nous offre par ci par là quelques vers qui prouvent que, aux XIIᵉ et XIIIᵉ siècles, l'attention se trouvait attirée vers les

1. Sam. Cooper. *First lines of Surgery.*

2. Polycarpe Leyser. *Historia poetarum et poematum medii œvi;* Halœ Magdeb. MDCCXXI.

affections sexuelles d'origine galante. On savait que le culte de Vénus n'entraînait pas seulement des ennuis sociaux, mais qu'on avait encore à redouter les *virus* de la déesse, c'est-à-dire les *boutons*, les *tumeurs cachées,* les *choses sordides* qui ne se voyaient pas à l'extérieur ; le *fumier* vénérien, en somme, et les *ulcères* qui pouvaient couvrir *tout le corps.*

Dans une élégie « sur les caprices de la fortune », au Livre I, le poète *Henricus Septimellensis*, qui écrit en 1192, énumère les attributs des principales divinités du paganisme. Or, la « redoutable virulence » qu'il met entre es mains de la déesse de Cythère, nous paraît difficile à interpréter dans le sens purement moral. « Saturne tient une faulx ; Jupiter la foudre ; Mars des armes ; le Soleil la chaleur ; Vénus des *poisons terribles.* »

> Saturnus falcem ; Fulmen Jupiter ; Arma
> Mars ; Sol Fervorem ; Dira venena Venus.

Alain de l'Isle (1294), dont les œuvres font également partie du recueil de Leyser, a écrit de nombreuses poésies libres dans le genre satirique et surtout érotiques Au chap. V du *Livre des Paraboles*, nous le voyons se moquer cruellement d'un certain Drusus qui devait certainement avoir fait connaissance avec les fameux *dira venena* de la déesse de Paphos. D'après la nature même du conflit entre le poète et sa « tête de Turc », il est permis de supposer qu'Alain de l'Isle avait été lui-même légèrement égratigné par le petit Eros.

Drusus, nous raconte-t-il, se rase avec soin, se lotionne la tête, se lave la figure et les mains : tout cela est fort bien, mais il y a d'autres parties qui mériteraient un bon nettoyage. « Voilà pour l'extérieur ; mais, pour ce

qui est des *saletés qui poussent sur sa personne* dans les
endroits qu'on ne voit pas, il n'a garde de les râcler. »

> Hoc facit exterius, sed sordes colligit intus
> Nec sibi crescentes radere curat eas.

Et il a l'audace d'essuyer les vases sacrés ! Certes, il
a lavé ses mains : la belle affaire ! mais il suffit que le
linge dont il se sert touche au « fumier » qu'il a sur lui
pour que ce linge ramène « de honteuses souillures », et
alors les vases sont plus sales qu'auparavant.

> Tacta luto turpes subito trahit instita sordes.

Voilà le cas du nommé Drusus bien défini ; le poète
ajoute : « Il est mal venu de me reprocher mes *boutons*,
cet homme qui est si indulgent pour les *tumeurs* qu'il
porte sur son individu. Qu'il se guérisse d'abord des
ulcères dont il est couvert : après, il pourra se moquer de
mes *boutons*. »

> Non me verrucas juste reprehendit habentem
> Qui sibi portanti tubera parcit homo.
> Ulceribus plenum primo se liberet ipsum
> Postea verrucas rideat ille meas.

Quand bien même les contradicteurs ne verraient
dans le mot « sordes » qu'une saleté repoussante par
défaut de toilette intime — chose bien étonnante pour
un homme qui soigne si bien sa figure et ses mains —
nous ferons observer humblement que la crasse n'a
jamais engendré ni *tumeurs* ni *ulcères*, et on n'en peut
pas dire autant de la syphilis.

Littré a signalé[1] un opuscule bien curieux du XIIIe

---

1. *Gaz. méd. de Paris* ; 1846.

siècle qui a été publié vers 1833 et porte pour titre :
Des XXII manières de Vilains. On y remarque quelques
vers où sont cités, entre autres maux, les fics, la blennorrhagie et la syphilis en général sous le nom de mal
de Saint-Gilles. Nous donnerons la traduction avant
le texte, car celui-ci ne serait peut-être pas bien compris de tous nos lecteurs : « Que Dieu leur envoie grand
malheur, et mal au cœur et mal à la tête, mal à la
bouche et puis aux dents, et mal dehors et mal dedans,
goutte rose et *fics* sur *fics !* — de sorte que le clergé en
dirait fi — le loup[1], la goutte erratique, les écrouelles
et la rage ! Que les vilains et les vilaines aient tous le
mal de Saint-Gilles, la goutte fixe et la goutte arthriti-
que, et le mal qu'on dit hectique, la gale, la variole,
des abcès, et qu'ils aient tout plein de gourme, de fièvre et de jaunisse, et qu'ils aient la chaude-pisse, et
mal qui fasse gémir, et plaie qui ne puisse guérir ».

> Que Diex leur envoit grant mischief,
> Et mal au cueur et mal au chief.
> Mal es bouche et pis es dens,
> Et mal dehors et mal dedens,
> Goutte rose, e fi pour fi !
> Si en dirai li clergiés fi.
> Le leu[2] et la goutte volage,
> Les escroeles et la rage !

1. *Lupus*, ulcère rongeur de nature tuberculeuse, avec bacilles.

2. Cette expression, restée dans le patois picard, se retrouve
dans une citation de La Fontaine. L. IV. Fable 16, mais se
rapportant à l'animal :

> Biaux chires *leups,* n'écoutez mie
> Mère tenchent chen fieux qui crie.

Toutes vilaines et vilains
Aient tout le mal Saint-Gillain
Et goutte feske et gout*e arthique,
Et le mal ke on dist étique,
Rogne, vairole et apostume!
Et si aient plenté [1] de grume
Plenté de fièvre et de jaunisse!
Et si aient la chade-pisse,
Mal ki les faiche rechaner,
Et plaie ki ne puist saner.

Qu'aurait dit Astruc — lui qui croyait, avec beaucoup d'autres alors, à la nature syphilitique de la blennorrhagie — s'il avait connu l'existence de ce document? Il aurait peut-être eu, en trouvant dans un manuscrit du XIIIe siècle le mot *chade-pisse*,

Plenté de fièvre et de jaunisse!

Vers la même époque, c'est-à-dire au commencement du XIIIe siècle, nous voyons *Gauthier de Coinci*, prieur de l'Abbaye de Saint-Médard, près Soissons, recommander aux religieux placés sous ses ordres de bien se garder de toucher au *mal boubil* ou *mal malan*, affection contagieuse et située dans la région ano-génitale. « Les moines, les clercs et le prêtre ne doivent pas en être tout au moins, doivent bien prendre garde de toucher à un *vilain endroit* tous ceux qui élèvent et reposent l'image de Dieu, qui doivent manier le corps de Dieu ; ne doivent toucher ni avec la main ni avec le doigt au *mal boubil* ou *mal malan*, qui s'attaque à tant de gens. »

1. Le mot *plenty*, en anglais, signifie : *beaucoup de.*

Li moines, li clercs et li prestre
Ne doivent être à tout le mains
Moult doivent bien garder leurs mains
Qu'en vilain lieu ne les atouchent
Tuit cil Diu levent et couchent,
Qui le cors Diu manoier doit,
Ne doit toucher ne main ne doit
Au mal boubil, au mal malan[1]
Qui tantes genz met en mal an[2].

« Dès le xɪɪ[e] siècle, dit Dupouy[3], il était déjà question en France du mal malan ou mal boubil, qui était caractérisé par des plaies et des ulcères à l'anus et aux parties génitales. »

Il résulte de nos recherches personnelles concernant le moyen-âge que le *mal boubil* ou *bubuis*, ou encore le *bube*, désignait plus spécialement le bubon ; le *mal malan, malen, malem* ou *malon* visait le chancre et les accidents secondaires de nature ulcéreuses. « Pris comme adjectif, dit Godefroy[4], le mot *malan* qualifiait toute maladie se manifestant par des boutons, la lèpre, la gale, etc.; pris comme substantif, c'est la maladie elle-même, chancre, bubon ou ulcère. » Voici quelques textes, tirés de divers manuscrits du moyen-âge, qui ne laissent aucun doute sur la nature vénérienne de la maladie visée par les trouvères de cette époque.

Il s'agit tout d'abord d'une femme remarquable par ses perfections physiques : l'auteur fait bien ressortir qu'elle est indemne de tout virus vénérien. « La chair

1. Certaines éditions portent : *mal bubuis* et *mal malen* ou *malon*.

2. Gauthier de Coinci. *Mir.*; L. I, ch. 33, manuscr.

3. *Le Moyen-âge médical*; Paris, 1888.

4. *Dictionnaire de l'ancienne langue française*; Paris 1889.

plus douce que de la laine, n'ayant ni *bubons* ni *ulcères contagieux :* jusqu'à Jérusalem on n'aurait pas trouvé de femme qui possédât une plus belle gorge. »

> La char plus soef que toison,
> Si n'i ot bube ne malem,
> N'avoit jusqu'en Jerusalem
> Fame qui plus bel col portast [1].

Par contre, l'auteur d'un autre poème intitulé *le Cheval de bois*, parle d'une femme qui a le *malan*, et chez laquelle la bouche est la région la plus maltraitée. Le reste n'est rien en comparaison de l'état de sa muqueuse buccale. « Mais si vous aviez vu sa *bouche !* jamais il ne s'en est trouvé d'aussi laide, d'aussi grande, d'aussi hideuse, d'aussi *malade :* car l'intérieur était tapissé de vastes *ulcères vénériens.* »

> Mais si sa bouche veissiez,
> Ainz si laide ne fu trouvee,
> Granz fu, hideuse et decrevee,
> De granz malanz pleine dedenz [2].

Maintenant c'est sainte Geneviève qui apparaît à une jeune nonnette et lui propose ironiquement de lui enlever en un tour de main le petit *ulcère vénérien* qu'elle a quelque part *sous sa cotte.* Celle-ci, fort étonnée, proteste en disant qu'elle est parfaitement *saine* et qu'elle n'a rien qui puisse justifier une pareille accusation. Peut-être s'agissait-il d'un chancre induré : nous savons que cette érosion, étant indolente, reste souvent ignorée, surtout chez la femme.

1. *Rose.* manuscr. 1573, f° 5 c.
2. *Du Cheval de fust.* Romv. p. 112.

SAINTE-GENEVIÈVE

Or souffrez que je vous oste
. I . malon qu'avez sous la coste ;
Mez vous doubtez ...

LA NONNAIN

Dame, je me sens toute saine,
Pourquoy parlez-vous de tel chose ?

De quelque façon qu'on interprète ces textes, on ne pourra pas nier qu'il y avait, au xiiie siècle, une maladie contagieuse siégeant tantôt à la bouche, tantôt aux organes sexuels, tantôt à l'anus, et se rencontrant de préférence chez les femmes galantes. Enoncer ces différents sièges relativement à une même maladie qui reconnaît les rapprochements sexuels pour origine, c'est nommer cette maladie, car il n'y a que la syphilis qui réponde à un signalement de ce genre.

Dans les *Annales des Frères Mineurs*,[2] à l'année 1265, première du pontificat de Clément IV, il est relaté qu'une maladie contagieuse, vraisemblablement d'origine génitale, sévit à Venise d'une façon épidémique et que les habitants n'en furent débarrassés qu'à force de prières et d'ex-voto. « Les Vénitiens eurent beaucoup à souffrir de la *maladie inguinale*, sorte d'affection pestilentielle ; pour en être délivrés et en même temps échapper au danger, ils élevèrent dans l'église même une chapelle remarquable avec une inscription vantant les vertus de la Sainte-Vierge : leur vœu fut exaucé. »

Venetentes lue inguinaria, morbove pestifero graviter oppressi ut liberarentur, periculumque evaderent, Sacellum titulo Dominœ nostrœ de virtutibus insignitum, in eadem Ecclesia extruxerunt, sicque votorum compotes sunt effecti.

1. *Le Mir. Mᵐᵉ Stᵉ-Genev.* Jub. Myst. t. I, p. 218.
2. *Annales Minorum*, t. IV, p. 254.

Nous verrons plus tard que l'épidémie du xv⁰ siècle a été aussi désignée par quelques auteurs sous le nom de *lues inguinaria*. En outre, une épitaphe qu'on peut lire sur une pierre tumulaire de l'Eglise *Santa Maria del Popolo*,[1] à Rome, prouve bien que cette maladie n'a pas été une épidémie isolée, mais une affection courante, puisqu'elle fut signalée au xiii⁰ et au xv⁰ siècle. En outre, si certains auteurs contemporains de l'épidémie de Naples lui ont donné le nom d'un fléau qui faisait encore des victimes neuf ans auparavant, il faut en conclure qu'ils n'ont pas trouvé de grandes différences entre les symptômes observés par eux dans les deux cas. Voici le document en question. « A Marc, fils d'Antoine le Chevalier Romain, de la noble famille des Albertons, lequel, doué d'une grande âme et d'un corps remarquable, mourut de la *peste inguinale*, dans sa 30⁰ année, le 22 juillet, en l'an 1485 de l'ère chrétienne, etc. »

MARCO ANTONII EQUITIS ROMANI

FILIO, EX NOBILI ALBERTONUM FAMILIA

CORPORE ANIMOQ. INSIGNI

QUI, ANNUM AGENS XXX

PESTE INGUINARIA INTERIIT

ANNO SALUTIS CHRISTIANÆ

MCCCCLXXXV. DIE XXII JULII.

HEREDES B. M. P.

Dufour dit même que la *maladie inguinale* parut en France vers le milieu du vi⁰ siècle (546). *Dom Ruinart*[2] explique l'origine de cette dénomination : « On l'appelait *peste inguinale* parce que, prenant naissance soit

1. Sainte-Marie du Peuple.
2. *Hist. de Grégoire de Tours.*

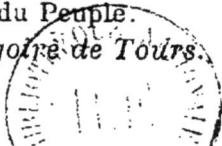

dans l'aine, soit dans l'aisselle, elle tuait par un *ulcère,* à l'instar du serpent. »

.... Lues inguinaria sic dicebatur, quod, nascente in inguine vel in axilla, ulcere in modum serpentis interficeret.

Un certain *Maître Vulgerius* composa contre Boniface VIII, élu Pape en 1294, un pamphlet dans lequel il représentait ce pontife comme un homme adonné à toutes les débauches. On y relève quelques vers où l'auteur lui reproche d'être atteint d'une maladie virulente qui se voit sur sa *figure ;* or, comme Vulgerius a dit, immédiatement avant, que le souverain pontife était un amateur du beau sexe, un coureur de ruelles, en un mot un grand chasseur devant l'Eternelle.... Vénus, il est impossible d'ergoter sur la nature du principe morbide recueilli par Sa Sainteté. Le virus signalé ne peut être que le *virus vénérien.* Le pamphlétaire, jouant sur les mots *vir* et *virus,* fait un calembour que nous avons essayé de reproduire dans notre traduction. « Sans cesse en quête d'une nouvelle proie amoureuse, il fait le tour des lieux de prostitution..... Cet homme est Doyen ; il a l'aspect masculin, mais ce n'est pas un *mâle :* avec sa face *malsaine,* c'est le *mal* lui-même... »

> Qui loca circuit Venator Veneris,
>
> . . . .
>
> Hic Vir Decanus est, qui viri specie
> Non Vir, sed Virus est, virosa facie [1].

A la Société d'Anthropologie, le 16 mars 1876, Broca, dans une discussion sur l'ancienneté de la syphilis, a

---

1. ECCARD. *Corpus historicum medii œvi* (Hist. du moyen-âge ; Leipsig) ; 1723. T. II, page 1854. (*Versus in Bonifacium VIII, papam et mores cleri.* Magister Vulgerius. Poème contre le pape Boniface VIII et les mœurs du Clergé).

cité une charte de Copenhague, datant du xive siècle, où l'on parle déjà du *mal français*, affection contagieuse des organes génitaux. En outre, dans un document de la fondation Saint-Victor, portant la date de l'an 1472, on lit qu'un choriste, à Mayence, est dispensé de son service parce qu'il souffre de la maladie appelée *Mala Franzos. — J. Meursius* a rapporté deux vers grecs d'un anonyme où se trouve le mot grec — barbare Φραντζάζειν (avoir le mal français) : le poème fut composé au moyen-âge et très vraisemblablement avant l'épidémie de Naples. Les textes précités et la déclaration de Widman, que nous avons rapportée au précédent chapitre, prouvent que l'expression *mal Français* eut cours nombre d'années avant l'expédition de Charles VIII. Il semble donc ressortir de là que la lettre de P. Martyr, de 1488, n'était nullement antidatée.

D'après *Doglioni*[1], il fut établi par le Sénat de Venise, en 1302, que « celui qui communiquerait à autrui le *vermocane* (sorte de maladie), paierait chaque fois une amende de 20 sous ».

L'anno 1302, fu proveduto chi mandova a qualch'uno il vermocane (ch'e è specie di malatia) pagava ogni volta 20 soldi.

Si nous en croyons Plisson,[2] Reynaud[3] et autres, ce mal se prenait dans les maisons publiques *(lupanaria)*.

On lit dans la *Chronique d'Ottokar* : « Le roi Wenceslas de Bohême *(au commencement du* xiv° *siècle)* gagna d'une concubine un *mal* qui le fit mourir lorsque la *pourriture* s'attaqua aux parties que l'homme a honte

1. *Cose notabili di Venetia* (Choses remarquables de Venise).
2. *Syphiliographie.* — Paris 1825.
3. *Traité pratique des malad. vénér.;* Toulon 1845.

de laisser voir. » Ce fait est confirmé dans la *Chronique d'Hornek* : « Le roi de Bohême mourut d'un *don d'amour* de sa bien-aimée Agnès. »

D'après *P. Paule Verger*[1], « Ubertin VII, troisième Prince de la ville, mourut à Padoue le 29 mars **1345**, d'un *mal* qu'il avait contracté aux *parties honteuses* par l'excès de son *libertinage* avec les femmes ».

Nous arrivons maintenant, en suivant l'ordre chronologique, aux statuts de Jeanne Ire, Reine des Deux-Siciles et Comtesse de Provence. Ces statuts tendaient à règlementer, au XIVe siècle, la maison de débauche d'Avignon ; ils ont été cités par la plupart des syphiligraphes postérieurs à Astruc : mais ils ont donné lieu à tant de controverses que nous nous bornerons à les reproduire sans nous prononcer sur leur authenticité qui est d'une importance bien secondaire. Disons toutefois que certains auteurs les considèrent comme apocryphes parce qu'une note anonyme, écrite sur un exemplaire de la *Cacomonade* de Linguet raconte une soi-disant mystification dont Astruc aurait été victime. Malheureusement, rapporte Dufour qui a fait une enquête très sérieuse à ce propos, on cite, parmi les complices, un Avignonais du nom de Commin qui vint au monde 10 ans après la publication de l'ouvrage d'Astruc, où les fameux statuts parurent pour la première fois. Et, ajoute l'auteur, s'il se fût agi réellement d'une farce aussi colossale, étant donnée la notoriété d'Astruc, « l'Europe entière aurait retenti d'un immense éclat de rire ». Évidemment l'auteur en eût été informé, et il n'eût pas manqué de supprimer les statuts fantaisistes dans la seconde édition de son *De Morbis venereis*.

1. *Hist. de la famille des Carrares;* Padoue 1395.

En outre, cet ouvrage ayant été traduit en Français et plusieurs autres langues, comment se fait-il qu'aucun traducteur n'ait signalé dans ses notes la soi-disant plaisanterie? Telle est, en résumé, l'argumentation de Dufour; il faut avouer que ses objections ont une certaine valeur.

Ces règlements, écrits en vieux provençal, portent pour titre : *Statuts pour le lieu public de débauche d'Avignon*, et datent du 8 août 1347. L'article IV, le seul qui nous intéresse, est ainsi conçu : « La Reine veut que tous les samedis la baillive (la proxénète) et un barbier (chirurgien) délégué par les consuls, visitent toutes les filles débauchées qui seront au lupanar; et, s'il s'en trouve quelqu'une qui ait *mal venu de paillardise,* que de telles filles soient séparées des autres et logées à part, afin qu'on n'ait point affaire à elles, pour éviter le *mal que la jeunesse pourrait prendre.* »

L'an mil très cent quaranto set, au hueit dau mès d'avous...
La Reino vol que toudès lous samdès la baylouno et un barbier deputat des Consouls visitoun todos las fillios debauchados que seran an Bourdeou; et se seu trobo qualcuno qu'abia mal vengut de paillardiso, que talos fillios sian separados et lougeados à part, afin que non las connougoun; per evita lou mal que la jouinesso pourrié prenré.

Astruc émet aussi un léger doute sur l'authenticité de ces statuts, mais en se plaçant à un point de vue qui exclut tout soupçon de mystification. Il s'étonne de cet arrêté pris « par une reine de 23 ans » [1], paraissant ou-

_____

1. Elle n'avait même que 19 ans et était veuve d'André de Hongrie, le premier de ses 4 maris, celui que le prince Louis de Tarente avait fait assassiner. Jeanne, non seulement laissa faire, mais épousa même le meurtrier au bout de l'année accomplie. Voilà qui ne s'accorde guère avec la candeur : Astruc aurait dû y prendre garde.

blier qu'une reine signe, mais ne rédige pas. Puis il en prend son parti en disant qu'après tout, elle ne faisait que suivre la coutume de son temps. Les principales villes d'Italie, raconte-t-il, possédaient des maisons de débauche depuis de longues années ; on en trouvait même à Rome, en particulier auprès du palais des Papes ; et, détail édifiant, il y avait un de ces lupanars dont le Maréchal de la cour de Rome tirait *une espèce de tribut*. Le scandale était tel que Guillaume Durand[1] demanda l'abolition de ce privilège au Concile de Vienne.

Un chroniqueur Florentin, *Donato Velluti* (xive siècle), parlant de son propre fils, raconte que l'enfant, confié d'abord à une nourrice *peu saine*, se couvrit de *boutons* (pruzza) et *dépérit* ; ensuite qu'une seconde nourrice plus jeune, qui remplaça la première dans l'allaitement de l'enfant, ne tarda pas à contracter le *même mal*. Corradi, qui cite ce fait, y voit la syphilis infantile. Il ne serait vraiment pas facile d'y voir autre chose.

Un document, rapporté par *Friedberg*, a trait à une maladie dont mourut, en 1382, un certain Nicolas Kurnik, évêque de Posen.

Comme il se servait de deux de ses membres pour se livrer sans pudeur à des actes illicites, il fut, *dans ces mêmes parties*, puni par la vengeance divine..., car il fut atteint du *mal chancreux* et souffrit d'*ulcérations de la langue et de la gorge*, à ce point qu'avant sa mort il pouvait à peine parler, avaler ses aliments et fermer la bouche.

Raynaldus, cité par Hœser, dit que « Ladislas, roi de Pologne (1414), contracta aux *parties génitales* une *ma-*

---

1. *De modo celebrandi Concilii generalis*. P. 2, Titul. 10 (Compte-rendu du Concile général).

ladie que l'on attribua à quelque *poison* déposé par une *courtisane* de Pérouse, et dont il mourut ».

Rabelais, qui écrivait au xvie siècle, nous parle d'un précepteur de Gargantua, « maistre Thubal Holoferne », qu'il fait mourir de la syphilis en 1420.

> Et fut l'an mil quatre cents vingt,
> De la vérole qui lui vint [1].

Si cette boutade ne démontre pas que la syphilis était connue au commencement du xve siècle, elle tend tout au moins à prouver que Rabelais la considérait comme antérieure à la prise de Naples.

Beckett, dont nous avons déjà parlé, cite un manuscrit du xve siècle qui fut trouvé au collège de Lincoln, à Oxford. L'auteur, un certain *Thomas Gascoigne*, Docteur en théologie, dit avoir connu « plusieurs individus qui moururent par suite d'une *pourriture* de leurs organes génitaux et de leur corps ; et que cette *corruption*, cette *putréfaction*, reconnaissait pour cause, de leur propre aveu, les *rapports charnels* avec des femmes ».

... diversos viros qui mortui fuerunt ex putrefactione membrorum genitalium et corporis sui ; qua corruptio et putrefactio, ut ipsi dixerunt, causata fuit per exercitium copulœ carnalis cum mulieribus.

Comme exemple, il rapporte le cas d'un gentilhomme haut placé, Jean de Gaunt, duc de Lancastres, dit Plantagenêt [2], qui mourut de cette façon. Il paraîtrait que le prince en question était un grand paillard (*magnus fornicator*), au vu et au su de toute la nation anglaise.

1. *Gargant.* L. I, chap. 14.
2. C'était le 4e fils d'Edouard III ; il mourut sous le règne de son frère Richard II.

« Avant sa mort, alors qu'il gîsait sur son lit de souf-france, il fit voir son *mal* au roi d'Angleterre, Richard II, qui était venu lui rendre visite dans le cours de sa maladie ». Gascoigne dit tenir ce fait d'un fidèle bachelier en Théologie qui en fut témoin (1399).

... ante mortem suam jacens sic infirmus in lecto, eamdem putrefactionem regi Angliæ Ricardo II ostendit, cum idem rex eumdem ducem in sua infirmitate visitavit ; et dixit mihi qui ista novit unus fidelis sacræ Theologiæ Baccalaureus.

Latin de cuisine qui a dû faire frémir Cicéron dans son 'urne cinéraire ! L'auteur parle aussi d'un certain Will, homme d'un âge mûr, qui habitait Londres, et qui fut également emporté par une *maladie sexuelle généralisée à tout le corps* et prise dans le commerce des femmes. « Il me l'avoua lui-même plusieurs fois avant sa mort, lorsqu'il distribuait des aumônes de sa propre main : ce fut alors que je le connus, en l'an du Seigneur 1430. »

Willus etiam longe vir maturæ ætatis et de civitat. Londonii, mortuus est ex tali putrefactione membrorum suorum genita-lium et corporis sui, causata per copulam carnalem cum Mülie-ribus, ut ipsemet pluries confessus est ante mortem suam, quum manus sua propria eleemosynas distribuit ut ego novi anno Dni 1430.

Un document de 1456 nous apprend que le mal véné-rien était quelquefois désigné à cette époque sous le nom de *broches*. Cette année-là le Dauphin — qui fut plus tard Louis XI — était en délicatesse avec son auguste père Charles VII. Il quitta la cour de France et reçut pendant 5 ans une hospitalité fort large dans le château-fort de Genappe, à quelques lieues de Bruxelles. Ce n'étaient que « nopces et festins », et l'on y disait force gauloiseries : le jeune prince se plaisait surtout, après boire, à raconter et à entendre raconter des histoires galantes. Ces propos furent recueillis par les chroniqueurs du temps, et ceux-ci nous les ont transmis — considérablement augmentés — sous ce titre : *Les cent nouvelles nouvelles*, de Louis XI. Dans la 2e nouvelle, intitulée *Le Cordelier médicin*, se trouvent plusieurs passages extrêmement intéressants au point de vue de l'histoire de la médecine.

Il s'agit d'une fort jolie fille de Londres, âgée de 15 ans, très recherchée, qui avait probablement eu des faiblesses et certainement des malheurs d'un ordre tout à fait spécial. Si la maladie dont fut atteinte cette fillette au cœur tendre n'avait consisté qu'en vulgaires hémorrhoïdes — interprétation du mot *broches* par certains auteurs — l'événement n'aurait pas été assez considérable pour agiter tout le voisinage et nécessiter l'arrivée d'un grand nombre de médecins. L'auteur fait ressortir cette circonstance comme preuve de la gravité du mal ; en outre, il est bien certain qu'une maladie insignifiante n'aurait pas été mentionnée dans les chroniques de l'époque, et surtout avec autant de détails circonstanciés. Au reste, le lecteur appréciera.

Elle chéut en une *dangereuse* et desplaisante maladie que communément on appelle *broches*...

Il est certain que la lésion portait sur un organe délicat, fragile — qui se devine, du reste — et était de nature ulcéreuse et vraisemblablement contagieuse, car le texte dit que le mal est allé « touchier sa proye en *dangereux* et dommageable lieu ».

La povre fille, de ce *grant mal* toute affolée, ne sçait sa contenance que de plourer et souspirer..... Les médicins virent apertement le *grant meschief* qui fort la tormentoit.

C'était évidemment une affection qui sortait de l'ordinaire, puisque les « parens, amys et voisins de ce
doulent hostel » vinrent visiter et réconforter « la com-
paignie ».

On commença par administrer les remèdes de bonnes
femmes ; mais le mal empirait malgré les drogues de la
« matrone » consultée, on plutôt à cause de cela. Alors
on eut recours aux hommes de l'art.

Or sont venus maistre Pierre, maistre Jehan, maistre cy,
maistre là, tant de physiciens que vous vouldrez ; qui veulent
bien veoir la paciente ensemble et les parties du corps à des-
couvert où ce *mauldit mal* de broches s'estoit hélas ! longuement embusché.

Mais dès l'abord, la fillette ne voulait pas montrer
son mal ; il fallut qu'on lui représentât qu'elle en pouvait mourir : alors elle céda.

Elle print et fit tout ce que on voulut pour recouvrer santé.
Mais tout rien n'y vault, car il n'est tour ne engin que les dictz
médicins saichent pour allegier quelque peu de ce *destresseux*
mal, ne en leurs livres n'ont véu ni acoustumé.

Ainsi, surprise des médecins — tout comme en 1495,
après le siège de Naples, — ce qui peut paraître tout
au moins bizarre relativement à de simples varices
rectales. Rappelons-nous aussi qu'il s'agit d'une toute
jeune fille, presque une enfant ; ensuite, nous croyons
pouvoir avancer que les hémorrhoïdes étaient connues
avant le règne de Charles VII.

Enfin, en désespoir de cause, la famille a recours à
la science d'un vieux cordelier borgne qui, après avoir
examiné le corps du délit et bien mesuré ses distances,
se prépare à insuffler — *in loco dolenti* — à l'aide d'un
tuyau de plume, une poudre astringente et même caus-

tique. Le procédé, vu l'époque, n'était déjà pas si naïf. Mais la jeune *Agnès*, qui le guettait en tapinois, se mit à pouffer de rire au moment critique : il en résulta de la part de la malade un mouvement brusque, avec échappée de gaz, qui envoya la poudre dans le seul œil valide du pauvre cordelier. Il en perdit la vue.

..... car en peu de jours la pouldre qui corrosive estoit, luy gasta et mangea trestout l'œil, et par ce point l'aultre qui ja estoit perdu, adveugle fut, et ainsi demoura ledict cordelier.

Toutefois le remède était bon, car la jeune fille guérit et cette aventure la mit même à la mode.

..... devint notoire à tout le monde par ce mauldit mal de broches, dont en la fin fut garie [1].

Le diagnostic « syphilides ano-vulvaires » nous paraît infiniment plus rationnel ici que celui d'*hémorrhoïdes*. L'expression populaire *broches* ou *brokes*, en usage au xve siècle, devait, comme les *marisques* des Romains, servir à désigner d'une façon générale les productions morbides de la région ano-génitale, surtout celles qui avaient une origine galante, et cela en raison de la signification primitive du mot (pointe, dard).

Tout ce chapitre a été rédigé en 1889 : or, deux manuscrits du moyen-âge, que nous avons consultés tout récemment, viennent démontrer jusqu'à l'évidence que les broches, ainsi que nous le disions en étudiant le texte précédent, n'étaient pas de simples hémorrhoïdes.

Dans le premier, l'auteur énumère quelques affections désagréables dont un malade est atteint : « suffocations, *broches*, diarrhée, hémorrhoïdes, élancements, etc. ».

1. Louis XI. *Cent novelles;* 2.

Aratelles, broches, menoisons.
Amorrhoïdes, aguillons [1],

. . . .

Les mots *broches* et *hémorrhoïdes* figurant tous les deux dans une description de symptômes très différents, ne pouvaient désigner une seule et même chose.

Le second texte est encore plus probant, car il démontre que les « broches », analogues aux *fics* (fici) dont parle si souvent Martial, pouvaient être observées ailleurs qu'à la région anale. Or, les hémorrhoïdes tirant leur nom des veines du rectum dites *hémorrhoïdales* — dont elles ne sont que les varices — ne peuvent se rencontrer autre part, en dépit de toutes les argumentations du monde. Le *physicien*, auteur du manuscrit, conseille un topique bon pour plusieurs cas et qui guérit les *broches*, employé en lotions, quand cette maladie affecte l'anus.

Ce mesme est bon à laver les broches, quant on les a au siege, si garist on [2].

Nous constaterons une fois de plus que, au moyen-âge, tout comme chez les Grecs et les Romains, les différents symptômes de la syphilis avaient été parfaitement observés et décrits sous autant de noms qui variaient selon le siège de ces manifestations. Ici, ce sont les syphilides buccales (*malanz dedenz la bouche*); là, des accidents vulvaires (*mal malan en vilain lieu, malon sous la coste*); plus loin, des syphilides de l'anus (*broches*). Ailleurs, c'est tout simplement l'*arsure*, le *ma-lem*, le *gros mal*, le *fix*, *fic* ou *fi*, la *lèpre*, etc., termes

1. E. Desch. *Poés.* Ms 804, fº 211a.
2. *Liv. de fisiq.* manuscr. Turin LXXXVI, K. IV, 37, fº 15 rº.

généraux qui devenaient, selon les époques, tantôt le *mal des ardents*, tantôt le *mal sacré*, le *mal de feu*, le *feu Saint-Antoine*, la *peste inguinale*, etc., chaque fois que la maladie prenait le caractère épidémique ou plutôt occupait le premier rang dans une épidémie.

Dans le *Grand Testament* de *Villon*, poète français qui écrivit vers 1460, on trouve quelques allusions plus ou moins vagues à la maladie vénérienne. Ici, c'est une courtisane sur le retour qui gémit d'être obligée de se contenter des galants qu'elle peut trouver.

> Le glouton, *de mal entaché*,
> M'embrassoit [1]...

Quand elle était jeune, il n'était homme de haute naissance qui ne se fût dépouillé pour elle à cause de sa beauté, pourvu qu'elle eût accordé les faveurs que la lie du peuple refuse aujourd'hui gratis : elle est vieille! Et cependant les galants du temps jadis ne reculaient même pas devant les conséquences pathologiques de ces amours dont ils avaient souvent à *se repentir*.

> ..... alors n'était homme né
> Qui tout le sien ne m'eust donné,
> Quoy qu'il en fust des repentailles
> Mais que [2] luy eusse abandonné
> Ce que reffusent truandailles.

Plus loin c'est un tableau assez obscur de ce que l'on trouvait dans les lupanars du XV⁵ siècle. D'abord le *sublimé*, substance toxique qu'on ne saurait manier impunément; puis la « coulette vive » du nom-

---

1. Les regrets de la belle heaulmière jà parvenue à vieillesse.
2. Pourvu que je, etc.

bril : Serait-ce une allusion à la blennorrhagie ? C'est
possible, car l'écoulement vert est signalé. Ensuite, les
linges tachés de sang noir qu'on met sécher tous les
mois près du poêle (hygiène et parfum !); les *chancres*,
les *fics* et les sales cuviers où les nourrices lavent leur
linge taché de sang ; enfin l'eau qui a servi à la toilette intime des prostituées. L'auteur prévient que ceux
qui n'ont pas fréquenté les maisons publiques d'alors,
saisiront difficilement le sens de ses allusions : c'est
encore bien moins facile pour les lecteurs du xixᵉ siècle ! Il conclut en vouant au feu les mauvaises langues,
qu'il voudrait voir frire avec tous les jolis ingrédients
que nous venons d'énumérer.

> En sublimé, dangereux à toucher
> Et au nombril d'une coulette vive,
> En sang, qu'on meet en poylettes sécher
> Chez ces barbiers, quand plaine lune arrive,
> Dont l'ung est noir, l'autre plus vert que cive ; ⁱ
> En chancre et fix et en ces ords cuveaulx,
> Où nourrices essanguent leurs drappeaux ;
> En petits baings de filles amoureuses
> (Qui ne m'entend n'a suivy les bordeaulx)
> Soient frittes ces langues venimeuses ².

Daremberg, en compulsant des pièces de procédure
conservées dans les Archives de Dijon ³, trouva plusieurs documents remontant au moyen-âge et fort précieux pour l'historique des maladies vénériennes.

Le premier, qui porte la date du *13 juin 1430*, est relatif au cas d'une nourrice du nom de Jeannotte qui fut

1. Ciboulette.
2. *Ballade*, CXXXI.
3. *Archives de la ville de Dijon. Série C.* Jurisprudence
municipale. Procès criminels.

livrée à un sergent paillard par une certaine veuve
Bigot. La pauvre nourrice ayant eu une maladie sexuelle
à la suite de ce viol, le maire la fit visiter par deux
barbiers et deux matrones : ceux-ci, après avoir prêté
serment, déclarèrent que l'acte avait été consommé et
que la patiente étaient menacée d'infection, car les parties étaient enflammées et ne pouvaient pas tarder,
selon eux, à devenir chancreuses si l'on n'y portait remède au plus vite.

Ilz dient par leurs sermens que ladıcte Jehannotte a esté
vyolee et corrompue charnelment comme il leur a apparu et,
qui n'y pourverra, ladıcte Jehannotte est en voye de *perdi-
cion* ; considere de desja elle est *eschauffée par dedans* et se
encommance ja à *prendre le chancre* se remede et provision
n'y est mis bien brief.

La véritable signification du mot *chancre* — qu'on
vient de voir également dans une ballade de Villon —
était certainement connu à cette époque : au reste, on
retrouve encore ce même mot dans une autre pièce
relative à un œdème de la verge dont la cause n'est
pas spécifiée. Ce nouveau document est daté du *5 août
1445 ;* il commence ainsi :

Le cas est tel à environ ung mois que par eschauffoıson de
la verge ou le membre virile de Jacot du Mex, boulangier,
demeurant à Dijon, luy estoit enflee et ny avoit ne *chancre*
ne aultre maladie que tant seulement enfleure.....

On savait donc qu'il pouvait y avoir aux organes
génitaux autre chose que de l'enflure. Nous allons en
trouver la preuve dans un troisième texte, émanant de
la même source, et où il est démontré que, bien avant
les voyages de Colomb, il existait une *grosse* maladie,
d'origine galante, et que personne ne se souciait de

contracter. La pièce en question est datée du *25 juillet 1463*.

L'an mil ccccLxiii, le mardy xxvᵉ jour du mois de juillet, Jehan Jehannin, varlet servant en l'ostel de Vergy, à Dijon, eagié d'environ xxxiii ans, détenu prisonnier ez prisons à la requeste du procureur de la ville et commune pour le ravissement par luy faict et commis en la personne de Jacote, fille de feu Alexandre de Chateauvillain, est interrogé par M. Le Mayeur.

Ce garçon d'auberge raconte, dans son interrogatoire, que, en causant avec un prêtre du nom de Guillaume Clerget, il apprend de celui-ci qu'il y a dans la ville une fille qui n'est pas pucelle et qui a « *reverchié* » avec les ecclésiastiques de Dijon : cette nouvelle lui donne immédiatement l'idée de posséder cette fille à son tour. Il s'entend alors avec une entremetteuse qui, le soir même, lui amène l'ex-pucelle dans sa chambre sous un prétexte quelconque. Celle-ci veut partir; mais il la force, par ses menaces, à partager son lit. Toutefois l'entreprenant jeune homme n'est pas au bout de ses peines, car, aussitôt qu'il veut se montrer galant, s'entame une lutte homérique. Le Lovelace bataille en pure perte et, comme il est fort excité, il ... arrive à conclusion aux environs de la terre promise sans avoir pu y pénétrer.

... par la chaleur en le quelle il estoit ... fist semence sans aulcunement la cognoistre, combien que son intencion feust telle...

Néanmoins la donzelle se fâche et, pendant le répit forcé que lui accorde son partner, elle éclate en reproches; l'autre lui répond qu'il est fixé sur ses mœurs et que, pour une coureuse de sacristie, elle fait bien des manières.

La dicte fille luy deist, après ce qu'il feust descendu, qu'elle se plaindrist de dame Symonne qui ainsi l'avoit vendue. A quoy il depposant luy respondit et remonstra pourquoy elle se plaindroit, car elle ne l'avoit pas vendue, et, d'aultre part, elle avoit servy la maistresse du bourdeaul et avoit esté avec des prebstres.

Enfin, il revient à l'assaut, de telle sorte que cette fille, voyant qu'elle allait succomber, prend un parti héroïque et avoue qu'elle est atteinte de tout ce qu'il y a de plus « gros » en fait de maladies vénériennes.

Et depuis ledict depposant la tint embrassée et aussi fit ladicte fille et, après certain espace de tems pour la seconde fois et en montant sur elle en intencion de la cognoistre charnelment, ladicte fille luy deist qu'elle avoit le GROS MAL, pourquoy luy, tout espardu et ayant horreur du *mal*, ne se travaille plus avant de la cognoistre charnelment, et illeques demeurerent jusques le matin...

Cette déclaration a le don de calmer aussitôt le bouillant jeune homme : aussi abandonne-t-il l'attaque et demeure-t-il coi jusqu'au lendemain matin auprès de sa compagne dès qu'il a des raisons de la croire dangereuse. Le motif invoqué devait être le vrai : sans quoi on ne s'expliquerait pas une pareille résistance de la part d'une *professionnelle*.

Daremberg fait à ce propos quelques réflexions que nous croyons devoir reproduire :

Qu'est-ce que peut-être ce GROS MAL que j'imprime en grosses lettres, ce mal dont le nom épouvante le galant, lui ôte toute vaillance et le met en fuite ; ce mal enfin *qui se gagne*, si ce n'est la *grosse vérole?* Pour ma part, j'ai peu de doutes sur l'identité et je tiens la fille Jacote pour convaincue d'avoir pris la vérole, probablement au « bourdeaul » ; mais en même temps, je lui donnerais presque l'absolution pour s'être montrée moins

ignorante que les médecins de son temps, et avoir sans détours
reconnu qu'elle portait un mal contagieux pris dans l'exercice
de ses fonctions[1].

Ces remarques sont fort justes. Certes, le baragouin
des érudits de l'époque féodale et les dithyrambes
ampoulés des troubadours ne sont pas, en général,
libellés de façon à nous éclairer d'une façon satisfai-
sante. Heureurement que nous tombons de temps en
temps sur le rapport brutal et peu gazé de quelque
greffier du temps : alors nous pouvons le mettre sous
les yeux des incrédules, car si l'orthographe est fantaisiste, du moins les points sont sur les *i*.

L'histoire de l'honnête Jacote — ce genre de probité
est rare — a quelques points de ressemblance avec
celle de la martyre de Pallade[2], que nous avons racon-
tée au chap. X de notre dernière publication[3]. Il est
probable que l'*ulcère fétide* des Grecs du 1er siècle et le
gros mal des Bourguignons du xve avaient d'étroits
liens de parenté, puisque, à 14 siècles d'intervalle, en
évoquant l'un de ces deux noms différents, chacune
des intéressées obtint immédiatement le même résultat
dans une circonstance analogue. Le texte du parchemin
de Dijon démontre suffisamment à lui seul que le *gros
mal* des temps féodaux et l'unique *vérole* qui a traversé
les âges sont une seule et même chose.

Nous allons parler maintenant de la lettre[4] tant de

1. *Union Médicale*; 1868.
2. PATROLOGIE. *Pères grecs*. Tome 34. — La *Patrologie*, ou
collection des œuvres des Pères de l'Eglise, ne comprend pas
moins de 384 volumes, dont 163 en grec et 221 en latin.
3. *La syph. chez les Anciens;* page 173.
4. *Opus epistolarum Petri Martyris...* Lib. I, epist. 68;
Amsterodami (Recueil de lettres de Pierre Martyr... Livre I,
lettre 68; Amsterdam) 1670.

fois citée de *Pierre Martyr*, de Milan, adressée à un
certain Aryas, Portugais de naissance et professeur de
grec à l'Université de Salamanque. Cette lettre ne
prouve pas l'antiquité de la syphilis, mais elle démontre
que l'invasion de la maladie en Europe fut bien antérieure au retour de Christophe Colomb et au siège de
Naples. « Tu m'écris au pied levé sur une affection spéciale de notre époque que les Espagnols appellent *las
bubas;* les Italiens, *mal français*, d'autres, l'*éléphantie*
des médecins, etc., et tu en es atteint... »

In peculiarem te nostræ tempestatis morbum, qui appella-
tione hispana bubarum dicitur (ab Italis morbus gallicus, medicorum elephantiam alii, alii aliter appellant), incidisse præci-
pitem, libero ad me scribis pede...

Suit une description des symptômes les plus marquants de la syphilis : douleurs des jointures, ulcères,
haleine fétide, etc.; et l'auteur termine ainsi sa missive : « Je te plains sincèrement, mon cher Arias, et je
voudrais de bon cœur te savoir bien portant, mais je
n'entends rien du tout au mal qui te terrasse. Adieu. —
Gênes, ce 9 avril 1488. »[1]

... Misereor quidem, Ari amicissime, tuî, cuperemque, te
bene valere, sed minime, quod te prosternas, ignosco.
                    Vale. Gienno, in nonis Aprilis
                            MCCCCLXXXVIII

---

1. Selon certains auteurs, la date serait fausse, et ce serait
« 1498 » qu'il faudrait lire. Soit; comme la valeur de ce document — même reconnu authentique — ne compense pas la
perte du temps qu'il faudrait employer en recherches, nous
accorderons, si l'on y tient absolument, qu'il est antidaté.
L'ample moisson de textes plus probants que nous avons récol-
tée nous permet ce bien léger sacrifice.

Un document analogue prouve aussi que, si la syphilis était, en 1494, une calamité publique répandue officiellement par toute l'Europe, elle avait débuté officieusement, en tant qu'épidémie, dans bien des contrées distantes les unes des autres, et à une date antérieure. « *Deux ans avant* l'arrivée de Charles en Italie, dit J.B. Fulgose [1], il y eut une maladie nouvelle découverte parmi les hommes, appelée de noms différents suivant les pays. »

... biennio antequam Carolus in Italiam veniret, nova œgritudo inter mortales detecta, varie, ut regiones erant, appellata.

C'était donc en 1492 : Christophe Colomb était parti pour l'Amérique, mais il n'en était pas encore revenu [2]. — On sait en outre, par le témoignage d'Infessura, que le pape Alexandre VI, le trop fameux Borgia, écrivit à Charles VIII en avril 1494 pour le détourner de son expédition de Naples, lui donnant pour raison qu'une maladie épidémique désolait l'Italie : c'était une *peste* (la peste inguinale) qu'on attribuait au séjour des Juifs dans ce pays.

Un poète du temps, *Pacificus Maximus,* de Florence, qui composa en 1489 quelques distiques qu'on croirait extraits des Priapées, fait des allusions à la syphilis. Dans le Livre III, se trouve une Ode à Priape qui offre une certaine analogie avec une formule d'ex-voto que nous avons rapportée dans le chapitre XI de notre pre-

1. Milan, 1509. — Bartholomeo Senarega, de Gênes, dit la même chose dans ses *Commentaires* (1488-1514); il fut ambassadeur en 1492 auprès de Charles VIII.

2. Christophe Colomb, parti de Palos (port d'Andalousie) le 3 août 1492, revint en 1493, débarqua le 4 mars à Val-de-Parayso, près de Lisbonne, y resta 9 jours et arriva le 15 à Séville.

mier volume. Là aussi un malheureux vénérien s'adresse au dieu des Jardins pour lui demander de guérir sa verge : c'est le même mal local, avec cette différence que le malade sait qu'il a encore à redouter des accidents généraux, tels que les ophthalmies et la carie des os du nez. « Si tu ne te hâtes de guérir mon membre, hélas ! il va *tomber* tout seul...! N'attends pas que je *perde la vue*, ou que mon *nez, s'en allant par morceaux*, me laisse un visage repoussant,.. Infortuné ! être pourri ! porter dans sa bouche des *ulcères infects...!* Guéris-moi, remets mon pénis dans son état primitif. »

> Tuque meum, si nou properas sanare Priapum,
> Decedet ; heu !...
> Ante meis oculis orbatus priver, vel ante
> Abscissus fœdo nasus ab ore cadat!
>
> . . . .
>
> Me miserum !...
> Ulcera quœ fœdo marcidus ore gerit!
>
> . . . .
>
> Fac valeat, fac sit sanus ut ante fuit.

Dans le Livre X *(De matrona)*, l'auteur reproche à certains individus de se livrer à des rapprochements contre nature. « Voilà pourquoi, s'écrie-t-il, vous avez l'anus irrité, ce qui vous porte à vous écorcher avec vos ongles ; voilà pourquoi le *fic* et la *marisque* envahissent vos misérables fesses ! »

> Inde calet culus, digitisque avellitur, inde
> Ficus habet miseras atque marisca nates.
>
> . . . .

Un document important trouvé dans les papiers officiels d'un notaire de Florence, donne la preuve que, plusieurs années avant l'expédition de Charles VIII, on connaissait différentes formes de maladies contractées dans les rapports sexuels avec les prostituées et capables de se répandre dans une ville à la façon des épidémies. Il s'agit d'une attestation du maire ou fonctionnaire analogue de la ville — enregistrée par un notaire Florentin du XVe siècle, nommé *Raphaël de Cerchi*. Ce texte fait partie des dossiers et actes rangés par ordre chronologique depuis l'an 1400, qui furent trouvés chez l'officier ministériel. Le document en question se trouve consigné sur un registre immédiatement avant une note, sans intérêt pour nous, rédigée en 1491 : il est donc de toute impossibilité que cet acte ait été écrit à une date postérieure. En voici la substance : « Par les présentes, nous, Jo. A., de Florence, etc., attestons que la *courtisane* française réside depuis plus de deux mois déjà dans ladite ville et y exerce continuellement *son métier ;* que ladite ville n'a eu à souffrir depuis d'aucune épidémie ou *maladie* de quelque nature que ce soit, aussi bien les hommes qui l'habitent que, etc. »

Præsentium tenore, nos Jo. A., de Flor., ... attestamur, Francischetam meretricem iam per duos menses et ultra continue in dicta civitate stetit et commoravit artem suam continue faciendo ; et dicta civitas a nulla peste seu morbo gravatur, seu homines in ea habitantes...

Cette attestation offre une grande analogie, dans sa nature, avec un arrêté pris vers la même époque par la municipalité de Venise. Le nouveau document que nous allons rapporter est beaucoup plus explicite que le précédent. Ici, ce n'est plus une simple allusion à la maladie que pouvaient donner les courtisanes : il y a eu des victimes. Le nombre en augmentait sans doute dans des proportions inquiétantes, puisque les magis-

trats de la ville se virent dans l'obligation de pour-
chasser les prostituées clandestines et de les forcer à
loger dans des maisons spéciales où l'on pouvait plus
facilement surveiller leur... santé. Le texte dit positivement qu'elles étaient des foyers d'infection parce
qu'elles acceptaient le premier venu comme client et
transmettaient alors le contage à ceux qui n'avaient
rien. De plus, elles dissimulaient leur état pathologique
— tout comme les dégrafées de notre époque. Au reste,
voici les principales conclusions de cet arrêté qui porte
la date du 21 mars 1490 : « Attendu qu'il est signalé de
divers côtés à notre ministère que les filles galantes
qui habitent dans les différents quartiers de cette ville
sont une *grande source d'infection* à cause des rapports
qu'elles ont, tant avec les gens *contaminés* qu'avec les
autres : car non seulement elles reçoivent chez elles les
hommes atteints du virus contagieux, mais, s'il y a
contagion, elles n'en disent rien pour ne pas être
expulsées des maisons où elles logent, etc. »

Cum ex variis personis officio nostro denunciatum sit quod
meretrices in variis huius urbis locis habitantes, suut maxima
causa infectionis propter conversationem quam ibi faciunt tam
infecti quam alii, quia non solum infestores domi recipiunt,
verum si aliquid est domi clam retinent ne domibus expel-
lantur...

Enfin, dans une satire du moyen-âge, rapportée par
Jourdan[1], il est dit que les mœurs dissolues exposent à
un état malsain et à une maladie contagieuse. Cette
satire qui a été trouvée en Suisse dans un vieux
manuscrit, fut écrite longtemps avant la réformation.
Le titre donne à penser qu'elle est antérieure à l'an 1000,
date que l'on croyait alors devoir être celle de la fin du
monde. Voici la traduction de cette pièce curieuse :

1. *Traité complet des malad. vénér.* ; Paris, 1826.

« *Sur la corruption générale et la ruine imminente du monde.* — L'impudicité est liée à trois suivantes par lesquelles elle s'est répandue dans le monde avec une rapidité stupéfiante. De ces trois conséquences, à peine en est-il une qui ne laisse pas après elle de *stigmate dégoûtant* : je veux parler de l'adultère. Après vient l'*impureté* et enfin la *lèpre contagieuse des sodomites*.

De corruptionne omnium statuum et imminente interritu mundi.

Ternis est libido fæda
Conjuncta pedissequis,
Per quas totum replet mundum
Vaga petulantia,
Quarum trium vix est ullus
Non fædatus macula ;
Scilicet adulterorum ;
Post hunc immundicia ;
Et leprosa sodomorum
Tertiant contagiosa.

Cette *impureté*, d'après le témoignage des auteurs du temps, était un état morbide particulier dans lequel on tombait à la suite de la fréquentation des courtisanes. Guillaume de Salicet et ses successeurs (Gérard, Gordon, Valois de Tarante) nous ont appris que les chancres de la verge se prenaient alors chez la femme *impure* (fœda, immunda). Quant au « contage de nature lépreuse » que l'on récoltait, comme dit le texte, dans les rapports antiphysiques, il est infiniment plus rationnel d'y voir le *ficus* des cinèdes Romains que tout autre chose : faute de quoi l'on dériverait fatalement dans la fantaisie. L'ouvrage d'Astruc en est la meilleure preuve.

Tels sont les documents qui témoignent d'accidents syphilitiques avant l'épidémie de Naples, si célèbre et cependant si mal connue. Aussi, pour nous éclairer sur la nature de ce grand événement médical, allons-nous encore interroger l'histoire.

III

LA SYPHILIS ET LES ÉPIDÉMIES

Les grandes épidémies du moyen-âge comparées à celles de
l'antiquité. — La maladie du dieu Çiva : curieuse thérapeuti-
que. — La *maladie inguinale ;* le *feu sacré :* l'église Notre-
Dame transformée en hôpital de vénériens. — Le culte de
Vénus dans les monastères du xe siècle. — La mort d'Hugues
Capet. — Le *mal des ardens ;* le *mal de feu ;* le *mal de Saint-
Main ;* le *feu de la Bienheureuse Marie*, le *mal sacré* et le
feu Saint-Antoine. — La *mésellerie* ou *lèpre orientale.* —
Part qui revient à la syphilis.

L'histoire des épidémies est basée, pour les premiers
âges, sur des légendes dont l'origine se perd dans la
nuit des temps. Toute maladie épidémique supposant
une certaine agglomération d'individus, ces fléaux ont
dû prendre naissance dans les endroits où il y avait
encombrement, où l'hygiène faisait défaut, et sous
l'influence de certains miasmes telluriques ou animaux.
Les renseignements sont forcément très vagues, car les
principes morbides n'ont pas attendu, avant de se
produire, qu'il ait eu des médecins pour les étudier ou
même seulement des historiens pour en décrire les
effets. Néanmoins, ces événements se sont manifestés
parfois d'une façon si brutale, si effrayante et en même

temps si meurtrière, que les peuples primitifs en ont conservé le souvenir et transmis la relation à leurs descendants. Ayant passé de bouche en bouche pendant des siècles jusqu'à l'époque où l'écriture fut inventée, ces récits revêtirent une forme allégorique en rapport avec la poésie spéciale à chaque peuple.

L'homme ayant été de tous temps avide de merveilleux, les maladies insolites qui attaquaient une nation tout entière étaient toujours regardées comme des effets de la colère divine : c'est ce qui explique pourquoi ces événements médicaux sont si intimement liés à la Fable, c'est-à-dire l'*histoire sainte* des peuples païens de l'antiquité. Aussi, est-ce à la mythologie que nous devons nous adresser tout d'abord pour faire l'historique des grandes épidémies qui frappèrent l'espèce humaine.

Nous avons vu, en étudiant les documents relatifs aux maladies sexuelles des anciens Hindous[1], qu'une grande épidémie de nature vénérienne sévit dans l'Inde à une époque qu'il serait impossible de déterminer à mille ans près. Toutefois, il est permis de supposer que cet événement remonte à l'origine des hommes et a suivi de près les premiers essais de civilisation ; car on sait que l'Inde est le berceau du genre humain. Ceux qui ont lu notre précédent volume se rappellent la légende où les trois membres de la Trinité hindoue jouent le rôle principal. Le dieu Çiva, tout comme le Jupiter des Grecs et des Romains, se permet des galanteries peu goûtées des maris de l'époque. Ceux-ci, moins faciles à endoctriner qu'un certain charpentier juif — canonisé

---

1. F. BURET. *La syph. chez les anciens*, chap. IX, page 124. Paris 1890.

depuis — ont recours à la science cabalistique. Le pauvre Çiva est puni par où il a péché ; mais il dissimule son cas et obtient toujours les mêmes succès, de telle sorte que le mal finit par retomber sur ses auteurs. Grand effroi sur la terre, grand souci dans le paradis hindou. Enfin Brahma et Vishnou, collègues de Çiva, prennent une grande détermination : ils ont recours à l'homœopathie dans le sens étymologique du mot. En effet, après avoir pris la forme de l'appareil génital de la femme, ils reçurent l'organe malade du dieu vert-galant et, disent les Védas, « l'embrasement fut arrêté ». D'après l'un de ces Védas, les maladies vénériennes reconnaitraient pour origine les débordements de la femme de Brahma, mais là n'est pas la question. Le fait intéressant qui se dégage de cette fable religieuse, c'est qu'il y eut certainement, à une époque très reculée, une épidémie de nature vénérienne et dans laquelle la syphilis brillait sans doute au premier plan.

Nous avons montré aussi qu'un fait analogue se produisit chez les Grecs. Priape, fils de Vénus, chassé de Lampsaque par les maris dont il avait séduit les femmes, se vengea en leur envoyant une maladie vénérienne au caractère épidémique. Les Athéniens furent punis de la même façon par Bacchus, père de Priape, pour n'avoir pas reçu les images du dieu avec tous les honneurs qui leur étaient dus.

En abordant les documents écrits par les témoins oculaires des faits mémorables de l'antiquité, nous remarquons surtout la *6ᵉ Plaie d'Egypte* (vers 1410 av. J.-C.) caractérisée par certaines pustules qui pouvaient bien être de nature vénérienne, et la *plaie de Baal Péor* (1451 av. J.-C.) dont nous avons démontré ailleurs[1] le caractère syphilitique. Viennent ensuite la peste d'Athènes[2] (ve siècle av. J.-C.) à propos de laquelle Thucydide et Lucrèce signalent des accidents terribles du côté des organes de la génération ; puis une épidémie passagère relatée par Hippocrate, dans le cours du même siècle, et où des accidents semblables sont décrits avec plus de détails. Plus tard encore, l'épidémie[3] manifestement vénérienne qui suivit le retour de Manlius à Rome (183 av. J.-C.), et enfin une épidémie de même genre, un siècle plus tard. Pline l'Ancien en a décrit les symptômes sous les noms de *lichen* et de *mentagre* (an 80 av. J.-C.)

Tous ces épisodes ont été étudiés en détail dans notre précédente publication : nous n'avons donc pas à nous y arrêter. Nous allons voir maintenant que les épidémies du moyen-âge, dotées des noms les plus divers, se sont manifestées de la même façon, ont également étonné les populations par leurs caractères insolites pour celles-ci, et ont en réalité présenté les mêmes phénomènes généraux sans différer beaucoup par les symptômes particuliers.

Il faut arriver jusqu'à l'an 542 de notre ère pour

1. *Loc. cit.* chap. VIII, page 100.

2. Dans notre premier volume, nous avons cité les passages de Thucydide et de Lucrèce, relatifs à la peste d'Athènes, et nous avons dit que certaines descriptions pouvaient se rapporter à des accidents tertiaires. Ce n'était là qu'une simple hypothèse de notre part, car si quelques-uns des malades d'alors ont pu présenter des accidents vénériens, syphilitiques et autres — ce qui est probable — il n'en reste pas moins démontré aujourd'hui que cette peste a été surtout une épidémie de typhus.

3. « Pestem perniciemque », dit le poète Lucilius. V. le le chap. XI de notre 1er volume, à la page 178.

trouver une description d'épidémie vénérienne ayant
mérité une dénomination spéciale. A cette époque, la
débauche antiphysique régnait dans toute l'Europe.
Alors éclata cette épidémie que nous avons décrite
précédemment sous le nom de *maladie inguinale*[1]. Nous
avons vu qu'elle fut encore signalée à plusieurs
reprises, et notamment au XIIIe et au XVe siècle. Dans
cette épidémie surtout vénérienne, l'ulcère phagédé-
nique avec ses bubons suppurés et disséquants devait
être la note dominante ; et quand la syphilis — qui
n'est rien en comparaison de ces accidents locaux —
se doublait de chancres serpigineux envahissant les
aines, nous laissons à penser dans quel état devaient
se trouver les malades ! On ne s'étonne plus alors en
apprenant que la plupart d'entre eux succombaient.
Les populations, absolument atterrées, ne remarquèrent que le symptôme principal, l'adénite, et négligè-
rent les autres détails.

Après une accalmie de quatre siècles, la maladie reparut encore sous la forme épidémique. Mais il est probable que les manifestations générales l'emportèrent
alors en intensité sur les accidents locaux, car on
donna à ce mal le nom de *feu sacré*. Peut-être aussi
fut-il mieux observé. Ce fut après l'invasion des Nor-
mands, vers 945 : même tableau qu'au VIe siècle, même
épouvante, même impuissance des médecins. Comme
autrefois les Romains, les Français d'alors essayèrent
les invocations à la divinité : les hommes passent, les
religions changent, la superstition reste ! C'est pour-

1. Selon Procope, historien grec né à Césarée en 500, elle
partit de Constantinople et ravagea la Syrie, les Gaules et
l'Espagne. — Elle serait venue de l'Ethiopie, si nous en
croyons Desruelles *(Traité pratiq. des malad. vén. ; Paris 1836).*

quoi, en raison des modifications qu'avait subies le culte, la Vierge remplaça Isis, ainsi que le témoigne ce passage de Sauval :

Comme les remèdes ne servoient de rien, on eut recours à la Vierge, dans l'église Nostre-Dame, qui servit d'hospital dans cette occasion.

Le grand Pastoral de Notre-Dame confirme le fait, car on y trouve une charte capitulaire de 1248 relative aux lampes dont on se servait pour l'éclairage, et dans laquelle il est dit positivement que c'était « dans cette église que les malades et ceux qui étaient atteints du mal appelé *feu sacré* venaient ordinairement chercher un asile. »

... ubi infirmi et morbo, qui ignis sacer vocatur, in ecclesiâ laborantes consueverunt reponi.

Ce mal s'adressait surtout au sexe masculin, ce qui s'explique par les habitudes de pédérastie des hordes envahissantes de cette époque. Ajoutons aussi que les habitants des pays envahis, autorisés, comme nous l'avons dit, par l'exemple des religieux, étaient loin d'être des petits saints. Nous n'en voulons comme preuve que ce passage édifiant de Dufour [1] que nous livrons aux méditations de nos lecteurs :

La corruption la plus honteuse avait pénétré dans les couvents dès les temps mérovingiens. En 742, Saint-Boniface, évêque de Mayence, écrivait au pape Zacharie :... *J'ai trouvé* « *parmi ceux qu'on appelle diacres, des hommes habitués dès* « *l'enfance à la débauche, à l'adultère, aux vices les plus* « *infâmes...; ils ont toute la nuit dans leur lit quatre ou cinq*

---

1. *Hist. de la prostitution.*

« concubines et même davantage ⁱ. Ce n'est point ici le lieu de
mettre en évidence les vices grossiers des gens d'Eglise ² qui se
croyaient tout permis parce qu'ils avaient entre les mains le
droit d'absoudre les pécheurs ; nous n'essaierons pas de pénétrer dans les archives des couvents et de relever la longue liste
de ceux qui furent réformés, excommuniés, supprimés à cause
des monstrueux débordements de leurs hôtes : il suffit de dire
qu'on ne trouverait peut-être pas une abbaye célèbre où les
mœurs claustrales n'aient pas éprouvé à plusieurs reprises la
contagion de l'impudicité. Pour citer quelques exemples entre
mille du même genre, les moines de Moyen-Moutier et de
Senones, en Lorraine, menaient une existence si épouvantable,
au xᵉ siècle, qu'ils furent expulsés par ordre de l'empereur
d'Allemagne ; mais les successeurs qu'on leur donna ne firent
que les surpasser dans la science du libertinage.

Et voilà les êtres qui faisaient brûler leurs semblables pour une question de dogme ou une côtelette man-
gée le vendredi ! Mais la cupidité, au moins autant que
le fanatisme, servait à stimuler le zèle des énergumè-
nes de l'époque féodale ; car il ne faut pas oublier que
les biens de l'hérétique appliqué à la torture étaient

1. Pour ceux qui, malgré ces témoignages, « préféreraient
en douter », comme me le dit un jour un dévôt à bout
d'arguments, nous donnons le texte latin des principaux
passages de la lettre de l'évêque Boniface : « ... Inveni inter
illos diaconos quos nominant, qui a pueritiâ semper in stupris,
semper in adulteriis et in omnibus semper spurcitiis viam
ducentes...; concubinas quatuor, vel quinque, vel plures
noctu in lecto habentes... » *(Act. SS. ord. L. Bened., t. II, p. 54)*
— A la *Société d'Anthropologie* (séance du 18 décembre 1890),
M. Vinson, répondant à M. Fauvelle dans une discussion sur
la diminution de la natalité en France, lui a dit en propres
termes : « Le clergé n'a jamais brillé par la chasteté, au point
qu'à certaines époques, il a fallu lui imposer des concubines
pour éviter des abus plus graves. » A notre humble avis, le
mariage eût été préférable et surtout moins scandaleux.

2. La pédérastie, qui avait atteint son apogée aux temps de
la décadence romaine, refleurit au moyen-âge à l'approche de

confisqués au profit de l'Église. Les chroniques du temps nous apprennent des choses encore plus horribles. Question de religion à part, les victimes étaient quelquefois des malheureuses qui n'avaient pas voulu céder à un désir lubrique de moines débauchés. Alors ces brutes sensuelles, lasses d'orgies, venaient, dans l'espoir de sensations nouvelles, contempler ces corps nus de femmes se tordant sous la pince rougie du tourmenteur !

Le *feu sacré* ou *mal sacré* reparut en 994. Il avait couvé près de cinquante ans pour se manifester encore sous la forme épidémique, suivant de près une recrudescence dans la débauche des populations européennes. Il fut tout aussi meurtrier qu'à sa première apparition ; et les chroniqueurs rapportent que le roi de France, Hugues Capet, y succomba lui-même, victime des soins qu'il apporta aux malades. Cette affection terrible, contre laquelle l'art ne pouvait lutter parce que le vice lui disputait toujours le terrain, fut nommée *mal sacré* par antithèse ; car, dit le livre *De l'Excellence de Sainte Geneviève*, « dans le système de la formation des noms, on impose souvent à une chose le nom qui veut dire le contraire de ce qu'elle comporte : voilà

l'an 1000 et vers la fin du xvᵉ siècle. Elle arrivait naturellement d'Italie d'où nous vint également la croyance aux *incubes* et aux *succubes* imaginée, comme le dit Garnier, pour les besoins de la cause. « Princes, reines et papes, ajoute cet auteur, remplirent le monde de leurs impudicités. Sixte IV, d'une famille de sodomites, alla jusqu'à justifier cette ignominie en l'autorisant pendant 3 mois de l'année par un bref infâme. Léon X se distingua aussi de la sorte. » Le pape Sixte IV (1471), aussi pratique que débauché, mit aussi un impôt sur les courtisanes.

pourquoi les médecins appellent *feu sacré* le mal de feu [1]. »

... morbus igneus, quem physici sacrum ignem appellant eâ nominum institutione, quâ nomen unius contrarii alterius significationem sortitur.

Mais ce n'était guère à la médecine qu'on avait recours pour enrayer le fléau ; c'était plutôt aux prières publiques, aux jeûnes et aux pénitences qui limitaient la contagion en mettant un frein à la débauche. Car pendant ces longues crises de la santé publique, les maisons de filles étaient fermées ; les femmes de mauvaise vie devaient suspendre le trafic de leur personne sous peine de punitions terribles, ou bien on chassait ou l'on enfermait les filles suspectes jusqu'à la fin de l'épidémie.

Puis on débaptisa le mal sacré pour l'appeler *mal des ardens* (de *ardere*, brûler), que les gens du peuple nommèrent par la suite *mal de Saint-Main* et *feu Saint-Antoine* parce que, entre autres raisons, ces deux saints, bien et dûment invoqués, auraient eu l'honneur de guérir ou de soulager quelques malades. D'ailleurs, une imprécation ordurière du temps, conservée par la populace jusqu'au xvie siècle, prouve bien que le mal des ardens ou feu Saint-Antoine était d'origine vénérienne, puisque le siège de la maladie y est désigné. La

---

1. Dans le traité de Pathologie interne de Grisolle, on trouve comme synonyme de la scarlatine : *ignis sacer.* Il ne faudrait pas partir de là pour conclure à l'identité des deux affections, car, si le « feu sacré » avait été simplement de nature exanthématique, le chroniqueur n'aurait pas fait remarquer que le mot *sacré* était employé là d'une façon pour ainsi dire ironique. En effet, le contraire de *maladie sainte* ne peut être que *mal qu'on a honte d'avouer*, c'est-à-dire *mal vénérien.*

phrase se trouve tout au long dans Rabelais [1] : « Que le feu Sainct Antoine arde le *boyau culier* de l'orfebvre qui...! » Rappelons-nous que c'est surtout à la région anale qu'on rencontre les syphilides dites *plaques muqueuses*. Une autre phrase démontre que le mal se manifestait également sur d'autres parties du corps :

.... prenoit son passe-temps à voir la bonne grâce qu'ils avoient en fuyant, pensants que le feu sainct Antoine les tinst *aux jambes* [2].

« Que le feu Saint-Antoine les arde! » dit encore Scarron [3] à la fin du XVII° siècle.

On nous objectera que Rabelais, qui parle si facilement du *feu Saint-Antoine*, connaissait très bien la *vérole*, et que cependant il n'a jamais dit que les deux affections fussent identiques ; il aurait dû le faire, ajoutera-t-on, ou alors n'employer qu'un seul de ces deux termes. Nous répondrons que Rabelais écrivait pour ses contemporains, lesquels savaient à quoi s'en tenir, et que le mot *vérole* devait se rapporter à la maladie en général, et le *feu Saint-Antoine* à certains phénomènes locaux. C'est ainsi que, de nos jours, on dit encore *colique des peintres* ou *intoxication saturnine*; *gravelle,*

---

1. *Gargant.*; L. I, chap. 13.
2. *Pantagruel*; L. II, ch. 16. — Dans ce même chapitre, il est fait mention d'une farce de Panurge à un cordelier qui disait la messe de la Cour. En l'aidant à se vêtir, il avait attaché ensemble l'aube et la chemise du frater. Celui-ci, en voulant retirer son aube, après l'*Ite missa est*, laissa voir à nu une région postérieure qu'on tient généralement cachée. Alors un courtisan de s'écrier : « Et quoi, ce beau père nous veult ici faire l'offrande et baiser son c..? *le feu sainct Antoine le baise*! » Là encore, l'anus est désigné comme siège principal de cette affection.
3. *Roman comique*; chap. II.

goutte, etc., sans oublier la *diathèse urique ; croup* au lieu de *laryngite dipthéritique*, etc. Le spirituel curé de Meudon a donc pu tantôt vouer gaîment au *feu Saint-Antoine* tous ceux qui ne pensaient pas comme lui, tantôt chanter les louanges des « verollez trez pretieulz », sans qu'aucun de ses contemporains, jusques et y compris François Ier — et pour cause — ne se soit trompé sur la valeur médicale de ces différentes expressions.

Il y eut encore plusieurs recrudescences de cette maladie, notamment en 1043, en 1089, en 1130 sous Louis VI dit le Gros, et en 1374 : on l'appelait aussi *feu sacré* ou *feu des ardens*. Comme on peut le voir, toutes ces dénominations se ressemblent, ce qui n'a rien de bien surprenant puisqu'elles servirent pendant des siècles à désigner une seule et même chose. Aujourd'hui, d'ailleurs, on traite encore la syphilis de *mal sacré*, mais en plaçant toutefois l'adjectif avant le substantif.

Tels étaient les renseignements que nous avions pu trouver jusqu'en 1890 sur ces affections de nature vénérienne, considérées pendant tout le moyen-âge comme des épidémies et affublées des noms les plus bizarres. Depuis deux ans, nous n'avons rencontré, sur ce sujet, aucun document complémentaire valant la peine d'être signalé. Toutefois nous devions, avant de donner le manuscrit à l'imprimeur, éprouver la double satisfaction non seulement de pouvoir ajouter de nouveaux textes à ceux que nous avons cités, mais encore de voir notre conviction partagée par un praticien extrêmement compétent. Ce praticien est notre distingué confrère le Dr J. Eraud, de Lyon, qui nous a fait parvenir son intéressante étude sur *La maladie dite « feu*

Saint-Antoine », parue dans le « Lyon médical[1] ».

Là, nous avons trouvé, avec de précieuses indications bibliographiques, des citations grecques et latines très suggestives que l'auteur n'a pas traduites : il est vrai que son opuscule n'est destiné qu'aux médecins. Mais, comme nous avons pris l'habitude d'expliquer et d'argumenter tous nos documents, force nous est de continuer : nos confrères nous pardonneront de les avoir privés, dans notre travail, du plaisir d'interpréter eux-mêmes le sens de ces textes curieux.

Le Dr Eraud nous apprend qu'il existe, dans le département de l'Isère, un village du nom de Saint-Antoine. Celui-ci doit sa dénomination au voisinage d'une ancienne abbaye dont les ruines existent encore, et qui fut fondée vers l'an 1080. Selon la tradition, l'église de l'endroit posséderait les reliques de Saint-Antoine, rapportées de la Judée au moment des Croisades par un certain prince Jocelyn. Il s'établit là un ordre de moines qui, sous le nom d'*Antonins*, donnèrent pendant 600 ans leurs soins aux malades en général et s'appliquèrent surtout au traitement du mal terrible désigné au moyen-âge sous le vocable : *Feu Saint-Antoine.*

Evidemment, le mal a tiré son nom de l'hôpital ou plutôt de l'abbaye où il était soigné d'une façon plus empirique que médicale. Il en résulte que les hommes de science de la période féodale sont peut-être les seuls qui n'en aient point parlé, tout au moins sous cette désignation. Aussi, comme le fait très justement remarquer le Dr Eraud, « il ne faut pas beaucoup compter sur les descriptions des écrivains de cette lointaine époque, car soit par ignorance, soit par manque d'observation,

1. Nos des 31 juillet et 7 août 1892.

et surtout l'imagination aidant, ils s'attachent avant tout à exprimer les angoisses, les douleurs, les craintes éprouvées par les patients, mais en négligeant presque complètement les symptômes locaux. »

On voit des auteurs appeler cette maladie *ignis occultus* (feu caché); les descriptions sont toujours les mêmes, subjectives, mais peu scientifiques : les termes *peste, lèpre, feu sacré, mal des ardens*, reviennent à chaque instant et se rapportent aux mêmes symptômes. Un certain Jean Boucher avait déjà, au XVIIᵉ siècle, soupçonné le lien de parenté qui unissait à la syphilis ces manifestations morbides si diversement dénommées. Du moins, c'est ce que nous apprend le jésuite Théophile Raynaud, de Lyon, qui écrivait en 1662 : « Jean Boucher, après avoir déclaré que ce *feu sacré* lui était totalement inconnu, suppose que c'était l'affection appelée par les Français *mal de Naples*, et par les Italiens *mal français*, etc. »

Joannes Boucherus, hunc ignem sacrum plane sibi ignotum professus, conjectat esse quem Galli neapolitanam luem vocant, Itali Gallicam... [1]

Il ajoute plus loin qu'il ne s'agit pas des flammes de l'Enfer, mais bien de « ce *feu sacré* dont l'apparition sur la terre est due la plupart du temps aux mauvais Anges, et c'est pourquoi on le nomme *feu infernal*. »

..... hoc igne sacro, cujus immissio est plerumque per Angelos malos, et idcirco dicitur ignis infernalis.

Raynaud l'appelle aussi *feu de la concupiscence charnelle* (ignem concupiscentiœ carnalis), ce qui prouve

---

1. Theophilus   Raynaudus.   *Hagiologium*... ;   Lugduni M.DC.LXII.

bien l'origine galante de cette affection. Quant aux symptômes, il ne faut pas en demander une étude sérieuse ; à peine trouve-t-on quelques phrases se rapportant aux signes généraux les plus marquants : la douleur, les pertes de substance, la corruption et l'odeur fétide des plaies (*ex putræ carnis fœtore*), quelquefois la cachexie et la mort. Puis c'est une diatribe contre la luxure, cause première de ces maux, et l'ouvrage se termine sans un détail précis qui puisse témoigner de la moindre observation clinique. Au reste, nous avons fait les mêmes remarques relativement aux ouvrages de l'antiquité[1], si l'on s'en souvient, et notamment à propos de la Bible.

Au moyen-âge — tout comme dans l'antiquité — chaque fois que les chroniqueurs parlent de l'épidémie en cours, quel que soit le nom qu'ils lui donnent, ils s'accordent à constater que le mal s'attaque à tous, sans distinction d'âge ni de sexe, et peut siéger dans les endroits du corps les plus divers. Témoin le texte suivant, intitulé FEU DIVIN, FEU SACRÉ : « La même année (1129), la plaie du *Feu Divin* envahit d'une façon étonnante Chartres, Paris, Soissons, et beaucoup d'autres lieux ; mais ce qui est plus étonnant encore, c'est qu'il fut éteint par Sainte Marie, Mère de Dieu. Car les jeunes gens, les vieillards et les enfants, même les tendres vierges, étaient atteints, soit aux pieds, soit aux mains, soit aux seins, et, ce qui est plus grave, aux joues : néanmoins ils furent guéris rapidement ».

Ignis divinus, ignis sacer. — Eodem anno plaga Ignis Divini Carnotum, Parisius, Suessionem.... et alia multa loca mirabiliter perdavit, sed mirabilius per S. Dei genitricem Mariam

1. *La syph. ch. les Anciens ;* Paris 1890.

extinguitur. Juvenes etenim, senes cum junioribus, virgines etiam teneræ in pedibus, in manibus, in mamillis, et quod gravius est in genis exuruntur, et celeritur extinguntur [1].

D'autres fois, ainsi qu'il est consigné dans les archives royales, c'est le bras qui est le siège du mal et il s'agit probablement d'une gomme ulcérée ; mais le traitement est bien radical :

Le feu Sainct-Anthoyne et Saint-Andrieu se prist en son braz et pour ce lui fut copé [2].

Le titre portait : *Le mal de Saint Andrieu qui est aussi celui de Saint Antoine.* Un autre manuscrit, intitulé *Mal de Sainte Geneviève ou Feu sacré*, désigne la jambe et démontre qu'à Isis et Priape furent substitués, comme patrons des vénériens, un nombre respectable de saints et de saintes.

Icelle Jehanne qui estoit malade en sa jambe du mal que l'on dict de Saincte-Geneviève et de Sainct-Anthoine, etc. [3].

Il s'agit donc toujours du même virus, quel que soit le nom que la fantaisie ou les circonstances lui avaient fait donner.

Puis les centres d'élection du mal sont désignés d'une façon plus précise. C'est ainsi qu'on peut lire dans les mêmes archives: « *Feu de la Bienheureuse Marie, sorte de maladie qui sévit avec violence sous le règne de Jean, roi de France.*— Ledit Persil avait le *Feu de la Bienheureuse Marie* à la *langue* et dans la *gorge*...; il mourut du *feu* susdit ».

1. *Chronicon Andrense.* T. IX, Spiceleg. Acher.

2. *Morbus S. Andreæ qui et S. Antonii.* Lit. remiss., ann. 1346, in reg. 75, chartoph. reg., ch. 423.

3. *Morbus S. Genevofæ, Sacer ignis.* Lit. remiss., ann. 1411, in reg. 166, chartoph. reg., ch. 85.

Ignis B. Mariæ. Morbi genus qui sub Joanne Franc. rege desœviit. — Dictus Persil habebat Ignem Beatæ Mariæ in linguâ suâ et gutture suo... ; ex igne predicto expiravit [1].

Voici venir les ulcérations du nez et des lèvres ; la patiente en est quitte pour une chandelle à la Vierge ; toutefois la cicatrice persiste : « Une femme qui était atteinte du *feu sacré* au *nez* et aux *lèvres* s'en fut à l'église de la Bienheureuse Marie de Soissons et offrit un cierge fort dévotement : le *feu* fut éteint, mais elle conserva une difformité *honteuse* qu'elle cachait sous un linge humide. »

Cùm quedam mulier, habens in naso et labiis ignem sacrum venisset ad ecclesiam Beatœ Mariœ Suessionensis, offerens devote candelam, extinctus est ignis ille, sed remansit deformitatis verecundia, que sub panno humido occultabatur [2].

Il est évident que nos adversaires pourront toujours dire qu'il s'agissait là d'un cas de lupus ou de cancer : mais pourquoi pas une syphilis tertiaire précoce ? A-t-on jamais vu la honte *(vercundia)* s'attacher aux lésions du lupus vorax ou du carcinome ulcéré ? la luxure *(concupiscentia carnalis)*, la sodomie, etc., jouent-elles un rôle dans la genèse des scrofulides, des épithéliomas ou des ulcères lupeux ? Sans compter que la cicatrisation, dans ces divers processus morbides, ne se produit guère spontanément ; tandis que la guérison miraculeuse précitée obtenue sous le règne de Jean II, dit le Bon (1450-1364), et relatée par les chroniqueurs, est plutôt conforme à la marche habituelle des accidents syphilitiques.

1. *Registrum cartophylacii regii* (Registre des Archives Royales), n° 81, sign. 13.

2. Et. de Bourbon. *Anecdotes, histoires et apologues.*

Au fur et à mesure que les textes se succèdent, on voit se préciser de plus en plus les points que la syphilis touche de préférence. Après la langue, la gorge, les mains et les pieds, les narines et l'orifice buccale, ce sont les organes génitaux et surtout la région anale. Dans Du Cange, à propos de ce « feu », reviennent à chaque instant les mots *infernum* (infernal, d'une région inférieure), *anus*, *podex* (fondement), etc.; et, dans un manuscrit fort ancien, on trouve la phrase suivante : « Voilà pourquoi le Seigneur frappe souvent le sodomite aux organes génitaux et lui envoie ce *feu* qu'on appelle *infernal* ou de *Saint-Antoine*, et dont la guérison a lieu par miracle. »

Quare hac... sodomiticum percutit Dominus sepe in membris genitalibus illo igne qui dicitur inferni vel sancti antonii cujus cura miraculosa est[1].

Nous citerons pour finir un passage des *Chroniques* de Monstrelet, où il est dit que le roi Henri V d'Angleterre, le vainqueur d'Azincourt, mourut en 1422 d'une affection localisée à la marge de l'anus, et que cet incendie, arsure, mal sacré, mal des ardents ou tout ce qu'on voudra, était le *feu Saint-Antoine*, selon l'expression en cours à cette époque.

Et comme il fut assez véritablement sceu, la principalle maladie dont ledict roy alla de vie à mort, luy vint par *feu* qui luy print par dessoubs *au fondement*, assez semblable à ce que l'on dict estre la maladie Sainct-Anthoine [2].

Le Dr Eraud consacre la moitié de son opuscule, c'est-à-dire sept pages, à démontrer que le compagnon

---

1. Et. de Bourbon. *De septem donis spiritus sancti* (Des sept présents de l'Esprit-Saint), f. 518. mss fonds latins no 15,970.

2. Enguerrand de Monstrelet. *Chroniques;* Paris 1595. Vol. I, ch. LXV, fo 325.

inséparable de Saint-Antoine, le petit *porte-veine*, n'est autre chose qu'une image de la fameuse tentation dont le saint fut l'objet. Le *cochon* devait, par suite, rappeler l'idée de la maladie soignée chez les *Antonins*, puisque cet animal était le symbole de l'organe tentateur dont l'Être suprême, par une de ces ironies dont le but nous échappe, a fait un foyer d'infection en même temps qu'un foyer de volupté. Un foyer ne peut engendrer qu'un *feu*, moral ou physique : comme on l'a vu, le plus souvent c'étaient les deux, l'un suivant l'autre.

Les recherches de notre collègue, relativement au petit goret légendaire, sont fort curieuses, mais elles ne nous apprennent rien de plus pour l'histoire de la syphilis. Nous nous bornerons donc à dire que, chez les Grecs et chez les Romains, les mots χοῖρος et *porcus* signifiaient également *pourceau* et *parties génitales externes de la femme;* quelquefois, et par extension, *virginité.*

En résumé, la vulve ou siège de la luxure était représentée chez les anciens par l'animal qui constitue aujourd'hui le fonds de magasin des charcutiers. Les Grecs avaient même le verbe χοιροπωλεῖν qui voulait dire à la fois *vendre des cochons* et *se prostituer.* On devine à quelles plaisanteries plus ou moins délicates pouvait donner lieu le double sens de ces mots : on trouve par exemple, dans certaines pièces d'Aristophane [1], quelques calembours dont le mot χοῖρος fait naturellement tous les frais. Dans l'église de Neuvage, si nous en croyons M. Guigue [2], la

---

1. Cf. Aristophane. *Les Acharniens*, v. 781 et suiv.

2. Ch. Guigue. *Légende du grand Saint-Antoine.* Introduction ; 1889.

luxure serait représentée par une femme montée sur un porc et à demi-couchée. Dans l'église de Notre-Dame-du-Bourg, à Digne, se trouve une autre fresque qui nous montre une femme à califourchon sur une truie ; au-dessous on lit une inscription en provençal, dont le sens est facile à saisir : « Parce que je me suis adonnée à la luxure, la truie m'emporte en Enfer ».

> Quar a luxurie me soy donea
> En infer me porta la troya[1].

Donc toujours des images, mais rien de précis. Comme le dit notre confrère Eraud, « la thérapeutique de cette époque ne peut fournir aucun signe révélateur ; elle était trop uniforme et trop souvent nulle pour qu'on en puisse tirer quelque éclaircissement sérieux. Du reste, à Saint-Antoine comme partout ailleurs, lépreux, pestiférés et autres se trouvaient pêle-mêle réunis et confondus, la médecine empirique du temps ne pouvant rien le plus souvent, soit par ignorance, soit par impuissance matérielle ». Néanmoins, comme l'intervention de *Satan*, la *concupiscence*, les invocations à la *Vierge*, à *Antoine* et autres saints, se trouvent sans cesse en rapport avec diverses lésions plus spécialement localisées à la bouche, à l'anus et aux régions sexuelles, et que ces lésions portent des noms, multiples il est vrai, mais impliquant toujours l'idée d'ulcère, de plaie virulente, de chancre rongeur (feu dévorant, feu infernal, mal des ardents, feu sacré), il n'est pas trop téméraire, ce nous semble, d'y voir l'antique et éternelle *vérole*.

Au reste, un tableau curieux du Musée de Colmar

1. J. Roman. *Tableau des vertus et des vices ; mémoire des antiquaires de France ;* t. XLI, p. 25.

(Alsace), vient témoigner en faveur de cette hypothèse. Il s'agit d'une toile datant de la fin du xve siècle, et due au pinceau de Mathias Grünewald : l'auteur, ayant voulu représenter la fameuse tentation de saint Antoine, a surtout figuré la scène classique du cauchemar, où les suppôts de l'Enfer persécutent le pauvre saint. Or l'un des personnages, nous a assuré notre excellent confrère le Dr Larger — natif de Colmar et actuellement à Maisons-Laffitte — est porteur de gommes syphilitiques à toutes les phases de leur évolution, et *tellement typiques qu'on les croirait peintes d'après nature*. Grünewald a certainement fait poser, pour son tableau, un malade atteint du *feu Saint-Antoine* : pour nous, cela ne fait pas l'ombre d'un doute.

Le xie siècle est marqué par un événement médical important, l'apparition de la *lèpre*[1] sous la forme épidémique.

Au retour des Croisades, toutes les hordes indisciplinées de *truands* qui grouillaient dans les camps avec leurs *ribaudes*, n'avaient pas manqué, en Palestine, de se livrer à des excès de tous genres. De sorte que tous les Croisés — tous ou peu s'en faut — rapportèrent la lèpre orientale ou *mésellerie*.[2] Aussitôt, on prit les mesures les plus sévères pour empêcher les lépreux de vivre parmi les gens sains. Alors on vit l'Europe se

---

1. A vrai dire, la lèpre existait en Europe depuis longtemps déjà à l'état endémique : la loi de Rotharis, roi des Lombards, en fait foi. Cette loi, édictée en 630, de même que la capitulaire due à Charlemagne (789), défendait aux lépreux de fréquenter les gens sains. Dans ce même siècle (viiie), Nicolais, abbé de Corbie, fit construire une léproserie, ce qui démontre bien que les lépreux étaient déjà nombreux à cette époque.

2. La lèpre fut appelée aussi *ladrerie, maladrerie, éléphantie, léphantie*, etc.

couvrir de ces établissements dits *léproseries* où l'on enfermait les malades les plus atteints. Dès qu'un lépreux était signalé, disent les chroniques, on l'amenait à l'église, où l'on récitait l'office des trépassés. Le patient était déclaré mort civilement : il ne devait plus communiquer avec les personnes saines. On lui désignait sa *borde* (hutte ou cellule) dont il ne pouvait sortir sans agiter une crécelle, pour qu'on pût s'enfuir à son approche.[1] Car la lèpre avait ses degrés et n'était même pas toujours apparente. Certains lépreux étaient mariés : mais leur race gangrenée ne tardait pas à s'éteindre faute de soins. Quelques-uns des moins contaminés, ceux surtout dont le mal ne se voyait pas au dehors, propageaient le principe morbide.

D'après ces renseignements, il est facile de voir que la lèpre du moyen-âge différait sensiblement de celle que nous pouvons étudier de nos jours. La première était contagieuse au premier chef : les précautions prises en font foi ; tandis qu'on discute encore sur la question de savoir si la seconde est transmissible par le contact. Nous avons déjà examiné ce point litigieux, nous n'y reviendrons pas. Mais nous répétons que tout nous autorise à affirmer que le vocable *lèpre* servait à désigner, au moyen-âge, une foule d'affections parmi lesquelles était certainement la lèpre véritable, mais principalement les affections contagieuses de l'appareil sexuel. La preuve en est fournie par les ouvrages des

1. Toutefois le signal d'avertissement variait selon les régions. C'est ainsi qu'à Lille, les lépreux devaient sonner vingt fois de la corne ; à Caen, ils portaient une clochette « faicte d'airain et en frappoient dix fois chaque cent pas » ; à Arles, « ils chantoient en haulte gueule le psaulme *De Profundis* ».

médecins de l'époque, ceux, par exemple, de Roger Bacon (XIIe siècle), de Théodoric (1250), de Gordon (1300), de Jean de Gaddesden (1320), etc. Nous avons rapporté, dans notre Chap. I, un passage de la *Rose anglaise* qui ne laisse aucun doute à cet égard ; et, quand nous étudierons les auteurs des XVe et XVIe siècles, nous verrons aussi, chez ceux qui furent contemporains de l'épidémie de Naples, le terme *lèpre* employé pour désigner les accidents vénériens.

Puis ce mot tomba en désuétude pour une raison fort simple, la disparition presque totale des soi-disant lépreux. Après l'épidémie, le mal vénérien ayant été étudié et classé, le résultat immédiat fut un grand événement qui ne pouvait manquer de frapper tous les observateurs : les DIX-NEUF MILLE léproseries de l'Europe tombèrent en ruines, *faute de malades*, et... les syphilitiques coururent le monde !

IV

L'ÉPIDÉMIE DE NAPLES

La grande épidémie du xvᵉ siècle ou le « quatre-vingt-treize
de la vérole ». — Etat sanitaire ou constitution médicale de
l'Europe à cette époque. — La date exacte du fléau d'après
les médecins et historiens du temps. — Identité évidente de
la lèpre du moyen-âge avec la syphilis. — La véritable
nature de l'épidémie de Naples ; pourquoi elle reçut ce nom ;
sa marche et sa durée. — Apogée et fin de l'épidémie : la
syphilis se dégage du chaos pathologique. — Un mot de
Ricord.

Quand on a passé en revue, comme nous venons de
le faire, la plupart des épidémies de l'antiquité, il est
permis de se demander si les maladies vénériennes se
sont toujours présentées sous les mêmes formes. On
peut très bien admettre, il nous semble, sans être pour
cela taxé d'hérésie, que ces affections aient pu subir
une foule de métamorphoses — toutefois plus apparentes que réelles — et ce, en raison des diverses conditions locales atmosphériques qui se sont produites avec
la suite des siècles. La maladie syphilitique, en tant
qu'affection générale telle que nous la connaissons
aujourd'hui, avec ses trois périodes, a toujours été la
même ; mais les manifestations successives, surtout

les plaies génitales, ont dû présenter des variations
d'intensité, d'aspect, de forme, etc., selon les tempéra-
ments, les constitutions médicales des nations et des
époques, ou les vices rédhibitoires de chacun. « Ce
hideux fléau, dit Dufour, que la science, après trois
siècles et demie d'études approfondies, considère toujours comme un protée insaisissable, n'avait pas,
avant l'année 1493 ou 1496, les caractères effrayants
et surtout le virus propagateur qu'on observa pour la
première fois à cette époque où les cas d'exception
devinrent des cas généraux. »

En d'autres termes, les horribles plaies génitales,
qui sont rarissimes de nos jours, étaient alors très
fréquentes. On ne se serait même pas plus inquiété de
la syphilis que de toute autre maladie à évolution lente,
si une foule de circonstances imprévues n'étaient
venues, à ce moment-là, concourir à sa propagation;
car il est bien certain que le mal vénérien avait toujours existé à l'état chronique chez des individus isolés.
La prostitution en étant le foyer le plus actif, les
débauchés, au moyen-âge, étaient à peu près les seuls
contaminés ; de sorte que le fléau restait forcément
circonscrit. Toutefois à certaines époques, comme nous
venons de le voir, il s'exaspérait sous diverses influences, sortait de ses limites ordinaires et s'associait à
d'autres maladies épidémiques ou contagieuses.

Tout porte à croire que les pestes historiques de
l'antiquité n'étaient qu'une réunion de maladies infectieuses se compliquant l'une l'autre, et qu'il y avait,
parmi les victimes, des gens atteints aussi bien de
typhus, de choléra, de scorbut, de gangrène et de pourriture d'hôpital, que d'ulcères phagédéniques avec
bubons disséquants et d'accidents syphilitiques. Nous

savons en outre que la syphilis ne met pas à l'abri des autres infections de l'organisme ; et le cumul — qu'on me passe le mot — a dû être une des plus grandes causes d'erreur sinon la seule. Mais il était écrit que le virus syphilitique, si longtemps méconnu ou confondu, ne devait être dégagé de ce chaos et recevoir son nom de baptême définitif qu'à la fin du xve siècle !

Il ne faut pas perdre de vue que les chancres mixtes sont connus d'hier, grâce à Ricord qui, adoptant la manière de voir de Bassereau, a bien séparé le chancre non infectant de l'accident primitif de la syphilis. Il n'est donc pas étonnant qu'on ait considéré cette dernière comme une maladie terrible dans les cas où les malheureux patients, atteints d'horribles ulcères rongeurs, se trouvaient avoir pris en même temps la vérole, et mouraient des conséquences de leurs chancres *non infectants* au moment même de l'éclosion des accidents généraux de la syphilis.

On pourra nous objecter que des cas semblables ont dû se présenter avant la prise de Naples et en dehors des épidémies, et que cependant personne n'a dégagé le virus syphilitique de cet ensemble d'affections. Nous répondrons que cette entité morbide avait alors plusieurs noms, ou plutôt que ses différents symptômes en avaient chacun un ; mais que, par contre, le lien nosologique qui rattachait entre elles ces manifestations était encore dans les ténèbres. En outre, à partir du xiie siècle, les maladies vénériennes furent laissées dans l'ombre, éclipsées par la *lèpre*, terme générique qui résumait toutes les affections cutanées, quelle que fût leur origine. Ce qui le prouve, c'est qu'on l'a appliqué aussi par extension aux maladies vénériennes en général : nous avons vu que, dans certains auteurs du

moyen-âge, ce mot désigne uniquement les affections
des organes génitaux, voir même la *blennorrhagie*. Les
noms d'*éléphantiasis*, de *léontiasis*, se rapportaient à des
dermatoses très accentuées, mais non forcément
d'origine génitale. Aussi, comme nous l'avons déjà dit
dans une de nos publications [1], nous demeurons convaincu que les léproseries contenaient toutes les variétés
de maladies de la peau, notamment la vulgaire gale,
avec cette différence qu'on les guérit aujourd'hui, tandis
qu'alors on ne savait que s'enfuir en apercevant les
malades. Notre hôpital Saint-Louis actuel était représenté
en Europe par 19,000 léproseries, — dont 5,000 pour la
France seulement — où l'on soignait mal ou pas du tout.

Quand le mal vénérien sortait de ses limites ordinaires, la plupart des cas observés étaient de la syphilis maligne, comme on en voit si rarement de nos
jours. Le fléau se multipliait avec les symptômes les
plus terribles et. menaçait d'envahir toute la population. On prenait aussitôt des mesures sanitaires ; mais,
dès que le danger était passé, les règlements tombaient
en désuétude et les mœurs se relâchaient de plus belle
jusqu'à une nouvelle épidémie. Ajoutons à cela que
l'hygiène était réduite à sa plus simple expression,
surtout dans les quartiers de prostituées. Quand nous
aurons dit que, avant le xvie siècle, jamais un *mire* ou
physicien (médecins de l'époque) n'avait pénétré dans
la *Cour des Miracles*, on se fera une idée de l'état sanitaire régnant au moyen-âge dans ce coin célèbre du
vieux Paris.

Néanmoins, vers la fin du xve siècle, la *grande lèpre*

1. F. BURET. *Les mesures répressives à l'égard des vénériens.*— *Autrefois, aujourd'hui ;* Clermont (Oise) ; 1890.

ou éléphantiasis avait à peu près disparu grâce aux précautions prises et surtout à cause de la mort de ceux qui en étaient atteints. Ils ne réussissaient guère, en effet, à se perpétuer au-delà de trois ou quatre générations. Quant à la *petite lèpre*, qui comprenait les affections vénériennes à dehors bénins, elle s'affaiblissait aussi, comme nous l'avons dit, grâce à la continence. La frayeur seule mettait un frein à la luxure : car les plus belles oraisons des prédicateurs sur les joies séraphiques qu'engendre la chasteté, n'eurent qu'un médiocre succès pendant cette période de débauche générale. Aussi, dès la première accalmie, les libertins reprenaient-ils confiance et recommençaient-ils à fréquenter plus que jamais les quartiers réservés à la prostitution. C'est précisément ce qui arriva vers la fin du xv⁰ siècle : les maladies vénériennes sortirent de nouveau des foyers où elles continuaient à couver sourdement. Elles devaient cette fois s'affirmer d'une façon terrible et donner lieu à la plus célèbre épidémie qui fût connue dans l'histoire des peuples.

Il ne faudrait pas croire toutefois que cet événement ait éclaté comme un coup de foudre. Bien au contraire : l'épidémie fit long feu. La preuve en est dans le défaut de concordance des dates assignées par les différents auteurs — historiens ou médecins — qui entreprirent d'en faire la relation. Bien qu'on s'accorde généralement pour 1493 ou 1494, il est plus vrai de dire que les accidents vénériens, qui avaient toujours existé à l'état endémique, augmentèrent dans une notable proportion pendant plusieurs années et revêtirent les apparences d'un fléau général de 1492 à 1496. Nous avons cité un passage d'un auteur de l'époque, J. B. Fulgose, qui place le commencement de l'épidémie en 1492 *(Deux*

ans avant que Charles vînt en Italie...) On a vu aussi
que le pape Alexandre VI (le fameux Borgia), prévenu
de l'expédition que projetait le roi de France, lui écrivit pour l'en détourner, s'appuyant sur l'épidémie de
peste inguinale qui régnait alors en Italie. Jean Salicet
fait remonter l'origine de la maladie à l'an 1457, et confirme, lui contemporain de l'épidémie de Naples, l'opinion des auteurs des trois siècles précédents, qui appelaient alors *lèpre* ce qu'on nomma plus tard *mal Français. Wendelin Hock*, de Brackenaw, qui avait fait ses
études à l'Université de Bologne, commence, dans son
ouvrage, par répéter ce qu'il a entendu dire en Italie
sur l'origine de la syphilis : « Depuis l'an 1494 jusqu'à
la présente année 1502, une certaine maladie contagieuse, le *mal Français*, a fait assez de ravages... » ;
puis, dans le cours du même volume, il rétablit la
vérité — connue alors de tous ses confrères d'Allemagne — en disant : « Ce mal qui avait commencé, pour
parler juste, *dès l'année 1483* de Notre-Seigneur... »
Voilà qui prouve surabondamment que la fameuse épidémie évolua avec une lenteur remarquable.

Les symptômes de la syphilis variant à l'infini et ne
se manifestant pas toujours par des accidents cutanés,
les médecins de l'époque devaient fatalement faire des
confusions continuelles entre la lèpre classique et la
maladie nouvelle. Nous avons vu que, déjà au XIIIe siècle, Théodoric signalait les lépreuses comme pouvant
donner un *mauvais mal ;* eh bien ! trois siècles plus
tard, c'est-à-dire 30 ans *après l'épidémie, Jean Manard,* de
Ferrare, dit à peu près la même chose dans ses *Lettres
sur la médecine.* C'est ce qui montre bien qu'on n'était
pas encore sorti du chaos où restèrent plongées, pendant plus de mille ans, la lèpre et les affections véné-

riennes. Les léproseries étaient désertes, c'est vrai ;
mais les hommes de science n'avaient pas encore été
frappés de ce fait que la lèpre commune disparaissait
au fur et à mesure que les lésions syphilitiques, mieux
connues et mieux étudiées, étaient classées sous leur
véritable étiquette.

Voici d'ailleurs le texte de Manard, dont l'analogie
avec celui de Théodoric est absolument frappante :
« Ceux qui ont des rapports charnels avec une femme
sortant des bras d'un *lépreux* (c'est ainsi qu'on appelle
l'éléphantiaque), c'est à-dire alors que la semence est
encore dans le vagin, gagnent quelquefois la lèpre *et
parfois d'autres maladies* plus ou moins considérables,
selon les dispositions dans lesquelles ils se trouvent,
comme le lépreux qui a *infecté* la femme. »

Qui mulieri coïerint, quæ parùm anteà cum leproso (sic
enim Elephantiacum vocant) rem habuerit, semine quidem
adhuc in utero manente, elephantiasim quandoque incurrere,
quandoque non, sed alias oblœsiones, majores minoresve,
prout et ipsi affecti et Elephantiosus ille qui mulierem infecit [1].

Remplacez le mot *lépreux* par celui de *vénérien*, et
toute obscurité dans cette phrase aura disparu.

Elle sera résumée alors dans cet axiome qui de nos
jours est une vérité de La Palisse : « L'acte sexuel
accompli avec la maîtresse d'un vénérien expose aux
mêmes accidents que ceux dont ce vénérien est atteint. »
Astruc lui-même nous fournit un document de plus en
plus en faveur de l'opinion que nous venons de défendre.
A propos des expressions *impures*, *gâtées*, *chancreuses*,
employées par les auteurs du moyen-âge, il soutient

---

1. Jean Manard. *Epistolæ médicinales ;* 1525.

qu'elles avaient trait à des femmes *lépreuses*, et il s'appuie sur plusieurs passages de médecins Arabes de la même époque où il est dit qu'« il survient ordinairement des *ulcères à la verge* chez ceux qui ont des rapports avec des femmes infectées de la *lèpre* ». Il fallait l'aveuglement colossal dont a fait preuve le célèbre syphiliographe du xviiie siècle pour ne pas être frappé par ces preuves évidentes.

Quand nous étudierons les auteurs du xvie siècle, nous verrons que le terme « lèpre » est de moins en moins employé; nous verrons aussi qu'il finit même par disparaître complètement des ouvrages de vénéréologie pour faire place aux mots *Vérole* ou *Maladie*. Ces vocables résumaient alors la trinité vénérienne officiellement reconnue comme entité morbide; mais les trois éléments qui la composent ne devaient être classés comme virus distincts et indépendants que vers le milieu du xixe siècle.

Le fait indéniable qui ressort des documents du temps est que l'épidémie, dont nous allons étudier la nature, se préparait depuis deux ans au moins, allait *crescendo*, et acquit son maximum d'intensité au moment du siège de Naples par les Français. Les mouvements de troupes qui furent la conséquence de l'expédition de Charles VIII, contribuèrent dans une large mesure à disséminer le contage un peu partout. C'est ce qui explique comment une épidémie qui était en quelque sorte cantonnée depuis deux ans dans la péninsule Italique, put en quelques mois se répandre aux quatre coins de l'Europe et y semer ses principes meurtriers. Il n'est pas indifférent non plus d'ajouter que les pluies torrentielles qui tombèrent cette année-là ont pu compliquer l'épidémie en dégageant les miasmes telluriques qui vinrent s'ajouter aux microbes animaux.

Il ne faudrait pas croire, comme le fait très judicieusement remarquer Dufour, que ce mal horrible, qui passa d'abord pour incurable, ait eu à son début le même caractère et le même aspect qu'à l'époque de sa décroissance et de sa période stationnaire. Ce qui prouve bien que l'épidémie était composée de plusieurs affections graves, parmi lesquelles la syphilis, c'est que cette dernière, observée sous son véritable jour après la première panique qui dura des années, se réduisit à quelques-uns seulement des symptômes plus ou moins sérieux qui avaient été constatés au début. Dès l'année 1540, d'après le témoignage de Guicchardin, le mal « s'était fort adouci et s'était changé lui-même en plusieurs espèces différentes de la première ».

Ainsi, ce qui avait frappé les observateurs quand le fléau était dans toute sa violence, c'était les accidents mortels appartenant soit à la fièvre pernicieuse, soit au scorbut, soit à la variole noire, soit au typhus — peut-être au farcin? — soit même à la syphilis dite maligne et offrant à courte échéance des symptômes tertiaires effrayants, soit à ce virus non encore dénommé, mais étranger à la syphilis, qui engendre des ulcères phagédéniques, les bubons disséquants et les pertes de substance énormes. Les signes appartenant en propre à la syphilis ordinaire, classique, telle qu'elle devait exister chez les Romains aussi bien que chez les Français du moyen-âge, c'est-à-dire les symptômes que nous observons aujourd'hui dans la pathologie courante, n'avaient certainement pas attiré beaucoup l'attention. En tout cas, ils avaient dû paraître bien pâles à côté du tableau effrayant que présentaient les malheureuses victimes de l'épidémie.

Il deviendrait fastidieux d'accumuler les preuves et d'entasser documents sur documents pour prouver que la syphilis et la maladie désignée pendant tout le moyen-âge sous les noms de feu sacré, feu Saint-Antoine, lèpre, etc., n'ont jamais été qu'une seule et même chose. La déroute complète du Corps Médical au moment de l'épidémie de Naples, n'a pas peu contribué à enraciner cette idée fausse qui consiste à reporter à l'année 1494 la date de l'origine de la syphilis. Il règne dans tous les écrits de cette époque une telle confusion, que le lecteur est bien excusable de voir là une barrière infranchissable au-delà de laquelle on ne peut trouver une description relative à des accidents syphilitiques ; Quant à nous qui nous sommes permis d'aller au fond des choses et qui avons poussé nos investigations aussi loin qu'il était humainement possible de le faire, nous résumerons ainsi notre opinion sur l'évolution de la syphilis depuis les temps anciens jusqu'à la fin du xvᵉ siècle et sur le grand événement médical de cette époque :

1° Il résulte de documents séculaires que la syphilis est contemporaine des premiers âges ;

2° Pendant la période d'environ mille ans qui a reçu le nom de *moyen-âge*, la syphilis a toujours existé à l'état endémique, cantonnée surtout dans les lieux de débauche où on la soignait par des moyens empiriques ;

3° De temps à autre, elle sortait des domaines du libertinage pour se répandre sur les populations effrayées, par suite d'un concours de circonstances dont la débauche et la mauvaise hygiène étaient les principaux facteurs : alors elle recevait un nom qui variait selon les impressions du moment ;

4° La *lèpre* courante se rapportait à toutes les dermatoses — syphilitiques et autres — et elle finit par désigner exclusivement les maladies vénériennes dans leurs manifestations sexuelles, jusques et y compris l'écoulement blennorrhagique ; — tous les auteurs s'accordent à dire, au XVᵉ siècle, que la lèpre d'alors se communiquait par le coït ;

5° Le bon sens populaire se chargea lui-même de la démonstration de ce fait en attribuant l'origine du mal vénérien à des rapports de personnes saines avec des lépreux, ce qui prouve bien que les symptômes, dans les deux cas, ne différaient pas d'une façon sensible ;

6° L'épidémie de Naples fut représentée par un groupe d'affections graves qui se mêlaient aux cas de syphilis maligne et masquaient la vérole courante, c'est-à-dire les cas bénins ;

7° Enfin l'usage du vif-argent, que les médecins, mis au pied du mur, furent bien forcés d'accepter des mains des empiriques, constitue la preuve matérielle de l'identité de la lèpre du moyen-âge avec la syphilis actuelle. Les truands et ribaudes qui soignaient ainsi les lépreux, c'est-à-dire les vénériens, et s'étaient transmis le secret de siècle en siècle, eurent pendant de longes années le monopole du traitement des affections spécifiques dont les médecins se désintéressaient par trop au début. Il en résulte que, même maintenant, les jongleurs ont encore la meilleure partie de la clientèle vénérienne : aussi, bien que quatre siècles nous séparent du siège de Naples, la grosse caisse, les cymbales et le casque à la Mangin sont-ils encore loin d'être démodés !

Maintenant que nous savons à quoi nous en tenir sur la soi-disant nouveauté du mal syphilitique en 1494, étudions l'épidémie dans sa nature, sa marche et sa durée.

Disons tout d'abord, pour l'édification du lecteur, que les troupes françaises arrivèrent à Naples le 22 février 1495, selon le calendrier grégorien suivi alors par les habitants de l'Italie. L'année française commençant, sous Charles VIII, à la fête de Pâques, le premier jour de l'an tomba alors le 19 avril ; de telle sorte que le siège de Naples, inscrit par les Français à la date de 1494, eut lieu en réalité en 1495 si l'on prend le début de l'année au 1er janvier. Aussi, les auteurs italiens qui ont les premiers attribué à cette expédition la cause de l'épidémie, ont-ils fait preuve de parti pris, sinon de mauvaise foi. Le siège de Naples fut certainement une des grandes causes de diffusion du contage, mais les soldats français ne purent importer dans ce pays un mal qui y régnait déjà depuis deux ans à l'état d'épidémie, au vu et au su de toute la population italienne.

Philippe Albert[1] rapporte une lettre écrite par un contemporain de l'expédition et qui ne laisse aucun doute à cet égard. Elle émane d'un Italien du nom de Delphini et porte la date du 20 février 1494. On doit craindre, à l'occasion de l'arrivée des Français, écrit-il au Cardinal de Gienne, « que d'aussi grands passages de troupes ne répandent davantage la maladie dans l'Italie *qui n'est pas encore délivrée de ce fléau* ». Voilà donc un premier point absolument établi.

---

1. Ph. Albert. *Mémoire sur les malad. vénér.;* Bordeaux, 1836.

Maintenant, il n'est peut-être pas inutile de résumer ici en quelques lignes l'histoire de cette désastreuse expédition de Naples dont le seul résultat appréciable fut, comme il arrive trop souvent en pareil cas, une grande perte d'hommes et d'argent.

En 1493, Charles VIII, roi de France, mal inspiré ou plutôt mal conseillé, voulut faire valoir les prétentions de la Maison d'Anjou — dont il se portait l'héritier — sur le trône de Naples occupé par Ferdinand II. En conséquence, il lève une armée considérable et fait équiper une flotte à Gênes. Le 20 août 1494, il prend la route de l'Italie, mais une maladie le retient un mois à Asti. Aussitôt remis, il traverse la Lombardie et la Toscane, et arrive à Rome le 31 décembre 1494. Le 21 février 1495 (1494 selon le calendrier français de l'époque, dont l'année commençait à Pâques), il était sous les murs de Naples, où il fut couronné le 20 mai. Puis il revint en France, laissant une armée d'occupation sous le commandement de Gilles de Montpensier, prince du sang. Le roi d'Espagne, craignant que Charles VIII, enhardi par le succès, ne voulût s'emparer de la Sicile, envoya Gonzalve de Cordoue en Italie (1495). Celui-ci chassa les troupes d'occupation qu'avait laissées Charles VIII et replaça Ferdinand II sur le trône.

En réalité, le mal n'existait pas seulement dans les États de Naples : il fut observé en d'autres endroits bien avant l'expédition du roi de France. Un médecin Espagnol, *Gaspard Torrella,* évêque de Sainte-Juste (Sardaigne) et médecin des Borgia, raconte en effet que « cette maladie infectueuse débuta *en Auvergne* en 1493 et que la contagion se répandit en Espagne, dans les îles, etc. ».

Incepit hœc maligna œgritudo anno MCCCCXCIII in Alverniâ, et sic per contagionem in Hispaniam, ad insulas, etc[1].

La maladie n'a donc pas éclaté d'une façon subite puisqu'il y a tant d'opinions différentes relativement à son lieu d'origine !

Nous avons vu que la syphilis avait toujours exercé les mêmes ravages jusqu'au xve siècle sans attirer l'attention des hommes de science de l'époque féodale. Les physiciens décrivaient ses nombreux symptômes comme autant d'affections distinctes et bien peu ont soupçonné les liens de parenté qui unissaient entre elles ces manifestations. A peine les plus clairvoyants ont-ils insisté sur ce fait que, dans certains cas de coït infectieux, avec contagion (*contagiositate*), plusieurs lésions différentes pouvaient survenir chez le même individu sans siéger fatalement dans la région génito-anale. Certains auteurs du xiiie siècle ont bien dit — nous l'avons vu dans le Chap. I — que la femme *gâtée* communiquait des accidents locaux et que le virus *(venenum)* se répandait quelquefois par tout le corps ; mais ils n'ont pas cherché plus loin. Un pas de plus, cependant, et le fil nosologique qui relie entre elles les trois périodes de la syphilis était découvert !

Mais les symptômes que relatent les auteurs du moyen-âge n'ont rien de bien effrayant, en somme : ce sont ceux de la pathologie vénérienne courante, celle que nous connaissons actuellement. « Les accidents que nous observons aujourd'hui, disait Ricord[2], ressemblent infiniment plus à ceux que les anciens ont décrits

---

1. G. Torrella. *Diologus de dolore in pudendagrâ* ; **1500** Ap. Luisinum).

2. *Lettres sur la syphilis ;* Paris, 1851.

de tout temps qu'à l'épidémie du xvᵉ siècle ». Et il était dans le vrai.

Nous sommes loin, en effet, — et heureusement — des descriptions terrifiantes que nous ont transmises, d'un commun accord, les auteurs de la fin du xvᵉ siècle, relativement à l'épidémie de Naples. Pourquoi ? la raison en est bien simple. Cette épidémie, comme presque toutes les épidémies meurtrières, a présenté — on ne saurait trop le redire — une foule de symptômes propres à plusieurs maladies graves combinées et au milieu desquelles la syphilis était noyée en queque sorte. Comparativement, les manifestations de cette dernière n'étaient en effet qu'une chose accessoire et pour ainsi dire négligeable. Par contre, nous ne nous refusons pas à admettre que nombre de malades atteints soit d'horribles ulcères consécutifs à des gommes, soit de pertes de substance avec nécrose des os, ou autres accidents tertiaires graves, aient pu contribuer dans une certaine mesure à assombrir le tableau déjà bien noir. Nous ajouterons même que, chez bien des malades, leur qualité de syphilitiques ou de *lépreux*, comme on voudra, a dû être un sérieux appoint pour la gravité du mal épidémique auquel ils n'auraient peut-être pas succombé sans cela. Ne voyons-nous pas, de nos jours, la syphilis réveiller quelquefois une tuberculose latente ou même ouvrir largement les portes aux bacilles en virgule chez des sujets indemmes de toute tare héréditaire ?

Or, quelle était la nature de cette fameuse épidémie ? Il est difficile de le savoir exactement ; mais on peut se rendre compte, en lisant les relations des auteurs de l'époque, qu'elle fut extrêmement complexe. D'après Rosenbaum, ce fut surtout une constitution typhoïde :

nous avons vu que, dans les pestes de l'antiquité, et notamment dans celle d'Athènes, ce fut le typhus qui exerça surtout ses ravages. Bien d'autres éléments pernicieux venaient aggraver l'état des malades, de telle sorte qu'au début — comme c'est la règle pour chaque épidémie — presque tous succombaient. Le même Rosenbaum fait remarquer que l'érysipèle gangréneux [1], qui fut un symptôme fréquent dans cette constitution, était surtout fâcheux quand il attaquait la *région pubienne* et les *parties génitales*, « de sorte, ajoute-t-il, qu'une foule de malades se trouvèrent affectés d'ulcérations aux organes sexuels, ulcérations qui, sous l'influence de la constitution typhoïde régnante, étaient promptement saisies d'une inflammation érysipélateuse se terminant par la gangrène humide » [2]. La localisation aux organes génitaux de ces ulcères gangréneux presque toujours mortels, a dû certainement les faire attribuer à la syphilis.

On comprendra alors jusqu'à quel point les médecins modernes, lorsqu'ils ignorent ces détails, peuvent se trouver déroutés en comparant les descriptions concernant l'épidémie de Naples avec les symptômes de la syphilis classique. « Mais ce n'est pas du tout la même chose ! » s'écrient-ils presque involontairement, et ils ont raison. Au reste, chacun peut s'en rendre compte

---

1. Il ne faut pas oublier que l'hygiène était bien négligée à cette époque et que le seigle entrait pour une notable proportion dans l'alimentation populaire. L'ergot de seigle, dont on ne connaissait alors les propriétés ni toxiques ni hémostatiques, n'a-t-il pas pu jouer son rôle dans quelques-uns des cas de gangrène signalés ?

2. Rosenbaum. *Geschichte der Lustscheuche in Alterthume...;* Halle, 1845.

en étudiant les auteurs contemporains et surtout *Fracastor* [1], dont l'ouvrage sur les *maladies contagieuses* est encore un des plus complets pour l'époque [2].

Nous savons que certains cas de syphilis maligne peuvent, même maintenant — mais combien rares ! — présenter le caractère gangréneux et même amener des pertes de substance [3]. Ces cas anormaux, absolument exceptionnels, *même au* xve *siècle*, quoi qu'on en dise, sont venus s'ajouter à l'épidémie régnante et n'ont pas peu contribué à augmenter les causes d'erreur pour tous ceux qui ont voulu essayer de déchiffrer la grande énigme pathologique. Il ne faut pas confondre, en effet, les expressions « *infectieux* » et « *vénérien* ». Le principe infectieux, âme d'une épidémie, est comme un levain qui monte et s'affaisse sur place ; dans un temps donné tout est dit : il ne reste plus qu'à compter les morts. Les affections vénériennes, essentiellement chroniques, évoluent d'après un type immuable et avec des symptômes variés, mais toujours identiques : le

1. *De morbis contagiosis ;* Venetiis, 1546.

2. Les descriptions des auteurs du xve siècle et même du commencement du xvie, sont presque toutes identiques : il faut dire qu'ils se sont beaucoup copiés les uns les autres, surtout au début.

3. A la séance du 11 février 1892, M. E. Besnier présentait à la Société de Dermatologie et de Syphiligraphie un malade atteint de syphilis anormale à caractère gangréneux. Cet homme était couvert d'ulcérations qui avaient amené par place des pertes de substance considérables. C'était un *alcoolique*, c'est-à-dire un excellent terrain de culture pour le virus syphilitique. M. Besnier en conclut que la maladie peut quelquefois se présenter avec les graves caractères signalés au moment de l'épidémie du xve siècle. C'est possible, mais cela ne prouve pas que tous les cas épouvantables de cette époque aient été du ressort de la syphilis.

terrain, seul, crée les différences d'intensité dans les manifestations ; et le mot « horrible » n'a jamais pu et ne pourra jamais être appliqué à la généralité. Il y a toujours eu, dans la pathologie vénérienne courante, des cas bénins et des cas graves : mais ces derniers, en raison des progrès, tant de l'hygiène individuelle que de la thérapeutique, seront de plus en plus exceptionnels.

Nous avons dit que les descriptions données par les historiens de l'épidémie de Naples se rapportaient rarement à la syphilis : il nous suffira, pour le prouver, de citer quelques extraits des auteurs contemporains. Voici, par exemple, un passage de Fracastor applicable aux seuls chancres mous sans cesse inoculables, comme on sait, sur le même individu. Il est vrai que, pendant plus de trois siècles, les expressions *lues venerea, mal vénérien, vérole, syphilis*, désignèrent indifféremment toute affection contagieuse d'origine sexuelle.

Il survenait le plus souvent de petits ulcères (*ulcuscula*) aux parties honteuses : ces ulcères étaient opiniâtres. Quand on les avait guéris dans un endroit, ils apparaissaient dans un autre et c'était toujours à recommencer.

Ce n'est certes là ni l'aspect ni la marche du chancre infectant, lequel, en raison de son insensibilité et de son peu d'importance, a dû plus d'une fois — comme à l'époque actuelle — être pris pour une écorchure insignifiante.

Plus loin, Fracastor décrit des ulcères rongeurs qu'on ne rencontre pas fréquemment, avec ces caractères, dans la syphilis classique. L'auteur fait une confusion évidente entre les ulcérations de la syphilis tertiaire maligne et les terribles chancres non infectants mais disséquants : il mélange la symptomatologie des deux virus.

C'étaient de véritables ulcères phagédéniques qui consumaient non seulement les chairs, mais les os... Aux régions supérieures, le palais, la luette et le pharynx étaient quelquefois détruits. Quelques-uns perdirent les lèvres, le nez ou les yeux ; chez d'autres, les parties honteuses furent entièrement rongées...

Ces ulcères étaient-ils la conséquence de l'érysipèle gangréneux dont parle Rosenbaum, ou de ce virus local non encore dénommé, mais générateur des chancres que nous désignons actuellement par les adjectifs « phagédéniques » et « serpigineux » ? A-t-on compris également, dans ces descriptions, des cas de *lupus vorax* ou même de cancer ulcéré ? Autant de conjectures dont il n'est pas facile de faire la preuve.

En tous cas, les plaies virulentes ainsi décrites ne provenaient certainement pas de gommes ulcérées, car Fracastor décrit ces dernières quelques lignes plus loin.

Chez beaucoup de malades il survenait, dans les membres, des *tumeurs gommeuses* qui les défiguraient et qui étaient souvent de la grosseur d'un œuf ou d'un petit pain. Quand elles s'ouvraient, il en sortait une liqueur blanche et *mucilagineuse*. Elles attaquaient principalement les bras et les jambes ; tantôt elles s'ulcéraient, tantôt elles persistaient jusqu'à la mort sans modification apparente.

Voilà qui donne à penser que ces grosseurs n'étaient pas toutes d'origine spécifique, puisque certaines d'entre elles entraînaient la mort sans qu'il y eût de plaie visible.

Maintenant, nous rentrons dans le domaine de la syphilis classique. Voici venir, par exemple, une

11

description des différentes syphilides pustulo-crusta-cées, papuleuses, psoriasiformes.

Il s'élevait ensuite sur la peau des pustules avec croûtes (*crustosæ pustulæ*) qui débutaient par le cuir chevelu (c'était le cas le plus fréquent) ou par d'autres parties du corps. Pour commencer, elles étaient petites ; puis elles augmentaient peu à peu de volume jusqu'à ce qu'elles eussent atteint les dimensions de la cupule d'un gland, assez semblables aux croûtes de lait des enfants. Chez quelques-uns, ces pustules étaient petites et sèches ; chez d'autres, grosses et humides ; tantôt livides, tantôt blanchâtres, ou bien dures et rougeâtres.

Puis l'auteur signale des douleurs atroces dans les membres coïncidant parfois avec les pustules, la céphalée nocturne, la cachexie et la fièvre syphilitiques.

Une petite fièvre se mettait quelquefois de la partie, mais rarement.

Par contre, voici qui n'appartient plus à la syphilis :

Le visage et les jambes enflaient...

Cette bouffissure de la face n'était-elle pas plutôt symptômatique de la lèpre véritable ? C'est ce qui semble ressortir d'un passage de *Sebastianus Aquilanus* [1] où cet auteur, contemporain de l'épidémie, dit à peu près la même chose que Fracastor, dans le latin barbare de l'époque.

Cette maladie fait enfler les membres *(ingrossantur membra per hunc morbu)* ; la peau se couvre de pustules d'une telle grosseur que, en beaucoup d'endroits, elle ressemble à la peau de l'éléphant. La face est également tuméfiée, de sorte qu'elle prend le masque satirique. Galien a décrit ces mêmes symptômes relativement à l'éléphantiasis *(quæ omnia tribuit Galen. elephantiasi morbo.*

---

1. *De morbo gallico* ; 1498. — Aquilanus était évêque de Mantoue.

Nous sommes loin des accidents — même les plus rares — de la syphilis classique : on penserait plutôt à la forme tuberculeuse de la lèpre. Il est vrai que le travail d'Aquilanus est consacré presque en entier à la démonstration de l'identité de la syphilis du xvᵉ siècle avec l'éléphantiasis des Grecs. Ce n'est qu'une longue suite de citations tirées des œuvres d'Hippocrate et de Galien, et discutées par l'auteur.

Léoniceno [2] dit que la maladie courante n'est autre chose que la lèpre antique, que ce ne peut être un mal nouveau, et il ajoute une réflexion qui a sa valeur :

Les hommes ayant toujours été constitués de la même façon, étant toujours nés sous le même ciel et ayant grandi sous les mêmes astres, je suis forcé d'en conclure qu'ils ont toujours dû avoir les mêmes maladies.

Jean Manard, que nous avons déjà cité, ne croyait pas à l'antiquité de la syphilis ; mais il attribuait la naissance du virus au commerce sexuel, à Valence (Espagne), d'un *lépreux* et d'une courtisane. Celle-ci aurait contaminé par la suite quelques-uns des futurs soldats de Charles VIII. D'après Matthiole, ces mêmes soldats auraient été les premiers infectés de la maladie nouvelle en Italie, après des rapports charnels avec des lépreuses. Selon Paracelse, une fille publique, qui était atteinte de bubons vénériens, eut des relations avec un Français *lépreux* : tous ceux qui la fréquentèrent par la suite eurent la syphilis. Pour Cœsalpin, les troupes françaises ayant bu du vin altéré par les Espagnols avec

2. NICOLAS LEONICENO. *De epidemiâ quam Itali morbum Gallicum, Galli vero Neapolitanum vocant* (De l'épidémie que les Italiens appellent *mal français* et les Français *mal napolitain*) ; Vicence, 1497.

du sang de *lépreux*, auraient présenté les premiers symptômes de syphilis connus.

Lorsque l'évêque Torrella de Valence (Espagne), contemporain de l'épidémie de Naples, contracta lui-même, à cette époque, le *mal Français*, il se crut tout d'abord « perdu sans espérance » parce qu'on lui dit alors qu'il avait « la lèpre ».

Citons encore Pierre Martyr, qui hésitait en 1488 — six ans avant le siège de Naples — sur le nom à donner à la maladie de son ami Aryas, et qui l'appelle d'emblée *éléphantie* dans sa 375ᵉ et dernière lettre envoyée de Burgos à un autre professeur, en 1507[1]. Or, il avait fait, dans l'intervalle des deux missives, le voyage d'Amérique avec Colomb ; et on l'aurait sans doute fort étonné si on avait prétendu devant lui que le mal identique avec la lèpre du moyen-âge et reconnu tel à ce moment-là, devrait être un produit du Nouveau-Continent. Le fait important à retenir, c'est la maladie appelée déjà en 1488 *las bubas, mal Français*, par le gros du public, était, pour les médecins de l'époque, l'*éléphantie* (elephantia medicorum), c'est-à-dire le mal connu sous le nom de *lèpre* pendant toute la période féodale.

Comme on a pu le voir, chaque fois qu'il s'agissait soit de désigner des accidents vénériens, soit d'expliquer la naissance du mal que l'on croyait nouveau, la lèpre était presque toujours mise en avant. Et certainement, la confusion entre les deux maladies a dû se produire aussi dans l'antiquité. Il y a même lieu de croire que les médecins qui vivaient au com-

---

1. *Opus epistolarum Petri Martyris annegleri mediolanensis;* Amsterodami, 1670.

mencement de l'ère chrétienne ont dû souventes fois observer et décrire, sous le nom de lèpre, de véritables cas de syphilis constitutionnelle. La preuve est dans la relation - suivante due à un contemporain de Celse (Ier siècle), *Arétée de Cappadoce*[1], qui avait étudié la lèpre en Asie Mineure. On rapprochera utilement ce passage d'une description quelconque des symptômes classiques de la vérole : certains détails répondent même parfaitement à des dénominations modernes.

Aucune altération, aucune souillure n'attaque d'abord l'organisme, ne se montre sur le corps, ne révèle l'existence d'un feu naissant ; mais ce feu caché, après être resté longtemps enseveli dans les viscères, éclate enfin et ne se répand au dehors qu'après avoir envahi toutes les parties intérieures du corps (*Incubation*). Ce feu délétère commence chez les uns par la face chez d'autres par les coudes, les genoux, les articulations des mains et des pieds..... Le mal augmente ; l'haleine du malade (ἀναπνοὴ βρομώδης) est infecte (*Angine spécifique*)..... *Le bas-ventre* (τὴν κάτω κοιλίαν) *est le centre de la maladie ;* des tubérosités (ὄχθοι) y bourgeonnent les unes après les autres ; elles sont épaisses et raboteuses *(Syphilides papulo-hypertrophiques)*..... La maladie ne tarde pas à se manifester : des tubérosités semblables apparaissent sur tout le corps. Déjà les poils dépérissent et tombent ; la tête (τρίχες προτεθνήκουσι καὶ ἐπί τῇ κεφαλῇ κόμαι) se dégarnit *(Alopécie)*[2]..... La langue se

1. *De causis et signis diuturnorum morborum.* (Causes et signes des maladies journalières) ; L. II, chap. 13.

2. On sait — et la plupart des dermatologistes sont d'accord sur ce point — que la lèpre classique ne reconnaît pas l'alopécie parmi ses symptômes courants, le cuir chevelu n'étant atteint que dans des cas tout à fait exceptionnels. — Nous avons fait lire la présente note au Dr Zambaco-Pacha qui nous a tout récemment honoré de sa visite. « J'approuve sans réserve, nous a-t-il déclaré, car, *dans toute ma vie*, je n'ai pu observer qu'un seul cas d'alopécie chez un lépreux ; c'est même tellement anormal que je me demande si cette **chute**

couvre de tubercules (γλῶσσα χαλαζώδεσι ἰόνθοισι τρηχεῖα). Quànd la maladie se déclare par une violente éruption *[Roséole généralisée],* des dartres (λειχῆνες) envahissent les doigts, les genoux et le menton.....

L'auteur parle aussi des syphilides palmaires et plantaires ; on reconnait également dans sa description les plaques muqueuses interdigitales, mais il serait trop long de tout citer.

Sans chercher à justifier notre façon d'interpréter le texte de l'écrivain grec, nous reproduirons une phrase de Jourdan de Pellerin qui résume exactement notre manière de voir.

En un mot, dès que je trouverai un sujet infecté d'une maladie qui lui attaquera tout le corps, qui corrompra les liqueurs dans les viscères, qui gâtera également les chairs, les os, les cartilages, les nerfs et toute la partie nerveuse, que les bubons se montreront aux aînes, que les parties génitales seront ulcérées, la peau chargée de pustules et autres symptômes de cette espèce, l'on donnera à cette maladie telle dénomination et tel nom qu'on souhaitera ; pour moi, je ne puis m'empêcher de dire que c'est la vérole [1].

des cheveux était due à la lèpre elle-même. Les malades, au contraire, sont remarquables par l'abondance et la beauté de leur chevelure, même dans les cas où la face est glabre, c'est-à-dire lorsque barbe, cils et sourcils ont complètement disparu. » Or, on connait la compétence du savant dermatologiste qui, depuis 15 ans, a étudié *sur place* les lépreux du monde entier.

C'est encore à l'activité infatigable de notre confrère que l'on doit de savoir que la fameuse maladie de Morvan à laquelle se sont laissés prendre quelques neuropathologistes — et pas des moindres — n'est autre chose que la lèpre mutilante : les photographies que le Dr Zambaco a rapportées du Finistère (Bretagne) ne laissent aucun doute à cet égard.

1. Jourdan de Pellerin. *Traité sur les maladies vénériennes ;* Paris, 1749.

Comment expliquer encore, autrement que par la syphilis, le cas de ce religieux dont parle *Jean Moschus*[1], un Père de l'Eglise qui vivait à Pergame (Asie Mineure) à la fin du VIᵉ siècle, sous le règne de Maurice? L'historien grec rapporte un fait qu'il dit tenir d'un certain abbé Polychronius.

Un moine du couvent de Penthucula (Πευθουκλᾶ) ne pouvant plus résister à des besoins physiologiques trop longtemps comprimés, se rendit à Jéricho pour obéir à cette loi de la nature qui commande de favoriser la propagation de l'espèce. Aiguillonné par l'esprit de fornication (*a spiritu fornicationis*), il alla au plus près, sans se donner le temps de faire un choix éclairé. Mal lui en prit, car il retourna dans son monastère avec la lèpre (*leprosus effectus est*). Il se dit alors que Dieu l'avait châtié pour sauver son âme, ce qui est une façon comme une autre de se consoler.

ͨΩς εἰσῆλθεν εἰς τό καταγώγιον τῆς πορνείας ευθέως ἐλεπρώθη δλως.	Comme il était entré dans le temple de la *prostitution*, il ne tarda pas à être entièrement couvert de *lèpre*.

Maintenant que nous savons que la lèpre véritable ne se communique pas entre conjoints — même après une vie commune de 20 ans et plus — nous sommes forcé d'en conclure que le verbe grec λιπρόμαι, dans toute circonstance galante, exprimait le fait de contracter une maladie vénérienne. Et, comme le mot « lèpre », chez les anciens, désignait surtout les manifestations écailleuses de la peau, quelle que fût l'origine de la dermatose, nous ne pouvons voir que des syphilides

---

1. PATROLOGIE. *Pères Grecs.* Tome 87ᵗᵉʳ (J. Moschus, *Pratum*, cap. XIV).

dans le cas particulier du frater de Penthucula. La lèpre, telle que nous la connaissons, n'est pas du domaine de la prostitution ; et, fût-on anachorète, il ne suffirait pas d'une fugue à la ville voisine pour en être atteint.

Un auteur du temps, *Ulrich de Hutten*[1], avait lui-même la syphilis : dans le traité qu'il écrivit sur les instances du médecin P. Ricinius, en 1519, il nous a laissé une description d'où il ressort qu'on rapportait alors à la syphilis des symptômes qui lui étaient absolument étrangers, les abcès par exemple.

Il pousse des abcès (*vomicæ***) qui se terminent quelquefois par des chancres ou des fistules ; ou bien ce sont des ulcères interminables qui deviennent putrides ou dénudent les os d'abord et entraînent ensuite leur nécrose.**

En admettant même que le chevalier Allemand ait pris des gommes pour des abcès, il n'aurait guère pu observer de fistules dans la syphilis classique. On sait combien est rare — et limitée surtout — la dénudation des os. Les symptômes qu'il décrit sont plutôt ceux de la gangrène ou des ulcères phagédéniques, même en tenant compte de la plus grande fréquence des cas graves de syphilis au xv⁰ siècle. En outre, l'auteur signale une telle suppuration pour ces ulcères qu'on ne peut vraisemblablement les rapporter à aucune des trois périodes de la maladie vénérienne.

Il s'échappait de ces ulcères un pus ichoreux si fétide *(spurcus profluens humor)* que l'on croyait sa seule odeur capable de provoquer la contagion.

Mais l'auteur n'admettait pas ce mode de transmission :

1. *De guaïaci medicinâ et morbo gallico ;* Moguntia MDXIX (Le mal français et la médication par la gaïac ; Mayence 1519).

pour lui, il fallait avoir été en contact direct avec le principe contagieux.

Il est à présumer que le cruel Henri VIII, roi d'Angleterre, ou bien n'avait pas lu l'ouvrage d'Ulrich de Hutten, ou ne partageait pas sa manière de voir. En effet, l'historien Hume [1] nous raconte qu'il fit décapiter en 1530, le cardinal Wolsey sous prétexte que celui-ci, atteint de la vérole, lui avait parlé bas à l'oreille dans le but, prétexta le monarque, de la lui communiquer par son haleine. Cette idée de la contagion par l'haleine, ou par l'odeur des plaies virulentes, a surtout été imaginée — selon la judicieuse remarque d'un philosophe du temps — pour expliquer le cas de syphilis chez les grands personnages, les religieux et religieuses, c'est-à-dire chez tous ceux qu'il n'eût pas été prudent alors, pour les médecins, de considérer comme des débauchés.

Les symptômes que nous venons de rapporter relativement au mal de Naples sont ceux que les auteurs contemporains purent observer jusque vers 1514 ou 1519; ce qui veut dire que, pendant une période de 20 à 25 ans, la maladie régnante revêtit un caractère particulier à peu près inconnu de nos jours ou plutôt que les symptômes les plus effrayants n'appartenaient pas tous à la syphilis. En somme, c'étaient les plaies gangréneuses qui dominaient dans cette terrible tragédie. Il ne faut pas oublier non plus que bien des syphilitiques véritables voyaient leur situation s'aggraver en raison de la thérapeutique maladroite et barbare qu'on leur faisait subir ; de telle sorte que beaucoup d'entre eux étaient plus malades des conséquences du traitement que des manifestations de leur vérole. Nous nous réservons

1. *History of England ;* T. IV, p. 451.

d'examiner en détail ce point intéressant lorsque nous étudierons le xvie siècle.

Puis le tableau devint un peu moins sombre. Les médecins, qui s'étaient tout d'abord enfuis à l'approche des malades, commencèrent à les étudier sérieusement. C'est ce qui explique pourquoi les exostoses avec douleurs ostéocopes et la carie des os n'ont été mentionnées que plus tard, dans le cours d'une seconde période qui s'étend jusqu'à 1526 environ. Ce fut *Jean de Vigo* qui décrivit le premier ces deux nouveaux symptômes.

En même temps que les pustules, ou du moins après leur apparition, le malade ressentait pendant un mois ou un mois et demie, tantôt au front, tantôt aux omoplates, aux épaules et au bras, quelquefois aux jambes, aux cuisses et aux hanches, des douleurs qui lui faisaient jeter de hauts cris. Longtemps après, c'est-à-dire au bout d'un an et quelquefois davantage, il survenait des squirres osseux qui tourmentaient beaucoup les malades, surtout la nuit.... Ces douleurs aboutissaient toujours à la pourriture et à la corruption de l'os...[1]

Il est certain que les accidents tertiaires graves, que nous observons assez rarement de nos jours, devaient se présenter à cette époque avec une fréquence relative, en raison du traitement mal approprié que suivaient les malades, quand toutefois ils étaient traités.

Puis les manifestations locales commencèrent à être mieux observées, car un autre auteur, *Pierre Maynard*[2], décrit les syphilides pustuleuses des organes sexuels·

Nous disons, conformément à l'expérience, que le principal signe du Mal Français consiste en des pustules qui viennent

---

1. Jean de Vigo. *Pratica Chirurgica ;* Genuœ 1514. Lib. V, cap. 1.

2. *De morbo gallico.* Tractatus primus ; Veronœ, 1518.

à l'extrémité de la verge chez les hommes, à l'entrée de la vulve ou au col de la matrice chez les femmes, et en une démengeaison aux parties qui contiennent la semence. Le plus souvent ces pustules s'ulcèrent...

. La nouvelle période va jusqu'en 1540. Le fléau s'apaise de plus en plus d'après le témoignage de Fracastor [1].

Depuis environ 6 ans, la maladie a encore changé considérablement. On ne voit plus maintenant de pustules que chez très peu de malades, presque point de douleurs ou des douleurs bien plus légères, mais beaucoup de tumeurs gommeuses. Une chose qui a étonné tout le monde, c'est la chute des cheveux et des autres poils du corps, ce qui rendait les malades presque ridicules...

L'auteur ajoute qu'on attribua tout d'abord cette chute des cheveux, de la barbe, des sourcils, etc., aux médicaments employés contre la syphilis et surtout au mercure [2], mais, dit-il, on ne tarda pas à s'apercevoir que ces accidents étaient dus au mal lui-même.

Bientôt, tout se bornera aux phénomènes classiques que nous connaissons, et les cas malins ne seront plus signalés que par ci par là. Notons en passant que, déjà en 1519, Ulrich de Hutten avait dit très nettement : « Lorsque le mal apparut, il était si répugnant (*tantâ fœtiditate*) qu'on à peine à croire que la maladie actuelle soit de la *même nature* ». Voilà qui est bien clair. Il est permis d'en conclure que les affections graves qui venaient compliquer le fléau — et lui donnaient *seules* son caractère épidémique — s'étaient considérablement amendées ou même avaient complètement disparu,

1. *De morbis contagiosis ;* Veronœ 1530. Cap. I.

2. Il y a encore aujourd'hui des gens de cette force-là : mais il faut dire que les ratés de la médecine, qui vivent de la crédulité humaine, se gardent bien de les détromper.

laissant debout sur leurs ruines la SYPHILIS qui devait recevoir alors sa consécration officielle. Il ne restait plus, de tous les symptômes épouvantables qui avaient littéralement fauché les malades et terrorisé les populations pendant près de 30 ans, — il ne restait plus, dis-je, que les manifestations ordinaires de la trilogie vénérienne, à savoir les accidents syphilitiques, la chancrelle et la blennorrhagie.

D'ailleurs Ricord, dont la clairvoyance en matière de vénéréologie n'est pas à démontrer, était resté froid devant « l'immense roman édité par Astruc » dans le but d'expliquer la nature et l'origine du fléau du xve siècle, « cette épidémie épouvantable, ce véritable *quatre-vingt-treize* de la vérole » [1]. Ricord — dont nous ne sommes pas chargé de faire ici le procès rétrospectif, quels qu'aient pu être ses travers — était un esprit trop fin pour n'avoir pas remarqué, au premier coup d'œil, que les descriptions des maux affreux ayant coïncidé avec le siège de Naples, la découverte de l'imprimerie et celle de l'Amérique, ne cadraient nullement avec les symptômes classiques de la syphilis. Au reste, nous ne croyons pouvoir mieux terminer ce chapitre qu'en donnant quelque extraits de la Lettre X, seule profession de foi du Maître relativement à l'origine de la syphilis.

Ce qui frappe tout homme qui étudie l'histoire sans idée préconçue, c'est de rencontrer dans les auteurs de l'antiquité, et dans ceux qui sont antérieurs à l'épidémie du xve siècle, des descriptions parfaites de tout ce que nous connaissons aujourd'hui et que nous rangeons parmi les antécédens primitifs. Pourrions-nous tracer aujourd'hui un tableau plus exact et plus vrai que celui de Celse ? Galien va jusqu'à trouver des relations entre les accidents des organes génitaux et ceux de

1. *Lettres sur la syphilis.*

la gorge. Guillaume de Salicet savait que les ulcères primitifs de la verge ont été contractés à la suite de rapports compromettans avec des femmes sordides ; il établit parfaitement les rapports qui existent entre les ulcères des organes génitaux et les bubons, etc.

Ce qui a manqué aux observateurs et aux historiens de la vérole des premiers temps, c'est la connaissance plus exacte de la filiation des symptômes, des rapports et de la genèse des accidens primitifs et des accidens constitutionnnels. Mais qu'était la lèpre de cette époque-là ? La lèpre des Grecs et des Arabes, que nous connaissons aujourd'hui, est-elle semblable à cette lèpre antique ? Nullement, car la lèpre d'alors était souvent contagieuse, elle se communiquait fréquemment par les rapports sexuels. Evidemment, *ce n'est pas notre lèpre actuelle...*

Astruc lui-même l'avait parfaitement compris. D'ailleurs, les descriptions des auteurs sont assez limpides, et le pauvre Astruc, qui vivait à une époque (1740) où l'on considérait encore la blennorrhagie comme un des symptômes du virus unique, *la vérole*, s'est trouvé bien empêché devant ces textes formels. Voulant démontrer quand même que la chaudepisse du moyen-âge n'était pas la chaudepisse, il nous a laissé, dans sa candeur, le plus beau modèle d'argumentation spécieuse qu'on puisse rêver. Oyez plutôt :

Il est hors de doute que les femmes qui avaient eu affaire à des *lépreux* se trouvaient ensuite le plus souvent attaquées d'une *inflammation érysipélateuse* dans le *vagin* et dans *l'urèthre*, avec une *difficulté d'uriner* considérable et fort incommode qu'on appelait Arsure [1] ou Incendie, et que les hommes qui voyaient ces femmes dans cet état ou même qui voyaient

---

1. Nous avons vu que le mot *arsure,* au moyen-âge, était une des nombreuses expressions servant à désigner les manifestations locales du mal vénérien en général, c'est-à-dire les plaies virulentes des parties sexuelles ou l'écoulement uréthral.

des femmes saines, mais *n'ayant pas eu le soin de se laver*
après avoir eu affaire à un *lépreux*, en contractaient, COMME
PAR CONTAGION, un mal entièrement *semblable* à celui dont on
vient de parler.

Le « *comme par contagion* » n'est-il pas une trouvaille ?
Astruc ajoute :

> Tout le temps que la lèpre régna, il y eut une maladie que
> la prostitution pouvait procurer aux courtisanes et que les
> courtisanes pouvaient communiquer aux débauchés ; qui a
> dû être *fréquente* autrefois, mais qui a disparu avec la lèpre
> elle-même, *dont elle était un symptôme...* Il est évident que
> la lèpre se communiquait d'une personne infectée à une saine,
> non seulement en vivant et en demeurant ensemble, mais sur-
> tout par l'acte vénérien...[1]

Donc c'était le mal vénérien ; et il suffisait, au xvᵉ
siècle, de lui donner son véritable nom au lieu d'en
faire une maladie nouvelle. Nous allons voir, par la
fin de la lettre de Ricord, que le grand syphiliographe
— qui n'était pas précisément un naïf — ne savait
aucun gré à Astruc d'avoir rompu tant de lances contre
des moulins-à-vent.

Mais la plupart des contemporains d'Astruc se sont
inclinés, d'abord parce qu'il est plus commode d'accepter les idées des autres que d'en chercher soi-même ;
ensuite à cause de la notoriété de l'écrivain. Tant il est
vrai qu'un homme « arrivé » peut se permettre
d'écrire des hérésies médicales — d'aucuns diraient des
âneries — sans que personne ne bronche, personne ou
peu s'en faut. Ne fût-ce que les commensaux qui vivent
des miettes tombées de la table magistrale, les élèves
pour lesquels on crée tout exprès des postes avec semblant de concours, il se trouve toujours quelqu'un pour

---

1. J. Astruc. *De morbis venereis ;* Lutetiœ Parisiorum, 1740.

rééditer les erreurs du chef de file, lesquelles sont désormais consacrées. Nous aurons l'occasion d'en signaler un certain nombre lorsque nous étudierons les auteurs modernes.

Pour en revenir à la lettre de Ricord, voici sa phrase terminale :

Je n'ai nulle prétention à la science rétrospective : les travaux d'Astruc m'ont trop effrayé..... Mais qui que ce soit qui étudie la syphilis, pour peu qu'il ait l'esprit tourmenté par l'inquiétude de connaître, se demandera ce que cent fois je me suis demandé à moi-même, *qu'était donc cette terrible épidémie du xve siècle et d'où venait-elle?*[1]

C'est ce que nous avons essayé d'expliquer dans la dissertation un peu touffue dont se compose ce long chapitre. Le silence du Maître ou, si l'on veut, son simple point d'interrogation, prouve que le problème est un de ceux qu'on peut considérer comme difficiles à résoudre. Avons-nous approché de la solution? Le lecteur seul est bien placé pour porter sur ce point un jugement exact et impartial.

1. Ricord. *Lettres sur la syphilis;* Paris, 1851.

V

L'ORIGINE DU MAL VÉNÉRIEN ET LES DIFFÉRENTES DÉNOMINATIONS QU'IL REÇUT AU XVe SIÈCLE

Pourquoi les écrivains du temps ont presque tous cru dès l'abord à un mal nouveau. — Opinions diverses et théories fantastiques sur l'origine du mal vénérien : naïveté des auteurs de cette époque. — Croyances populaires ; explications curieuses sur l'influence des astres, de l'air ambiant, des relations sexuelles avec des lépreux, des débauches immondes, de la chair de cadavre employée comme nourriture, etc. — Nombre incalculable des mots qui servent à désigner la syphilis au xve siècle : chaque peuple lui donne un nom. — La thérapeutique désarmée au début : les charlatans sortent de terre...

Nous venons de voir, dans le chapitre précédent, comment le mal vénérien, cantonné depuis des siècles dans les repaires de la débauche d'où il ne sortait que d'une façon intermittente, s'abattit subitement sur la population tout entière et se mêla à l'épidémie du xve siècle. Il est alors facile de s'expliquer pourquoi le public et les médecins eux-mêmes, absolument atterrés, crurent à un mal inconnu, car ils ne considéraient dès l'abord que les symptômes les plus terribles d'un fléau qui allait en grandissant.

L'épidémie éteinte, il resta la syphilis dont on s'occupa comme d'une maladie nouvelle, désormais classée. Plus tard, après les premières années d'affolement, les médecins commencèrent à réfléchir. Quelques esprits pondérés remarquèrent alors que les symptômes courants présentés par les malades avaient de grands points de ressemblance avec les descriptions des médecins de l'antiquité — et surtout de ceux du moyen-âge concernant les affections des organes génitaux. Nous examinerons bientôt ce revirement des hommes de science dans notre Livre II, en étudiant le xviᵉ siècle.

Quoiqu'il en soit, la première impression fut en faveur de la nouveauté du mal, et, comme on manquait de données sérieuses pour en expliquer l'origine, ce fut la fantaisie qui s'en chargea. On ne saurait croire à quelles conclusions fantastiques peuvent se trouver amenés des gens — même réputés sérieux — lorsque l'imagination se donne libre carrière sur un point quelconque des arcanes de la science. Si l'on ajoute à cela les influences de milieu et surtout si l'on se reporte à une époque où les fables concernant l'épidémie de Naples furent conçues, écrites et répétées, c'est-à-dire à la fin du moyen-âge, on ne pourra guère s'attendre à quelque chose de raisonnable ni même de vraisemblable. Néanmoins, toutes ces fictions sont intéressantes à reproduire, car, ainsi qu'on le verra tout-à-l'heure, c'est surtout des croyances populaires les plus bizarres en apparence qu'on arrive à extraire la vérité historique.

Les astrologues, qui étaient des personnages très considérables à cette époque de naïveté et d'ignorance, ont imposé les premiers leur opinion et attribué tout naturellement l'origine du mal à certaines conjonctions astrales. Mais, me direz-vous, pourquoi les médecins du xvᵉ siècle, certainement plus instruits que la masse leurs concitoyens, ont-ils favorisé l'essor de pareilles absurdités ? La raison en est bien simple : ils étaient de leur temps. Les rêveries des astrologues ont trouvé crédit partout, même dans les palais, et bien des têtes couronnées ont eu recours à eux avant et après le xvᵉ siècle. Et, pour tout dire, peut-être les médecins d'alors n'étaient-ils pas fâchés de voir attribuer à la maligne influence des astres ou à la conjonction malfaisante des planètes, l'origine d'une maladie pour laquelle ils n'étaient pas en mesure de donner une explication scientifique.

Le premier auteur qui ait parlé de l'épidémie est *Barthélémy Stëbër* [1] de Vienne, dont le manuscrit date de 1494 : « C'est un mal nouveau dû à la conjonction des planètes », dit-il sans s'étendre beaucoup sur la question d'origine. Puis, en suivant l'ordre chronologique, nous trouvons *Grünbeck* (ou *Grünpeck*), de Burckausen, qui nous donne le premier livre imprimé sur la syphilis [2] : selon lui, ce mal est « l'œuvre néfaste de Saturne et de Mars ».

Coradin Gilini [3], qui vient ensuite, explique, dans son opuscule sur le *Mal Français*, à quoi on doit attribuer l'origine du fléau. Il donne plus de détails que Grünbeck.

C'est à la conjonction de Saturne et de Mars, arrivé le 16 janvier 1496, à midi environ, et qui présageait une mortalité

---

1. *A mala Franczos, morbo gallorum, préservatio ac cura ;* Vienne. (Le mal Français ; moyens préservatifs et traitement).

2. *Tractatus de pestilentiali scorrâ, sive mal de Franzos* (Traité de la scorre pestilentielle, c'est-à-dire le mal Français) 1496.

3. *Opusculum de morbo gallico ;* 1497.

sur les hommes ; ou bien à la conjonction de Jupiter et de Mars qui s'était faite le 17 novembre 1494, dans un signe chaud et humide. Il s'était dégagé des vapeurs de la terre et de l'eau ; et Mars, qui est chaud et sec, les avait enflammées. L'air fut changé et corrompu : de là les humeurs échauffées et putrides qui ont été la cause de cette maladie.

La seule chose à retenir, dans ces divagations, c'est que des miasmes telluriques s'étaient répandus en Italie, probablement après les pluies et les inondations qui sont signalées comme ayant eu lieu vers l'époque du siège de Naples.

Gaspard Torrella, dans son premier Traité [1], raconte des billevesées à peu près analogues et qui ont dû inspirer Molière.

Ce mal avait été causé, au dire des astrologues, par la constellation des corps supérieurs, parce qu'un effet universel doit être rapporté à des causes universelles ; et cela à cause de la rencontre de Saturne dans le signe du Bélier. Car il y a dans le signe du Bélier et dans celui des Poissons, des étoiles qui ont la vertu de produire des monstres.

Et voilà pourquoi votre fille est muette !

Wendelin Hock [2], tout en reconnaissant très sérieusement le pouvoir des astres sur lequel il s'étend longuement, fait intervenir aussi l'influence de la bile, idée que Grünpeck avait exprimée timidement.

Ce mal avait commencé, pour parler juste, dès l'an 1483 de Notre-Seigneur, parce qu'en cette année, au mois d'octobre, 4 planètes, à savoir : Jupiter, Mars, le Soleil et Mercure, s'étaient rencontrées au signe de la Balance, dans la maison de la maladie, ce qui dénotait un mal causé par la corruption

1. *De pudendagrá* ; Romœ, 1497.

2. *De causá et origine morbi gallici* ; Brackenaw. 1502.— La 2e édition, intitulée *Mentagra*, fut publiée en 1514.

du sang et de la bile ; et parce que Jupiter fut embrasé dans ce même signe...

Suit une description à perte de vue sur un chassé-croisé d'étoiles et de planètes qui, selon l'auteur, aurait eu lieu cette année-là, ainsi qu'en 1486 et en 1487. Ce sont des conjonctions incessantes de Jupiter, de Mars, de Vénus, de Mercure — avec deux éclipses de lune, s'il vous plaît — dans le signe du Scorpion, et toujours dans la *Maison de la maladie*, vraisemblablement plus spacieuse que celle de Socrate. Saturne se mit également ment de la partie et s'embrasa ainsi que Mercure. D'où cette conclusion évidente... pour l'auteur, du moins :

Ainsi tout cela annonça la corruption du sang et de la bile, et la corruption de toutes les humeurs, de même que l'abondance de l'humeur mélancolique, tant chez les hommes que chez les femmes.

Ces absurdités furent colportées et réimprimées pendant plus de 30 ans. On les retrouve, par exemple, dans les ouvrages de *Jean Benoist* [1] (1510), de *Pierre Maynard* [2] (1518), d'*Ulrich de Hutten* [3] (1519), du célèbre *Fracastor* [4] (1530), de *Nicolas Massa* [5] (1532), de *Laurent Phrisius* [6] (1532), etc. Ce dernier copie même Torrella presque mot pour mot, avec cette différence qu'il fait intervenir, comme Wendelin Hock, le Soleil dans les

1. *De morbo gallico libellus.*

2. *De morbo gallico,* 2 traités ; Vérone.

3. *Loc. cit.*

4. Hieronymi Fracastorii *Syphilis sive Morbus gallicus;* Veronœ, 1530.

5. 1re édition : *De morbo gallico* ; 1532. — 2e édition : *De morbo neapolitano...;* Lugduni (sur le mal napolitain...;) 1534.

6. *Opusculum de morbo gallico* ; 1532.

conjonctions astrales. Comme celui-ci, il place également le début de la maladie en l'an 1483.

D'autres auteurs ne citent l'influence astrale que pour mémoire et cherchent dans l'organisme lui-même l'origine du virus. Voici la supposition qu'émet Grünbeck dans sa lettre à Bernard de Walkirch, chanoine de la cathédrale d'Augsbourg en 1496, c'est-à-dire au moment même de l'épidémie.

> ... Cette maladie est engendrée par la bile ; elle mêle son poison à l'atrabile, puis à la pituite... Et, lorsque la nature veut se débarrasser de cet ennemi, elle le pousse vers le confluent des veines qui sont dans le voisinage des parties naturelles...

Leoniceno, médecin en Lombardie, contemporain également de l'épidémie, n'accorde qu'une faible créance au dire des Astrologues et des Théologiens. Son témoignage est précieux en ce sens qu'il nous montre que le Corps Médical de cette époque croyait plutôt à l'action des miasmes telluriques, tous les fleuves d'Italie ayant débordé cette année-là. Certainement la malaria, et peut-être même l'*influenza,* ont joué leur rôle dans les décès à brève échéance. Voici le passage où est discutée l'origine du fléau :

> C'est ou par colère divine, comme le croient les théologiens, ou par l'influence des astres, comme le prétendent les astrologues, ou par une certaine intempérie de l'air, comme le pensent les médecins...[1]

Cette dernière opinion est du reste la seule que l'auteur prenne la peine de défendre. Nous ajouterons qu'elle fut acceptée et reproduite par un certain nombre

---

1. Nicol. Léoniceno. *Loc. cit.*

de praticiens du xvᵉ siècle, entre autres *Noël Montesauro*[1], de Vérone, *Ant. Scanarolo*[2], de Modène, et par *Léonard Schmai* ou *Schmaus*[3], en 1518.

Pomponius Letus, poète du temps cité par Leoniceno, a composé, sur les inondations de l'année 1494, une poésie latine dont nous traduirons quelques vers.

Au temps d'Alexandre VI, aux nones de Décembre, le **Tibre** grossit d'environ douze toises.

Chaque maison devint une île ; et, dans les rues, les **barques** arrivaient soudain au niveau des fenêtres...

Leoniceno ajoute quelques renseignements complémentaires et en tire des déductions scientifiques :

Des inondations semblables se produisirent sur tous les points de l'Italie et même de toute l'Europe..... Aussi n'est-il pas étonnant qu'à la suite de tel phénomènes, l'atmosphère d'été ait acquis ces propriétés chaudes et humides que les médecins et les philosophes regardent comme la cause génératrice (*matrem*) de tous les germes putrides... Les inondations développent rapidement une putréfaction générale de l'air et du sol... Elles peuvent non seulement déterminer *des affections pestilentielles* (pestilentia) comme celles *qui nous affligent aujourd'hui* (ad prœsens damna), mais encore préparer d'autres maux pour l'avenir.

On voit que l'auteur attribue positivement aux miasmes paludéens les causes de l'épidémie régnante : celle-ci ne se composait donc pas exclusivement de manifestations vénériennes.

1. *De dispositionibus quas vulgares Mal Franzoso appellant ;* Veronœ (De l'affection qu'on nomme vulgairement Mal **Français** ; Vérone) 1498.

2. *Dissertatio utilis de morbo gallico ;* Bononiœ (Dissertation pratique sur le mal Français; Bononie, c.-à-d. Bologne) 1498.

3. *De morbo gallico.*

Mais, malgré la puissance des Astrologues et la terreur superstitieuse qu'ils inspiraient, leurs explications ne tardèrent pas à paraître insuffisantes. Quant à l'opinion mise en avant par quelques médecins relativement aux miasmes telluriques, personne n'y prit garde. Au fur et à mesure que le fléau diminuait d'intensité, les cas de syphilis émergeaient de plus en plus, car les maladies qui avaient donné à l'épidémie son caractère meurtrier se raréfiaient et tendaient à disparaître. Le bon sens public, ainsi que nous l'avons dit, sut immédiatement reconnaître, dans les signes de la maladie courante, de nombreux points de ressemblance avec la lèpre du moyen-âge. Aussi, n'est-il pas étonnant de voir certains auteurs faire intervenir les lépreux — ou ce qui les concerne — dans l'origine du mal. Examinons de près ces nouvelles fables que nous n'avons fait qu'indiquer dans le précédent chapitre.

Jean Manard[1], dont nous avons déjà invoqué le témoignage, raconte dans une de ses lettres quelle est l'opinion la plus accréditée relativement à l'origine de la maladie courante.

Quelques-uns prétendent que cette maladie commença à Valence, en Espagne, par une fameuse courtisane qui, pour le prix de 50 écus d'or, accorda ses faveurs à un chevalier qui était *lépreux*. Cette femme, ayant été gâtée, gâta à son tour les jeunes gens qui la voyaient intimement : de ceux-ci plus de 400 furent infectés en peu de temps.

L'auteur ajoute que quelques jeunes gens, parmi les quatre cents, suivirent Charles VIII en Italie et y portèrent la vérole.

1. *De morbo gallico* ; Ferrare, 1525. Epist. secunda.

P. André Matthiole[1], dix ans plus tard, signale un fait analogue :

Quelques-uns ont écrit que les Français avaient d'abord gagné le mal en ayant des rapports sexuels avec des femmes *lépreuses* lorsqu'ils traversaient le mont Salvium.

L'auteur fait allusion à l'armée de Charles VIII marchant à la conquête du royaume de Naples.

Paracelse[2], chimiatre Suisse, considère la syphilis comme étant le résultat d'une sorte de croisement entre la lèpre et le bubon vénérien.

La Vérole doit son origine au commerce impur[3] d'un Français *lépreux* avec une courtisane qui avait des bubons vénériens : celle-ci infecta ensuite tous ceux qui eurent affaire à elle. C'est ainsi que la Vérole, procédant de la lèpre et du bubon vénérien — à peu près comme la race du mulet est sortie de l'accouplement d'un cheval et d'une ânesse — se répandit par contagion dans tout l'univers.

André Cœsalpin[4], d'Arezzo, médecin du pape Clément VII, rapporte une histoire encore plus bizarre qu'il dit tenir de témoins oculaires et notamment d'un soldat de son pays qui servait dans l'armée espagnole. Comme on pourra le constater une fois de plus, les auteurs perdaient rarement de vue l'idée de lèpre dès qu'il s'agissait d'expliquer l'origine du mal nouveau, quelque invraisemblable que fût l'explication.

Ce soldat racontait que, les Français ayant assiégé, près du Mont Vésuve, une ville du nom de Somma, où il croît beau-

---

1. *Opusculum de morbo gallico ;* 1535.
2. Theophrate Paracelse Bombast. *Chirurg.;* 1536.
3. En 1478.
4. *Artis medicæ ;* L. **IV**, cap. 3.

coup d'excellent vin qu'on appelle « vin grec », les Espagnols abandonnèrent la place durant la nuit. Mais auparavant ils infectèrent le vin qui s'y trouvait avec du sang qu'ils avaient tiré des malades de l'hôpital de Saint-Lazare[1]. Les Français, étant entrés dans la ville et s'étant gorgés de ce vin, commencèrent à être malades et eurent des symptômes très fâcheux *qui ressemblaient à ceux de la Lèpre.*

Ant. Musa Brassavole[2] dit bien que la vérole fut semée pour la première fois au siège de Naples par une fille de joie, mais il ne nous explique pas comment la maladie est venue à cette coureuse de garnison. Il laisse entendre que la syphilis serait née spontanément chez elle, mais il ne dit rien de positif à ce sujet. Cette thèse de la spontanéité du virus a été soutenue par un grand nombre d'auteurs du xvie et du xviie siècles qui sont partis de là pour conclure à l'antiquité du mal vénérien. Nous reviendrons sur ce point en temps utile. Voici le texte de Brassavole :

Dans le camp des Français il y avait, en 1495, une courtisane très fameuse et fort belle, mais qui était atteinte d'un ulcère sordide à la vulve. Les hommes qui avaient commerce avec elle contractaient une affection maligne qui ulcérait le membre viril... Plusieurs hommes furent infectés : par la suite un grand nombre de femmes qui eurent des rapports avec ces hommes, gagnèrent ainsi le mal dont elles firent à leur tour présent à d'autres hommes.

Jusqu'ici, à part les conjonctions astrales, les explications données par les auteurs relativement à l'influence, soit des miasmes telluriques, soit de la lèpre du moyen-âge, ont encore une apparence scientifique; mais toutes celles qui vont suivre sont du domaine de

1. Où l'on soignait les lépreux.
2. *De morbo gallico ;* Ferrare, 1551.

la fantaisie : nous entrons en pleine divagation. Voici, par exemple, ce que raconte *Gabriel Fallope* [1] en parlant du siège de Naples :

Les Espagnols étant en fort petit nombre et voulant user de finesse contre les Français, dont l'armée était immense, abandonnèrent de nuit leurs retranchements et empoisonnèrent les puits. Non contents de cette méchanceté, ils corrompirent les boulangers Italiens qui étaient dans les troupes ennemies et les engagèrent à mettre du plâtre dans le pain qu'ils faisaient.

Ainsi, selon Fallope, l'apparition de la syphilis dans l'humanité ne reconnaîtrait pas d'autre cause que le plâtre ou le poison ! Tout cela n'est que puéril ; mais voici venir le genre macabre inauguré par *Léonard Fioravanti* [2]. L'auteur dit tenir son histoire d'un nommé Paschal Gibilotto, de Naples, âgé de 98 ans. Le père de cet homme avait été vivandier en 1456 dans l'armée d'Alphonse V, roi d'Aragon, qui guerroyait alors contre Jean, fils de René, duc d'Anjou, pour le royaume de Naples.

Les vivres ayant manqué dans cette longue guerre, aussi bien aux Espagnols qu'aux Français, les vivandiers des deux armées préparèrent divers mêts avec de la chair humaine et les vendirent très cher aux soldats affamés. Ceux-ci eurent bientôt tous les symptômes de la vérole (pustules, chute des cheveux, etc.). Les Français, obligés de retourner dans leur pays, appelèrent cette maladie le *mal de Naples*, parce qu'ils l'avaient gagnée dans ce royaume. Les Espagnols et les Italiens, persuadés que les Français l'avaient apportée, l'appelèrent *mal Français*.

Si Fioravanti, beaucoup plus connu par le baume auquel il a laissé son nom, s'était borné à rapporter ce

---

1. *Tract. de morbo gallico ;* Mutinœ (Modène) 1555. cap. I.
2. *Capricci medicinali* (Fantaisies médicales); 1564.

bavardage d'un homme du peuple, on l aurait simplement taxé de naïveté pour y avoir ajouté foi. Mais malheureusement il vient prétendre qu'il a vérifié le fait à la suites d'expériences concluantes (!) sur des animaux. Alors cela devient déconcertant. En dehors des chacals, des hyènes, des vautours, des corbeaux, nous ne connaissons pas beaucoup d'animaux susceptibles d'accepter facilement une nourriture provenant de charognes, humaines ou autres. Et, en admettant même que l'auteur soit parvenu à nourrir ainsi quelques-uns de nos animaux domestiques, en les affamant au préalable, il lui a fallu, croyons-nous, une bonne volonté rare pour constater sur eux les symptômes classiques de la vérole.

La même fable est reproduite, avec quelques variantes, par un certain *François Bacon*[1], de Vérulam.

Les Français, de qui le Mal de Naples a reçu son nom, rapportent qu'il y avait au siège de Naples des coquins de marchands qui, au lieu de thons, vendaient de la chair d'hommes tués récemment dans la Mauritanie et qu'on attribuait l'origine de la maladie à un aussi horrible aliment. La chose paraît assez véritable, car les cannibales des Indes Occidentales, qui vivent de la chair humaine, sont fort sujets à la vérolc.

On nous croira sans peine quand nous dirons qu'il n'est pas du tout démontré que le cannibalisme ait engendré la syphilis chez les sauvages du Nouveau-Monde ; par contre, il est indéniable que les matelots des différentes nations européennes ont surtout contribué à propager la vérole sur les côtes qu'ils ont fré-

1. *Sylvæ sylvarum, sive Historiæ Naturalis.* Centur. I, Artic. 26.

quentées. On sait en effet que, chez les peuples primitifs, la femme a toujours été considérée comme une bête de somme ; or, pour un clou, une verroterie quelconque ou même par simple politesse, les naturels des pays non civilisés n'hésitent pas à confier leurs épouses aux voyageurs paraissant désireux d'éprouver le charme de leur conversation.

J.-B. *Van Helmont*[1] était d'avis que la vérole reconnaissait pour cause la bestialité, lorsque les rapports immondes s'effectuaient avec une jument atteinte de farcin. Cette idée du farcin du cheval engendrant la syphilis chez l'homme avait attiré l'attention de Ricord. Il a fait remarquer[2], sans insister autrement, que l'épidémie de Naples avait présenté, dans ses symptômes, des points de ressemblance avec le farcin que nous connaissons aujourd'hui. Voici ce que raconte Van Helmont :

Un saint laïque, tâchant de deviner pourquoi la vérole avait paru au siècle passé et non auparavant, fut ravi en esprit et eut la vision d'une jument rongée du farcin. D'où il soupçonna qu'au siège de Naples, où cette maladie parut pour la première fois, quelque homme avait eu un commerce abominable avec une bête de cette espèce attaquée du même mal et qu'ensuite, par un effet de la justice divine, il avait malheureusement infecté le genre humain.

Telles sont les explications curieuses données par les principaux syphiliographes des xve et xvie siècles. Le lecteur, élevé dans l'idée fausse que la vérole nous est venue d'Amérique, pourra s'étonner à juste titre en constatant que la plupart des auteurs — tant médecins

1. *Tumulus pestis ;* 1640.
2. *Lettr. sur la syph.*

qu'historiens — ont invoqué les raisons les plus baroques pour justifier l'apparition de ce mal, nouveau pour eux. Comme nous l'avons dit dans notre premier volume, personne, pendant 25 ans, n'a supposé une minute qu'il ait pu prendre naissance ailleurs qu'en Europe. La théorie qui consiste à le faire venir d'Haïti, assez étrange à première vue, n'est pas plus fantastique en somme que la plupart des fables que nous venons de relater ; néanmoins, si cette idée n'avait germé dans quelques cerveaux vers l'année 1518, tout porte à croire que le Nouveau-Monde n'aurait jamais été incriminé. Cette question, trop capitale pour être traitée en quelques lignes, fera l'objet d'un chapitre spécial en raison de la faveur incroyable dont a joui sur-le-champ et dont jouit encore, dans le public étranger aux choses médicales, l'hypothèse de l'origine américaine. Ce sera la conclusion toute naturelle de notre étude sur le moyen-âge. On pourra constater, dans le prochain chapitre, que cette légende recueillie par Schmaus, lancée par Oviédo, défendue par Fallope, ressuscitée par Astruc et acceptée de nos jours par quelques médecins qui s'en contentent encore faute de mieux, ne résiste pas à l'examen le plus superficiel des faits et des dates.

Disons encore, sans nous y arrêter pour le moment, que certains auteurs ont aussi attribué l'origine de la syphilis, soit à des excès vénériens, soit au coït successif de plusieurs hommes avec la même femme ; et ils soutiennent cette théorie que la rencontre de diverses semences dans le même vagin peut suffire à engendrer le virus. Ces circonstances ayant dû se produire à toutes les époques, les auteurs en question sont tout naturellement partisans de l'antiquité de la syphilis.

D'autres l'ont attribuée aux *Maranes*, c'est-à-dire aux juifs chassés d'Espagne par Ferdinand le Catholique à l'instigation de Torquemada : nous examinerons ces diverses questions en temps et en heure.

Maintenant, passons en revue la longue liste des diverses dénominations qu'a reçues la vérole avant de rencontrer, dans la personne de Fracastor, son parrain définitif, ou plutôt avant que le terme « *syphilis* » eût été définitivement adopté. Il nous serait trop facile de trouver, dans le nombre incroyable de tous ces noms, la preuve évidente que le mal n'est pas venu de Saint-Domingue. Est-il admissible que, à une époque quelconque, médecins et historiens se mettent l'esprit à la torture — et cela pendant une période de 25 ans — pour découvrir l'origine d'un virus, quand il est de notoriété publique que ledit virus est venu d'une île récemment découverte ? Nous laissons au lecteur, qui représente le bon sens, le soin de répondre à cette question.

On a pu voir, par les différents textes cités plus haut, que les auteurs rapportent, pour la plupart, au siège de Naples le début du mal vénérien, quelles qu'aient pu être d'ailleurs les raisons invoquées. Une épidémie commence, grossit de jour en jour, terrorise les peuples, atteint son apogée au moment précis d'une expédition devenue célèbre à cause de cette coïncidence, sévit surtout en Italie en raison même du mouvement de troupes que cette expédition occasionne, et tous ces événements se passent au moyen-âge. Il n'en faut pas plus pour que les imaginations peu éclairées de cette époque y voient une relation de cause à effet ; et le mal, qui semble inconnu jusqu'alors, reçoit un premier nom qui rappelle les circonstances dans lesquelles il a été pour la première fois remarqué. Ce sont les troupes

françaises qui envahissent l'Italie et assiègent Naples :
les Italiens l'appellent immédiatement *mal français*
(male francese).

On m'objectera que ladite épidémie régnait **déjà**
depuis quelques années dans toute la péninsule sous le
nom de *peste inguinale*. C'est vrai ; mais cette maladie,
peu meurtrière au début, n'avait pas alors les caractères qu'elle revêtit plus tard, ou plutôt n'avait pas
encore subi les transformations qui la dénaturèrent
complètement vers 1494 ou 1495, par suite de l'adjonc-
tion de terribles éléments nouveaux. Quoi qu'il en soit,
le mot fit fortune pendant près de cent ans, puisque
tous ou presque tous les auteurs des xve et xvie siècles
qui ont écrit en latin, intitulent leurs ouvrages : *De
morbo gallico*. Est-ce par esprit de vengeance que les
vaincus donnèrent à ce mal le nom du vainqueur ?
c'est possible ; les Français, usant de représailles,
l'appelèrent *mal napolitain*. Toutefois, le titre : *De morbo
neapolitano* (N. Massa 1534) est assez rare pour les
ouvrages de cette époque ; mais il convient de **faire**
remarquer que la plupart des auteurs qui ont écrit sur
ce sujet sont Allemands ou Italiens.

Dès lors, ce fut une sorte de mode, pour les nations
de l'Ancien Continent, de donner au mal vénérien le
nom de l'ennemi du moment ; mais, dans les écrits,
c'est toujours l'expression de *mal français* qui domine.
Le *male Francese* des Napolitains devient, chez les
Allemands, *Frantzosen* ou *Frantzosischen pocken*, *Fran-
zösische Krankheit* ou *Lustscheuche ; mala Franczos* (Stëbër, 1494) ; *malum Francicum* (ordonnance de l'empereur Maximilien, 1495) ; *mala de Franzos* (Grünpeck,
1496), *malum de Francia* (Schellig, 1500), *malum Fran-
cum* (S. Pistor, 1500) ; *virulentia Gallica* (Capivacceus,

1590). Pour les Anglais, c'est *French pox*, *mal de Bordeaux*, *foul* ou *venereal disease*, *bad disorder*. Les Suédois disent : *Franska Koppor*.

Les Turcs et les peuples du littoral de la Méditerranée emploient indifféremment les expressions de *mal des chréticns* ou *mal des Français*. Les Persans disent : *mal des Turcs* ; les Polonais, *mal des Allemands* ; les Moscovites, *mal des Polonais*. Les Africains et les Maures, peu amis de l'Espagne, l'appellent tout naturellement *mal Espagnol*, ainsi que les Hollandais (*spaanse pocken, Venus ziekte)* et les Portugais *(mal Castillan)*. Auger Ferrier (1564) intitule son livre : *De lue Hispanicâ*. Plus tard, les Japonais l'ont appelé *mal Portugais* (nambokassam) et les Danois, *Lystsyge*, *Klepholdt*. Les Abyssins disent encore *mal des Francs*.

Comme on peut le voir, tous les peuples se sont renvoyé le compliment. Et, au milieu de cette avalanche de noms, pas une seule fois l'expression de *mal Américain* avant l'an 1518. Il est vrai qu'on ignorait alors les propriétés du gaïac, plante qui pousse en Amérique !

Toutefois, différents auteurs n'ont pas adopté le terme généralement admis de *morbus gallicus*. C'est ainsi que nous voyons *Ulsenius* (1496) désigner le mal vénérien sous le nom de *scabies epidemica* (éruption épidémique) ; Grünbeck l'appelle parfois *pestilentia scorra ;* une ordonnance de Charles VIII (1493), un mémoire de l'hôpital du Midi (1495), et un arrêt du Parlement de Paris, en 1496, portent l'expression : *grosse vérole ;* certains auteurs écrivent : *vairole*, *vairola magna* (Joubert 1570). Dans une ordonnance de Jacques IV d'Ecosse, on trouve le mot *grand'gor*. On lit encore dans certains ouvrages : *mal de Naples, mal Italien* (Rondelet), *gorrhe* ou *grosse gorrhe, galle de mauvais lieu, goutte honteuse, carie vénérienne, pustule impudique ;* puis *mal de Saint-Mévius, de Saint-Sément, de Saint-Roch ; mal de Sainte-Reine, de Saint-Evagre, de Saint-Mein, de Saint-Job* (missel de Passau 1514), etc. : on pourrait presque citer tout le calendrier.

Cette habitude de prendre les saints comme patrons de la vérole vient de ce que ceux-ci, invoqués par leurs clients respectifs, avaient récolté tous les honneurs de la cure dans les cas heureux. Les gens sceptiques insinueront certainement qu'il s'agissait alors de formes bénignes de la maladie et que le régime seul eut une action efficace : c'est bien possible, mais nous n'insisterons pas.

Pour les Gênois, c'était *lo male de le Tavelle*; pour les Toscans, *il malo delle Bolle*; pour les Lombards, *lo male de le Brosule*, tous mots qui signifient : *pustules*. Les Espagnols disaient aussi couramment : *las bubas, buvas, buas* ou *boas* (les pustules); et Alménar (1512), avec Fallope et Roverel, employa l'expression bizarre de *patursa*, que certains auteurs considèrent comme formée de la première syllabe des trois mots : *passio turpis saturnina* (mal honteux de Saturne). Torrella (1497) s'est servi du mot *pudendagra* (maladie des parties honteuses); Gründpeck (1496) dit quelquefois *mentulagra* (mal du pénis), et Wendelin Hock (1502) ressuscite l'expression des Romains rapportée par Pline l'Ancien : *mentagra*.

Dès le commencement du XVIIe siècle, l'expression de *mal Français* disparaît presque complètement, et les auteurs emploient alors couramment soit le mot *vérole*, soit la majuscule V..., ou encore les termes de *lues venereà* (ou simplement *lues*), maladie vénérienne, *peste de Vénus, azote du ciel, torpeza* (saleté), *virulentia vene-*

rea (Minado, 1596), *mal vénérien* (inventé par Fernel en 1579), *cristalline* (Guillaumet, 1611), *mal joyeux* (de la Martinière, 1664). Cren est à peu près le seul qui intitule son livre : *De americana lue;* et encore écrit-il en 1762 ! Nous verrons bientôt qu'il faut arriver jusqu'à la fin du xviiie siècle pour retrouver le mot *syphilis*, à peu près oublié depuis le poème de Fracastor (1530).

Il serait fastidieux de s'attarder sur cette nomenclature : la liste déjà longue des dénominations diverses que nous venons de rapporter, démontre que les médecins, aussi bien que les malades, ignoraient absolument l'origine du mal. Certes, le bon sens populaire, comme nous l'avons déjà dit, reconnut immédiatement les rapports qui liaient la maladie nouvelle à la lèpre du moyen-âge. Seule, la nature épidémique du fléau dérouta et déroute encore les hommes de science : si les différentes affections qui lui donnèrent ce caractère n'avaient pas existé, l'attention n'eût pas été appelée sur les maladies vénériennes: et les léproseries, aujourd'hui disséminées, auraient couvert l'Europe pendant quelques siècles encore.

Certains esprits judicieux, tels que Fracastor, sans aller plus loin, laissèrent parfaitement entendre que le mal avait dû exister chez les anciens. D'autres, également contemporains de l'épidémie, Leoniceno (1497), Aquilanus (1498), l'assimilèrent à la lèpre antique; et, au fur et à mesure que le fléau se calme, nous voyons les auteurs abandonner de plus en plus les fables à la mode — sans toutefois s'expliquer davantage — et certains se prononcent franchement pour l'antiquité du virus. Torrella, tout en disant que personne, de son temps (c'est-à-dire avant 1497, époque à laquelle il écrivait), n'était atteint d'une pareille maladie, admet très bien qu'on ait pu l'observer dans les temps anciens, et il cite le cas de l'empereur Héraclius qui, selon lui, avait eu la vérole.

Quoi qu'il en soit, l'impression générale, après la prise de Naples, alors que l'épidémie battait son plein, fut un sentiment de stupeur. C'était une véritable panique : on fuyait les malades comme des pestiférés et les médecins refusaient de soigner ce mal qui les déroutait absolument. Ce fait s'explique par la multiplicité des manifestations infectieuses qu'on désigna par une seule épithète au lieu de séparer, d'étudier et de classer les différentes affections aux symptômes graves dont l'ensemble constituait l'épidémie.

Les lépreux eux-mêmes évitaient tout contact avec les moribonds, ce qui se comprend très bien, car les vénériens veritables, atteints d'accidents relativement bénins, auraient parfaitement pu être enlevés par les ulcères gangréneux, le typhus, le phagédénisme et autres principes infectieux qui rendaient le fléau public extrêmement meurtrier. Néanmoins, les médecins du xvᵉ siècle eurent tort de déserter leur poste, car ils laissèrent ainsi le champ libre aux charlatans. Voilà pourquoi, bien que près de 400 ans nous séparent de cette époque, les forbans de la médecine fourmillent plus que jamais, sous l'œil paterne de ceux qui sont censés protéger la santé publique. Seule, une Chambre Syndicale, officiellement reconnue et fonctionnant bien, pourrait poursuivre ces individus, sans aveu pour la plupart; mais on s'est empressé de rejeter tout d'abord l'article de loi qui devait autoriser les médecins à se syndiquer comme de simples marchands de moutarde, pharmaciens, coiffeurs, limonadiers, notaires ou autres contribuables. Et cependant le fameux article a passé tout de même, après bien du tirage. Toutefois, les professeurs Félisse, Bénévent, Manoël le Polyglotte, Saint-Marc de la Tinette et consorts n'ont pas l'air de s'en émouvoir outre mesure : ils ont même fait des recrues depuis quelques mois. Aussi, sommes-nous d'avis qu'on pourrait, en haut lieu, s'occuper d'agrandir la superficie intérieure des kiosques utiles, afin de donner plus d'espace aux prospectus remarquables qui émaillent ces lieux de méditation. Pauvre Syndicat Médical ! tu as maintenant le droit de vivre... ah ! le bon billet qu'a La Châtre !

Mais à quoi bon protester ? les auteurs du XVIᵉ siècle ont réclamé, eux aussi : Qu'ont-ils obtenu et qu'obtiendrons-nous ? Rien, si ce n'est l'apothéose des empiriques et autres non-valeurs de la science devenus les rois du savoir-faire. Aussi, calmons-nous ; plaignons les sots qui se font estropier et revenons à nos documents.

Voici ce que dit Torrella [1] en l'an 1500 :

On ne pouvait venir à bout de guérir cette affreuse maladie régulièrement et comme il faut, quelque habile, expérimenté et âgé qu'on fût. Cela donna l'occasion au vulgaire ignorant et entêté de décrier la médecine et de soutenir que c'était une science vaine ou imparfaite, puisqu'aucun médecin ne venait à bout de guérir ce mal...

Et ce n'était pas sans raison qu'on faisait courir ce bruit, puisque les savants évitaient de traiter cette maladie, étant persuadés qu'ils n'y entendaient rien eux-mêmes. C'est pourquoi les vendeurs de drogues, les herboristes et les gens des métiers les plus bas, les vagabonds et les charlatans se donnent encore aujourd'hui pour être ceux qui la guérissent véritablement et parfaitement. Et comme ils ne savent rien, ils ne doutent de rien (*non dubitant*).

1. *Dialogus de dolore in pudendagrâ; 1500.*

N'était le style, on croirait que ces deux dernières phrases ont été écrites au XIXe siècle !

Wendelin Hock[1], en 1502, répète à peu près la même chose et presque dans les mêmes termes :

Les savants (les médecins nous en donnent souvent l'exemple en ce temps-ci) évitent de traiter un mal si cruel, persuadés qu'ils n'y connaissent rien. Voilà pourquoi les vendeurs de drogues, les herboristes et les autres gens de métier, de même que les vagabonds et les imposteurs, se font passer pour ceux qui guérissent véritablement et parfaitement cette maladie.

Autre témoignage datant de 1519 et émanant d'Ulrich de Hutten [2] :

Les médecins, effrayés de ce mal, non seulement se gardaient bien d'approcher ceux qui en étaient attaqués ; ils fuyaient même leur vue, comme s'il se fût agi de la maladie la plus désespérée...

Ils se décidèrent toutefois à soigner les malades, car le même auteur ajoute au chapitre suivant :

On sait par expérience combien ce mal en particulier donne d'embarras aux médecins de notre temps.....

Laurent Phrisius [3], médecin Allemand, dit un peu plus tard que les charlatans sont tombés du ciel :

Les pauvres gens qui se trouvaient attaqués de ce mal étaient chassés de la société comme de puants cadavres ; ces misérables, abandonnés des médecins — qui ne voulaient pas se mêler du traitement de cette maladie, qui refusaient de voir les malades et même de leur donner des conseils — étaient obligés de demeurer dans les champs et dans les bois... Touché de compassion, il (J.-Christ) leur envoya de France et de

1. *Loc. cit.*
2. *Loc. cit.*
3. Laur. Phrisius. *De morbo gallico ;* Bâle 1532. Chap. I.

Naples certains empiriques ou médecins qui, conduits par une téméraire audace plutôt que par une habileté effective, commencèrent à traiter les personnes affectées de ce mal.

D'après *Guicchardin* , de Florence, qui a écrit l'histoire de son temps de 1494 à 1532, quelques médecins auraient bien essayé, au début, de traiter les malades ; mais ils ne paraissent pas avoir opéré de bien grandes cures.

Les médecins n'entendaient rien au traitement de cette maladie ; et, au lieu des médicaments appropriés, ils donnaient souvent des remèdes tout contraires, capables plutôt d'irriter le mal : Aussi celui-ci fit-il mourir quantité de personnes, sans épargner ni âge ni sexe; d'autres restèrent mutilés et défigurés.

On a pu voir, par les textes ci-dessus, que le premier sentiment, à l'aspect des proportions colossales qu'avait prises l'épidémie dans un temps relativement court, fut celui de la terreur. Le public, les médecins, les lépreux eux-mêmes — nous avons dit pourquoi — tout le monde fuyait les malades. C'était l'affolement général; puis, le premier moment de stupeur passé, on commença à s'occuper de ces malheureux qui pourrissaient ou mouraient, souvent faute de soins. Les charlatans, que rien n'embarrasse, s'emparèrent des malades et les médecins suivirent l'élan donné par les empiriques.

Or, il se produisit ce qu'on peut observer dans toute épidémie. Au début, tous les malades ou presque tous succombent ; vers le milieu, les décès et les guérisons s'équilibrent; à la fin, tous les remèdes sont héroïques. Cela veut dire que, le virus s'atténuant, les malades guérissent presque tous, souvent malgré les remèdes :

---

1. Francesco Guicciardini. *La historia d'Italia ;* In Vinegia 1583.

néanmoins, on proclame quelques douzaines de panacées que chacun se propose d'utiliser la fois suivante.
Mais, alors, comme on les administre au début de
l'épidémie, elles n'agissent plus : la mode est passée.

Les empiriques essayèrent donc une foule de produits, tous extrêmement complexes et surtout bizarres.
Parmi ces remèdes se trouvaient les onguents à base
d'hydrargyre, que les courtisanes et les proxénètes
employaient depuis les temps féodaux contre les affections vénériennes. Ceux qui étaient atteints de syphilis
et qui avaient réchappé au moment de l'apogée du fléau,
ou qui, contaminés ultérieurement, étaient considérés
comme présentant une forme atténuée de la maladie
épidémique, — se trouvèrent bien du remède et le traitement mercuriel fit florès. Mais nous verrons plus
tard qu'on l'employa avec si peu de mesure qu'il fut
toujours plutôt nuisible et faillit par cela même tomber
en discrédit. A l'heure actuelle, il subit encore le con-
trecoup des malédictions dont il fut chargé au xvᵉ siècle.
Toutefois, il est assez piquant de constater un fait : les
industriels qui le proscrivent aujourd'hui sont précisément les successeurs de ceux qui l'ont lancé au moyen-
âge. Autre temps, autre mœurs. Les charlatans modernes prônent le traitement végétal, tandis que les
bateleurs du xvᵉ siècle donnaient le vif-argent. Mais
nous savons dans quel but agissent messires Rodriguez,
Trèschéri et Cⁱᵉ, le résultat thérapeutique étant toujours
le moindre de leurs soucis.

VI

LA SOI-DISANT ORIGINE AMÉRICAINE DU VIRUS SYPHILITIQUE

Comment prit naissance la légende de l'origine américaine. — Fables absurdes auxquelles a donné lieu cette croyance erronée. — Un simple examen des faits et des dates réduit l'hypothèse à néant : preuve négative tirée des lettres de Christophe Colomb. — Faveur incroyable dont cette invention a joui et jouit encore dans le public. — Son peu de succès auprès du Corps Médical où elle perd du terrain tous les jours. — Les précurseurs de Pasteur : le syphilococcus soupçonné au commencement du XVIᵉ siècle. — Le « système des vers » ou théorie des microbes.

Il faut arriver, avons-nous dit, jusqu'à l'année 1518 (25 ans après la découverte de l'Amérique) pour trouver la première accusation écrite attribuant au Nouveau-Monde l'origine de la maladie syphilitique. Jusque-là, en effet, tous les auteurs partisans de l'origine moderne avaient cru à une maladie épidémique née en Europe : la cause seule amenait les divergences d'opinions. Et personne, avant *Léonard Schmaus*[1], n'avait déclaré positivement que le mal vénérien fût originaire d'Amé-

1. *De morbo gallico.*

rique. A vrai dire, un autre Allemand, *Nicolas Poll* [1], médecin de Charles-Quint, fut la cause inconsciente de ce revirement d'opinion, car il avait écrit l'année précédente (1517) que le gaïac, tiré de l'île Espagnole, guérissait la maladie vénérienne. Aussitôt, la majorité des médecins, considérant que la maladie devait venir infailliblement du même pays que le remède, assurèrent hardiment que le Nouveau-Monde était le berceau de la vérole, la Providence mettant toujours le remède à côté du mal. Schmaus se fit l'écho de cette opinion fantaisiste et presque tous les écrivains du temps le suivirent en vrais moutons de Panurge.

Il n'en est pas moins vrai que, jusqu'à cette époque, personne n'était d'accord sur la véritable origine du mal. La multiplicité des théories bizarres qui furent admises et répétées pendant près de 25 ans, le prouve d'une façon surabondante ; et, bien qu'on discute encore sur ce sujet, on est forcé de reconnaître que *pas un*, parmi les savants, n'a émis l'ombre d'une supposition relativement à l'origine américaine de la syphilis jusqu'en 1518, ou 1517, si l'on veut. Voilà un fait incontestable et, je crois, incontesté.

L'année suivante, un chevalier syphilitique, Ulrich de Hutten [2], qui avait souffert pendant huit ans de tous les traitements barbares alors en usage — et notamment des frictions mercurielles — écrivit un ouvrage sur la vérole. Ayant eu la chance d'être amélioré par le gaïac — ou plutôt par la suppression des médications nuisibles — il vanta les propriétés du *bois saint*,

1. *De cura Morbi Gallici per lignum Guayacum* (Du traitement du Mal Français par le bois de gaïac).

2. *Loc. cit.*

comme on l'appelait alors, proclama avec Schmaus que
le gaïac était le spécifique de la maladie vénérienne, et
défendit tout naturellement l'opinion de l'origine américaine. L'hypothèse était définitivement admise, et
nous savons qu'elle fit fortune, mais on manquait de
documents pour l'étayer : la supposition d'Ulrich de
Hutten était donc toute gratuite. Néanmoins, tous les
peuples de l'Ancien - Continent accueillirent avec
enthousiasme cette idée nouvelle qui les innocentait en
quelque sorte, car elle semblait devoir terminer la
grande querelle scientifique relative au mal vénérien
qu'ils ne pouvaient plus, dès lors, se reprocher mutuellement.

L'idée adoptée, il ne resta plus qu'à raconter comment
le virus avait été introduit sur le sol Européen. Personne,
avant Christophe Colomb, n'ayant mis le pied sur le
continent Américain — ainsi nommé parce qu'Amérigo
Vespucci ne l'a pas découvert — il fut tout naturel de
dire que le mal avait été rapporté par les équipages du
navigateur Gênois. Cela parut même tellement simple
qu'on ne se donna même pas la peine d'esquisser un
semblant de preuve jusqu'en l'an 1525, époque à
laquelle Oviedo commença à écrire son histoire des
Indes Occidentales. Cet ouvrage est le seul document
sur lequel les partisans de l'origine américaine aient
pu s'appuyer par la suite : nous verrons tout à l'heure
ce que nous en devons penser.

Puis on voulut expliquer comment la vérole naissait
en Amérique. Les conjonctions astrales, dont on avait
abusé pour l'Europe, étant absolument démodées, il
fallut trouver autre chose. Les naturels des Antilles
étaient, en 1493, totalement dépourvus de littérature ;
aussi, la fantaisie se chargea-t-elle d'éditer une série de

fables toutes plus drôles les unes que les autres.

La plus curieuse émane d'*Améric Vespuce*, celui-là même qui eut l'honneur de laisser son nom [1] au monde nouveau découvert par Christophe Colomb. Quand les femmes de ce pays, raconte l'auteur, ne trouvent pas les hommes assez ardents pour satisfaire leurs désirs, elles ont recours à des moyens artificiels d'excitation.

Elles font gonfler les organes génitaux de leurs époux dans des proportions telles que ceux-ci paraissent difformes et hideux : ce résultat est obtenu par la morsure d'un animal venimeux. Il en résulte qu'un grand nombre des hommes soumis à ce procédé sont condamnés à l'impuissance, car on ne les soigne pas, et les désordres sont tels qu'ils rendent toute érection impossible par la suite : aussi la plupart d'entre eux restent-ils eunuques [2].

L'auteur ne dit pas que ces pratiques aient jamais engendré le moindre virus. Néanmoins, telle est l'anecdote d'où est parti *Girtanner* [3], grand admirateur d'Astruc, pour établir un système sur l'origine améri-

1. Cette méprise, dont la cause est généralement peu connue, est due à un savant de Saint-Dié qui était en correspondance avec Améric Vespuce, l'un des compagnons de Colomb. Ce savant fut le premier géographe qui dressa une carte du Nouveau-Continent; et, comme il s'était servi des documents de son ami, il donna à la terre nouvelle le nom d'*America* : l'habitude fit le reste.

2. Faciunt intumescere maritorum inguina in tantam crassitudinem ut deformia videantur et turpia, et hoc quodam earum artificio et mordicatione quorumdam animalium venenosorum, et hujus rei causâ multi emittunt inguina quæ illis ob defectum curæ flaccescunt, et multi eorum restant eunuchi. (Amerigo Vespucci. *Novus Orbis Region. ac Insular. incognit;* Basileœ, 1532).

3. Girtanner. *Abhandlung ueber die venerische Krankheiten.* (Dissertation sur les maladies vénériennes) ; Gœtting, 1788.

caine de la syphilis : il est vrai que le médecin Allemand — tout comme son compatriote Grüner — fit plus tard amende honorable et revint sur son opinion première.

Cette histoire d'érection par piqûre d'insecte sent un peu trop le merveilleux pour qu'on puisse l'accepter sans contrôle. Vespucci nous paraît en effet avoir été victime d'une illusion d'optique. Que des faits de ce genre se soient produits isolément, passe encore à la rigueur ; mais étant données les conséquences que signale l'auteur *(restant eunuchi)*, tout porte à croire que les Indiennes du XVIᵉ siècle n'ont pas persisté longtemps dans des essais qui donnaient d'aussi piteux résultats. C'eût été aller à l'encontre du but proposé. Les plus bornées d'entre elles n'auraient pas tardé à préférer la médiocrité de leurs maris en matière de galanterie — ou même la « menuiserie [1] de leurs serviteurs [2] », comme aurait dit Brantôme — à ces dimensions fantastiques par œdème morbide, et à cette vaillance illusoire et éphémère *(inguina flaccescunt)*, si tant est qu'on puisse en conserver réellement dans de pareilles conditions. En somme, idée baroque. Celle qui l'a eue la première n'a pas dû trouver beaucoup d'imitatrices : Vespucci aura pris pour une méthode coutumière une de ces pratiques monstrueuses telles que les sorcières en conseillent encore aujourd'hui dans certains pays arriérés, mais que peu de gens expérimentent et fort heureusement.

Néanmoins, cette fable a été accueillie favorablement par quelques auteurs partisans de l'origine américaine,

1. De l'adjectif *menu*, s'appliquant aux objets de petite dimension.

2. Amants.

entre autres *Pauw*, auteur anglais qui a vu, dans la piqûre de ces insectes venimeux, la véritable source de la vérole.

Un autre auteur Anglais, *Martin Lister*[1], qui écrit à la fin du xve siècle, place aussi en Amérique la source de la vérole, mais repousse l'histoire précédente pour en admettre une autre qui n'a pas beaucoup plus de valeur.

Il est plus raisonnable de croire que le mal vénérien reconnaît pour origine cette circonstance que des êtres humains ont mangé de la chair d'*ivane* ou d'*iguane* : cet animal est un serpent de la famille des quadrupèdes, et dont les Indiens sont fort friands.

Cette idée bizarre n'a guère été citée depuis que par trois auteurs : Vercelloni[2] qui la rejette, Astruc et Ballay qui l'adoptent. Ballay va même plus loin que Lister, car il donne le moyen de trouver le germe de la syphilis contenu, selon lui, dans l'iguane. A l'appui de son opinion, il émet une hypothèse[3] qui n'est autre que la théorie des *microbes*, sauf qu'il ne prononce pas ce mot inconnu de son temps.

Si l'on mettoit à l'infusion le lézard *ivana* ou *iguana* de Fernandès et de Lister, et qu'on observât au microscope solaire une goutte de cette infusion, on y verroit peut-être cette espèce de *petit animal* que nous nommons le *virus vénérien*.

C'est au moyen du microscope, en effet, qu'on a trouvé ce microbe dans les produits syphilitiques, il y

1. *Dissertation sur la vérole ;* 1694.

2. Traité concernant les maladies vénériennes des deux sexes, publié en latin à Leyde, en 1722.

3. Ballay. *Traité sommaire des malad. vénér.;* Paris, 1762.

a une dizaine d'années ; et on l'a même baptisé du nom de *syphilococcus*. Mais il ne paraît pas que sa découverte, pressentie en 1762, ait fait beaucoup avancer la thérapeutique vénérienne. Ballay ajoute ensuite une réflexion, évidemment contestable, mais qui ne manque pas d'une certaine logique :

> Nous pourrions dire encore, à la faveur du *système des vers*, que le mercure n'auroit point la vertu de guérir la vérole, si elle n'étoit entretenue par de petits animaux ; car le mercure est en effet le poison de tous les petits animaux, je veux dire de tous les insectes...

Il ressort de ce passage que la théorie microbienne était déjà dans l'air — si je peux m'exprimer ainsi — il y a plus d'un siècle. A vrai dire, le microscope était inventé.

Trente ans avant Ballay, deux médecins Français, *Deidier* et surtout *Desault*, avaient [défendu la même théorie.

> Nous estimons que le levain vénérien consiste dans des *vers imperceptibles*... Cette idée des *vers véroliques*, quoiqu'ils ne tombent pas sous les sens, ne paraîtra pas si sauvage, si l'on fait réflexion que les philosophes modernes croyent que les poulx, puces et morpions ont encore d'autres insectes sur la surface de leur corps qui les incommodent autant à eux, qu'eux à nous, et qui sont aussi petits, par rapport à leur grandeur, qu'ils sont minces et déliez par rapport à la notre[1].

Ce « système des vers » où le microbe vénérien avait été parfaitement deviné, fut traité de chimérique par les gros bonnets de l'époque. Ce fut *Boerhaave* qui se chargea surtout de le battre en brèche. *De la Metterie*, son traducteur, s'empresse de nous le faire savoir dans

---

1. P. Desault. *Dissertation sur les malad. vénér.;* Bordeaux, 1733.

une préface où les microbiens, trop en avance, ne sont pas ménagés.

Les animalcules de Deidier, les vers imperceptibles que Desault vient de faire éclore, toutes les chimères enfin qui ont paru sur la nature du venin vénérien, disparoissent aux démonstrations de cet illustre auteur[1].

Evidemment, la France n'était pas mûre pour les théories pastoriennes.

Et cependant Deidier et Desault n'eurent même pas le mérite de l'invention, car il faut remonter jusqu'au XVIIᵉ siècle pour trouver le premier auteur qui ait eu cette idée, du moins pour ce qui concerne la syphilis. C'est un Hollandais, *Etienne Blankard*, qui écrivait en 1684. Au reste il dit lui-même n'avoir vu cette opinion exprimée nulle part, ce en quoi il nous paraît être parfaitement dans le vrai. Pour Blankard, le virus syphilitique est un acide, un alcali, un *acide salé*. Cette définition rendra peut-être les chimistes rêveurs, mais il ne faut pas perdre de vue qu'elle remonte à 200 ans.

Mais outre que nous parlons d'un acide, nous pourrions encore avancer une cause, à laquelle personne que je scache a songé : à scavoir que dans la semence des hommes et cette matière humide, que les femmes portent dans leur matrice, et leur gaine, se trouvent de *petites bétes*, lesquelles veneneuses, corrompent non seulement nos parties génitales, mais même accroissent avec le tems en grande quantité, se fourrent par tout *dans nôtre sang,* qu'elles corrompent[2].

1. Cet « illustre auteur » est Herman Boerhaave (*Dissertat. sur les malad. vénér.;* trad. pour la Metterie. Paris, 1735). — L'original, écrit en latin, fut publié en 1728.

2. E. Blankard (trad. par Guillaume Willi). *Traité de la vérole;* Amsterdam, 1688.

On ne peut trouver de documents positifs à une date antérieure. Toutefois, une remarque d'Ulrich de Hutten[1], sur laquelle l'auteur ne s'appesantit pas, donne à penser que, déjà au commencement du xvi° siècle, des médecins avaient soupçonné certains animalcules d'être pour quelque chose dans la production du virus. « Je me souviens, dit en 1519 le chevalier Allemand, qu'il m'a été défendu, dans certains endroits, de manger des pois, parce que, assurait-on[2], ces graines peuvent renfermer de petits insectes ailés[3] dont la présence est une cause d'infection. »

Memini tunc a pisorum esu interdictum quibusdam locis, quod in his vermiculi nascebantur alati : unde infici crederetur.

M. Pasteur, que nous tenons pour un savant, sans nous croire obligé pour cela de partager toujours sa manière de voir, nous permettra bien de répéter avec la Bible : *nihil sub sole novum !*[4]

Enfin un autre auteur du nom de *Linder*, presque inconnu et dont les théories ne paraissent pas avoir fait beaucoup de bruit dans le monde savant, vient dire que la vérole, chez les Américains, a tiré son origine « de la sodomie exercée autrefois entre des hommes et de gros singes, qui sont les Satyres des anciens »[5]. Nous ne saurions dire si, à l'âge d'or, les anthropoïdes avaient de ces complaisances ; mais, avec

1. *Loc. cit.*

2. Les médecins qui le soignèrent dans le cours de sa syphilis.

3. C'est la « bruche », *bruchus pisi*, sorte de larve qu'on trouve dans les pois.

4. *Il n'y a rien de nouveau sous le soleil.* Ecclésiaste, ch. I, v. 10.

5. J. Linder. *Dissertation sur les venins;* 1706.

ce que les explorateurs actuels nous ont appris concernant les quadrumanes d'une certaine dimension, nous ne voyons pas bien un gorille — voire même un simple orang-outang — lutiné par un Peau-Rouge sodomite et se prêtant docilement à la circonstance.

Au reste, cette assertion n'a pas eu grand succès. Elle n'est, en somme, qu'une variante des fables qui eurent cours à la fin du xve siècle pour expliquer l'origine de l'épidémie de Naples. Nous avons vu que certains auteurs ont invoqué la bestialité soit des hommes s'accouplant avec des chiennes, des chèvres, des oies, des pourceaux, soit des courtisanes subissant les assauts de boucs, de chiens, etc. Toutes ces billevesées prouvent, par leur invraisemblance au point de vue du résultat, que personne ne pouvait fournir une explication rigoureuse de l'apparition inopinée d'un mal inhérent à notre espèce, mais qu'on s'avisait pour la première fois d'examiner officiellement.

Telles sont les absurdités rapportées par un certain nombres d'auteurs qui ont voulu justifier l'opinion nouvelle par tous les moyens possibles. Et personne ne songea à faire remarquer que l'idée aurait dû en venir plus tôt. On admettra difficilement que le monde savant de l'époque ait gardé le silence pendant 25 ans sur un événement aussi considérable uniquement par indifférence. Si le retour de Colomb — en 1493 — avait été signalé par plusieurs cas d'une maladie inconnue, il se serait toujours bien rencontré un médecin pour l'observer et quelque historien pour le dire. En admettant même, si l'on veut, que le navigateur, peu satisfait de sa trouvaille, ait voulu la taire, il y aurait bien eu quelques bavards parmi les marins contaminés : alors le pot aux roses eût été découvert. Et, quand la maladie est devenue classique, quelle raison auraient eue l'amiral Gênois et ses officiers pour faire un mystère de cette origine ? Un secret peut être gardé par un homme, par deux à la rigueur ; il sera rarement conservé par toute une flotte, surtout lorsqu'il n'y a pour cela aucun motif sérieux.

Peut-on admettre raisonnablement qu'un homme de la valeur de Christophe Colomb ait pu, pendant des années, assister impassible à cette querelle des nations rejetant l'une sur l'autre la responsabilité du virus nouveau, alors qu'il eût pu d'un mot — s'il avait su, lui, à quoi s'en tenir — faire cesser toutes les incertitudes ? Mais non, il est mort sans rien dire, pas plus de vive voix que dans ses lettres! et, quand à son troisième voyage (1498) il signale les ravages de la syphilis dans l'Ile Espagnole, c'est de la façon la plus simple : il en parle comme de toute autre affection qui aurait désolé la colonie. A vrai dire, la maladie était connue depuis 5 ans. De plus, il nous semble que Fernand Colomb, qui était au courant de tout ce qu'avait fait son père, puisqu'il avait voyagé avec lui, n'aurait pas craint de ternir sa mémoire en rapportant le fait, si ce fait avait existé [1].

1. Fernand Colomb (fils naturel du navigateur), qui a écrit la biographie complète de son père, donne un récit très détaillé de ses voyages en Amérique et des persécutions dont il fut la victime. Telle est la puissance de la calomnie qu'on osa charger de chaînes celui qui avait donné une colonie au roi d'Espagne. Colomb garda toujours ces fers et recommanda qu'après sa mort on les mît avec lui dans son cercueil, ce qui fut fait. Comparons ces deux hommes. L'un, Ferdinand dit le Catholique, qui ne sut jamais qu'être le valet d'un Torquemada, repose, embaumé, au palais de l'Escurial l'autre pressentit l'existence d'une terre nouvelle et sut la découvrir : il meurt ignoré et misérable ; à ses os sont mêlées des chaînes ignominieuses ! Lequel est le plus grand ?

Un autre contemporain dont nous avons parlé, Pierre Martyr, d'Anglerie, avait accompagné Colomb en Amérique ; or, en aucun de ses écrits il n'est dit qu'on ait trouvé, dans l'Ile Espagnole, une maladie épidémique de nature vénérienne. Et cependant P. Martyr a publié, en 1500, son Histoire du Nouveau-Monde. Il connaissait bien la syphilis puisque, ainsi que nous l'avons vu, il plaint beaucoup, dans une de ses lettres datée de 1488, son ami Aryas d'avoir contracté le mal qu'on appelait déjà de différents noms (*las bubas, morbus gallicus, éléphantie*) ; et dans la dernière, écrite en 1507, il déplore l'état d'un autre ami atteint de la même affection qu'il appelle alors sans hésiter l'*éléphantie*. Ne l'aurait-il pas nommée *mal américain*, s'il avait constaté l'existence de cette maladie aux Antilles, et pour la première fois ? Il lui eût été bien facile de comparer et de conclure s'il avait retrouvé à son retour, dans le mal régnant alors en Europe, les symptômes d'une affection courante à Saint-Domingue. Mais non ; nulle part, dans ses œuvres, on ne peut découvrir la moindre allusion à l'Amérique relativement à la vérole. Nous ferons la même observation pour un autre chroniqueur de cette époque, *Diego Alvarès de Chonca*, qui fut aussi un des compagnons de Colomb.

En résumé, le silence le plus absolu règne dans tous les écrits jusqu'en 1518, et nous voyons même que Schmaus — qui se garde bien de prouver son dire, et pour cause — se borne à relater que cette opinion était répandue de son temps. Puis il laisse entendre que la constitution atmosphérique de 1494 a pu contribuer au développement de la maladie. Ou il n'attache pas grande importance au bruit qui court, ou bien il se contredit lui-même, car il ajoute que le mal a très bien pu débuter en Europe par une épidémie, comme le pensent ses prédécesseurs, et il attribue cette épidémie aux miasmes telluriques développés à la suite des inondations.

Le système de l'origine américaine, ainsi que nous l'avons vu, trouva quelques chauds défenseurs, parmi lesquels Ulrich de Hutten ; puis, n'étant plus soutenu et perdant tous les jours de son seul mérite, celui de la nouveauté, il faillit disparaître à tout jamais. Mais il devait être sauvé du naufrage, et cela grâce à un homme qui était encore un enfant au premier voyage de Christophe Colomb. Comme cet homme devint plus tard, en 1513, inspecteur des mines américaines et gouverneur de Saint-Domingue, et qu'il eut en quelque sorte besoin de justifier auprès de Charles-Quint ses prévarications et sa tyrannie envers les naturels de l'île, l'origine américaine de la syphilis fut pour lui une sorte d'excuse et en réalité sa planche de salut. Cet homme était *Oviedo y Valdez*.

Las Casas, témoin oculaire qui fut en Amérique en même temps qu'Oviedo — et le connaissait bien — ne se gêne pas pour le dire. Il traite son ouvrage d'« histoire fausse et exécrable, cet homme ayant été un des tyrans des voleurs et des destructeurs de l'Inde, et par conséquent l'ennemi capital des Indiens ».

...falsissima y execrable historia, habiendo este sido uno de los tiranos, ladrones, y destructores de la India, y por consiguiente capital enemigo de los Indios.

Au reste, c'est ce qu'Oviedo avoue lui-même[1] ; mais

1. Il les représente comme des anthropophages et il ajoute que c'est pourquoi « Dieu permet qu'ils soient détruits ». Nous pouvons en conclure qu'il ne leur était pas favorable (Fernandez Gonzalez d'Oviedo y Valdez. *Historia general y natural de las Indias Occidentales* ; Sevilla, 1535).

il s'en excuse en disant que la race Indienne est le type de la perversité et est digne de tous les châtiments.

Voilà pourquoi on vit éclore, à 10 ans d'intervalle, sur les Antilles, deux volumineuses publications où la légende américaine fut repêchée. Comme le dit Devergie [1], le système de Schmaus et d'Ulrich de Hutten « serait peut-être tombé dans l'oubli le plus profond, si Oviedo ne l'avait reproduit en 1525 [2] et en 1555 ».

Jusque-là, en effet, ce système ne reposait que sur une simple supposition ; et Oviedo, page de 15 ans à peine (il naquit en 1478), c'est-à-dire un gamin au moment de la découverte de l'Amérique, est seul affirmatif pour une chose qu'il ignora lui-même jusqu'en 1525. On peut même avancer hardiment que, sans Schmaus et Ulrich de Hutten, il l'aurait ignorée toute sa vie. Mais cette légende lui était utile, ainsi que nous l'avons dit, et, comme il revenait à son tour de Saint-Domingue, on crut qu'il avait pu contrôler le fait. Les savants de l'époque n'en demandèrent pas davantage : *A beau mentir qui vient de loin !* dit le proverbe.

D'ailleurs, il suffit d'examiner quelques dates pour être immédiatement fixé. Au Chap. 13 du Livre II de son ouvrage, Oviedo dit que, au retour du *deuxième* voyage de Christophe Colomb, qui eut lieu, comme on le sait, le 8 juin 1496, l'équipage revint contaminé. Il débute ainsi : « Il me semble qu'on pourrait m'accuser de négligence si j'omettais de parler des deux plaies nouvelles dont les chrétiens eurent à souffrir en ce *second* voyage que fit l'Amiral... L'une de ces plaies fut

1. *Clinique de la maladie syphilitique ;* Paris 1826.

2. Le premier ouvrage d'Oviedo porte pour titre : *Sumario d'historia général y natural de las Indias Occidentales.*

transportée en Espagne au retour de *ce* voyage de Colomb, et de là dans toutes les autres provinces du monde entier. »

Me paresçe que de me podria notar à descuydo dexar de deçir dos plagas nuevas que los chripstianos, en este segundo viaje del almirante, padesçieron... Una dellas fue transferida con esta vuelta de Colom à Espana, y de alli à todas las otras provinçias del mundo toto.

Puis un peu plus loin, dans le cours du même chapitre, il ajoute : « Les chrétiens souffrirent de grands maux dus à la maladie appelée *las bubas* (qui est originaire des Indes). »

Padesçieron mas estos chripstianos... muy crudeles dolores e passion del mal de las bubas (porque el origen dellas son las Indias).

C'était donc la syphilis. La première plaie, dont l'auteur parle également, était occasionnée par la présence de la *nigua*, sorte de puce. En outre, il ne peut y avoir aucune constestation relativement à la date : Oviedo entendait bien parler du deuxième voyage, puisqu'on lit encore au chap. 14 : « J'ai dit au chapitre précédent que Colomb retourna en Espagne en l'an 1496... »

En el precedento capitulo dixe que volvio Colom à Espana el ano de mill é quatroçientos é seis...

Or en 1496, ainsi que nous allons le voir, la syphilis possédait déjà plusieurs noms officiels (morbus gallicus, mal de Naples, las bubas, grosse vérole), et cela depuis quelques années.

Christophe Colomb parti de Palos, comme nous l'avons déjà dit, le 13 août 1492, découvrit la terre américaine le 12 octobre de la même année et la quitta le 6 janvier 1493[1]. Pris par une tempête, il resta huit jours en vue de l'embouchure du Tage sans pouvoir y pénétrer. Enfin il aborda à Palos le *13 mars 1493*, si nous en croyons Astruc. On nous accordera que, avant cette date, l'équipage de Colomb — quand bien même il eût rapporté la syphilis — aurait été dans l'impossibilité matérielle de communiquer quoi que ce soit. Or nous avons vu que la syphilis était signalée en Europe bien avant cette époque. La lettre de P. Martyr à Aryas est datée de 1488 : il y parle du *mal français*; Fioravanti en reporte l'origine à l'an 1456 ; Widmann, qui avait vécu avant et après la découverte de l'Amérique, fixe l'année 1457, ce qui concorde avec le témoignage de Fioravanti. Ulrich de Hutten dit qu' « on n'en parla pas pendant deux années entières, à compter du moment où il avait commencé » : or comme, avec beaucoup d'autres, il assigne pour date à la notoriété du mal français l'année 1493, il le considérait donc comme ayant débuté réellement en 1491. Fulgose déclare que le mal existait en Italie depuis deux ans au moins avant l'expédition de Charles VIII (commencée en 1494), c'est-à-dire depuis l'année 1492 ; ce fait se trouve confirmé par la lettre du pape Alexandre VI détournant le roi de France d'entreprendre cette expédition à cause de l'épidémie de *peste inguinale* qui désolait l'Italie.

On voit que, si ces dates ne sont pas toutes calquées les unes sur les autres, du moins les témoignages concordent quant au fond, c'est-à-dire que tous les

---

1. **Colomb mourut à Séville le 20 mai 1506, pauvre et délaissé : il ignora jusqu'à la fin qu'il avait découvert un continent inconnu, car il croyait avoir abordé à la côte occidentale de l'Inde.**

auteurs précités placent le début du *Morbus Gallicus* à une époque bien antérieure au retour de Colomb, et ne font pas même allusion à la découverte du Nouveau-Monde.

La lettre d'Alexandre VI, relative au mal vénérien régnant en Italie, est datée du mois d'avril 1494 : Charles VIII ne pouvait se laisser arrêter par une considération d'aussi mince importance, pour la bonne raison que la syphilis était déjà connue en France et avait même reçu un nom officiel. Témoin le texte suivant, antérieur d'un mois — et non d'un an[1] — à la missive confidentielle d'Alexandre VI. Il s'agit d'une ordonnance royale dont la teneur prouve que d'autres arrêtés, pris dans le même but quelque temps auparavant, étaient restés sans effet. Nous reproduisons textuellement le passage qui est tiré de la collection intitulée : ORDONNANCES DES ROIS DE FRANCE DE LA TROISIÈME RACE[2].

1. La bonne foi devant être la règle de tout homme de science ou de lettres qui se permet d'écrire, nous nous faisons un devoir de mettre encore le lecteur en garde contre une cause d'erreur dont on se méfie rarement : le document porte bien la date de 1493, mais c'est 1494 qu'il faut lire, l'année française commençant alors à Pâques. Mais cette remarque ne s'applique qu'aux ouvrages français et pour les 3 mois compris entre le 1er janvier et le jour de Pâques.

2. Tome XX, page 436. — Comme pour la lettre de P. Martyr, certains auteurs ont prétendu qu'il y avait erreur de date : c'est une façon commode de repousser les documents qui gênent une théorie. Pour ce qui concerne l'ordonnance de Charles VIII, notre impartialité nous fait un devoir de dire qu'il y a autant de bonnes raisons pour soutenir que pour contester l'exactitude de la date : aussi nous garderons-nous bien de nous attarder dans une discusion sans profit pour personne.

A Paris, 25 mars 1493. Injonctions touchant les maladies contagieuses et les immondices.

Combien que par cy-devant ayt été publié, crié et ordonné à son de trompe et cry public par les carrefours de Paris, à ce que aucun n'en peust prétendre cause d'ignorance, que tous malades de la *Grosse-Vérole* vuidassent incontinent hors la ville, et s'en allassent les estrangiers ès lieux dont ils sont natifs, et les autres résidassent hors ladite ville, *sur peine de la hart ;* néantmoins lesdits malades en contempnant lesdits cris, sont retournez de toutes parts et conversent, parmy la ville, avec les personnes saines, qui est chose dangereuse pour le peuple et la seigneurie qui à présent est à Paris.

1º L'on enjoinct derechief, de par le Roy et mondit sieur prévost de Paris, à tous les malades de ladicte maladie, tant hommes que femmes, que incontinent après ce présent cry ils vuident et se départent de ladite ville et faubourgs de Paris et s'envoisent, sçavoir : lesdits forains faire leur résidence ès pays et lieux dont ils sont natifs, et les autres hors ladite ville et faubourgs, sur peine d'estre *jectez en la rivière,* s'ils y sont prins le jourd'huy passé ; et enjoinct-on à tous commissaires quarteniers et sergens prendre ou faire prendre ceux qui y seront trouvez pour en faire l'exécution.

2º *Item.* L'on commande et enjoinct que chacun en droit soy fasse diligemment nettoyer et vuider les boues et immondices, etc.

La première partie de ce document a été rapportée par notre distingué confrère, le Dr Pignot, dans sa thèse inaugurale[1]. Cette pièce, rédigée presque dans les mêmes termes que l'ordonnance de Charles VIII, porte le titre spécial : *Cry touchant les Verollez,* et émane directement du prévôt de Paris ; elle se trouve dans le Registre bleu du Châtelet à la date du 25 juin 1498. C'est vraisemblablement une simple réédition de l'ordonnance royale de 1493, car il n'y est point fait men-

---

1. Pignot, *L'hôpital du Midi et ses origines ;* Thèse de Paris, 1885.

tion du § 2, touchant les immondices, qui est dans l'original. Un commentateur a fait observer, et avec juste raison, que le prévôt n'avait pas le droit de menacer de la peine capitale de son autorité privée. Aussi, est-il rationnel de croire que le prévôt de Paris, en présence des proportions que prenaient les maladies vénériennes, aura fait recopier purement et simplement l'ordonnance du roi rendue cinq ans auparavant, n'ayant aucune raison pour en changer la teneur puisque la situation était exactement la même. Au reste, le Dr Pignot admet lui-même que le prévôt n'a fait que reproduire un texte antérieur ; mais, selon lui, le libellé primitif était un arrêt du Parlement, en date du 6 mars 1496, que nous donnons plus loin.

Comme confirmation de la date et de l'authenticité de la mesure prise par Charles VIII, il ne sera peut-être pas inutile de rapporter ici une note émanant du Marquis de Pastoret, auteur du 20e volume des Ordonnances des Rois de France de la 3e race :

Nous croyons pouvoir et devoir même insérer ici l'ordonnance de cette même année touchant les maladies contagieuses et les immondices... On ne peut s'empêcher de remarquer, comme singularité, que cette injonction, datée de 1493, soit qu'elle vienne du prévôt de Paris ou de tout autre, parle en termes exprès d'une maladie dont nous rapportons habituellement l'origine à l'expédition de Naples qui n'eut lieu que l'année d'après. Si les mots n'étaient pas si positifs, *on serait porté à croire qu'il s'agit de la lèpre.*

Eh bien ! heureusement que, cette fois, le mot « Vérole » est écrit en toutes lettres ! sans quoi on épiloguerait encore à perte de vue sur la nature de ce mal contagieux. Quelques-uns, comme le Marquis de Pastoret, y auraient vu la lèpre du moyen-âge ; ce qui, avec le sens donné au mot « lèpre » pendant la période féodale, eût été exact 9 fois sur 10. D'autres auraient admis toutes les espèces de maladies connues et inconnues, excepté la syphilis. Mais maintenant le lecteur sait à quoi s'en tenir sur cette querelle de mots.

Au surplus, un autre document, trouvé dans les archives de l'hôpital du Midi (actuellement hôpital Ricord), prouve que la maladie vénérienne était classée parmi les affections courantes dès l'année 1495 ; cette date est encore antérieure à celle de l'arrêt du Parlement. Il s'agit d'un compte de fournitures concernant la literie des *verollez très pretieulz* — pour Rabelais — et présenté par la supérieure, sœur Jehanne Lasseline. Le Dr Pignot l'a fait reproduire en lithographie dans son remarquable travail [1]. Voici la copie de cette pièce curieuse :

Item pour avoir fourny oultre les draps et couvertures ord^res *(ordinaires)* dont elle fait mention en ces comptes pour les malades de la *grosse vérole de Naples* et pour refaire la plupart desdicts draps et couvertures qui ont été gastez et qui jamais ne serviront, icelle prieuse a endommaigé et mis en fraye à plusieurs et diverses fois jusques à la somme de *IIIIxx (80) livres parisis.* — *Sœur Jehanne Lasseline, religieuse et prieuse de l'Ostel-Dieu de Paris. Registre commencé au 1er jour d'octobre mil-quatre-cent quatre vingts et quinze et finissant au dernier jour de septembre suivant.*

Examinons maintenant ce fameux arrêt du Parlement de Paris, daté du 6 mars 1496, dont nous avons parlé plus haut. La première phrase nous prouve bien qu'il ne s'agit pas d'une nouveauté, car on y parle tout de suite de la « maladie contagieuse, nommée la Grosse Vérole, qui *puis deux ans en ça* a eu grant cours en ce

1. *Loc cit.*

Royaume, tant de ceste ville de Paris que d'autres lieux[1] ». Dans cet arrêt se trouve intercalée l'ordonnance de 1493, avec quelques additions ; mais il n'est fait aucune mention des immondices qui, vraisemblablement, étaient plus faciles à enlever que la vérole. Nous reproduisons les principaux passages de ce texte pour permettre au lecteur de comparer et de se faire une opinion personnelle.

...Laquelle ordonnance portée en Chastelet, et délivrée au Prévost de Paris a esté mise à exécution et jusques cy bien gardée.

Pour pourvoir aux inconvénients qui adviennent chacun jour de la fréquentation et communication des malades, qui sont de présent en grant nombre en ceste ville de Paris, de certaine maladie contagieuse nommé la Grosse Vérole, ont été advisez, conclud, etc..., les Points et Articles qui s'ensuivent.

Premièrement sera faict cry public de par le Roy, que tous les malades de ceste maladie de Grosse Vérole, *estrangiers*, tant hommes que femmes, qui n'estoient demourants et résidents en ceste ville de Paris, alors que ladite maladie les a prins, vingt et quatre heures après ledit cry fait, s'envoisent et partent hors de ceste dite ville de Paris ès pays et lieux dont ils sont natifs, ou là où ils faisoient leur resideuce quand ceste maladie les a prins, ou ailleurs où bon leur semblera, sur peine de la hart. Et à ce que plus facilement ils pussent partir, se retirent ès portes Saint-Denis et Saint-Jacques, où ils trouveront gens députez, lesquels leur délivreront chacun 4 sols Parisis en prenant leur nom par escript et leur faisant défenses sur la peine que dessus, de non rentrer en ceste Ville jusques à ce qu'ils soient entièrement garis de ceste maladie.

Le document se termine par une recommandation expresse aux habitants de la ville, s'ils sont contaminés, de se retirer dans leurs maisons respectives ;

---

1. *Archiv. Nation.* X 1 a. — Registres du Conseil du Parlement de Paris. Tome XL, fol. 74 et suiv.

et surtout de ne pas aller percevoir, aux portes désignées, les fameux *4 sols Parisis*, en se faisant passer
pour étrangers.

Comme on peut le voir, la nouvelle rédaction est plus
détaillée que la première et quelque peu modifiée ;
tandis que l'ordonnance consignée sur les registres du
Châtelet par le prévôt en 1498, est une copie pure et
simple du premier paragraphe de celle que Charles VIII
fit publier en 1493. En outre, on remarquera que l'arrêt
du Parlement rendu en 1496, c'est-à-dire à une époque
intermédiaire, ne concerne *que les étrangers*, tandis que dans le texte primitif, tous les malades,
indistinctement, devaient quitter la ville : les voyageurs
n'avaient même pas la ressource de toucher quatre
sous pour leur frais de route. Et, comme l'ordonnance
de 1493-94 fait également partie d'une collection de
pièces authentiques, nous sommes forcé d'y voir le
texte original ayant servi de canevas tant à l'arrêt de
1496 qu'à celui de 1498, car ces derniers ne sont, en
somme, qu'une ancienne mesure remise en vigueur.

La vérole était donc nettement désignée, non seulement avant la prise de Naples, mais même avant que
Colomb fût revenu de son second voyage. Comme
Oviedo lui-même dit positivement que l'infection de
l'équipage de l'Amiral n'eut lieu qu'après la deuxième
expédition, c'est-à-dire en 1496, il suffit donc de savoir
lire pour acquérir la preuve matérielle que la syphilis
européenne n'a pas pris sa source en Amérique.

Il ne faudrait pas croire que notre but soit de démontrer, envers et contre tout, que la syphilis n'existait
qu'en Europe avant la fin du xve siècle et était ignorée
en Amérique. Loin de nous cette pensée. Nous avons
dit, si l'on s'en souvient, que, à notre sens, la syphilis

avait dû exister, dès la plus haute antiquité, partout où se trouvaient des groupes d'êtres humains suffisants pour constituer un peuple. Nous sommes donc convaincu — et nous en avons fourni des preuves — que, si le mal vénérien régnait en Europe, en Asie et en Afrique avant les voyages de Colomb, il n'était pas moins florissant en Amérique. Nous irons même plus loin. Oviedo rapporte au deuxième voyage, c'est-à-dire à l'année 1496, l'infection de l'équipage de Colomb : eh bien, nous accorderons que la contamination dont il parle ait pu se produire dès la première incursion sur le sol américain, soit en 1494. Parmi les marins Espagnols, un certain nombre, dit-il, sont revenus infectés : nous l'admettons d'autant mieux que le contraire aurait été bien surprenant. Or, qu'est-ce que cela prouve ? rien, si ce n'est qu'ils n'avaient pas encore contracté la syphilis au moment où ils sont partis. Quant à ceux qui l'avaient — les soi-disant lépreux — il est probable qu'ils l'ont communiquée aux Indiennes qui se trouvaient ne l'avoir pas encore, car les autres ne risquaient rien.

On sait qu'il y a, de nos jours, des syphilis terribles aux colonies ; ceux de nos soldats et de nos marins qui la rapportent en guérissent assez difficilement : songe-t-on à y voir une infection nouvelle ? Non, n'est-ce pas. Aussi répèterons-nous ce que nous disions à la page 38 du Chap. III de notre premier volume : « La vérité, c'est que la syphilis est et était partout, mais pas au même degré dans tous les pays et à toutes les époques, et surtout peu connue, pour ne pas dire méconnue. »

Ainsi, nous avons vu que, jusqu'en 1518, les auteurs qui écrivirent sur la vérole étaient partagés en deux camps :

1° Ceux qui croyaient, comme le public, à la nature épidémique du mal vénérien et lui attribuaient, comme date d'origine, celle de l'expédition de Naples : c'était le plus grand nombre ;

2° Les partisans de l'antiquité de la syphilis, c'est-à-dire ceux qui n'admettaient pas qu'un mal de cette nature eût pu naître de toutes pièces, et qui voulurent chercher si réellement il était inconnu avant le xve siècle.

Puis en 1518, comme nous l'avons dit, Schmaus créa une troisième opinion, celle de l'origine américaine, qu'Oviedo sut si bien exploiter. Malgré cela, cette explication ingénieuse, accueillie favorablement par le public, ne fut défendue, jusqu'au xviiie siècle, que par un nombre fort restreint de syphiliographes. Le plus célèbre est sans contredit Fallope, qui écrivait à la même époque que Schmaus (1518). Il a fallu réellement l'autorité, la notoriété et — reconnaissons-le — l'érudition d'Astruc pour arriver à imposer cette légende. Aussi, après 1740, la plupart des auteurs se bornent-ils à accepter sans discussion les idées de leur célèbre précurseur, se figurant que le dernier mot a été dit sur l'origine des affections vénériennes. Nous verrons plus loin qu'un revirement d'opinion n'a pas tardé à se produire dans le Corps Médical et que, au xixe siècle, où l'on est plus tourmenté qu'autrefois par le désir de connaître, quelques révolutionnaires n'ont pas craint de récuser le volumineux dossier de preuves péniblement étayées par Astruc.

Mais la foule, qui se désintéresse en général de tout ce qui concerne l'archéologie, n'est pas au courant de ces querelles scientifiques. Elle préfère de beaucoup le merveilleux aux choses exactes ; aussi est rarement

bien venu celui qui démolit une légende séculaire.
Voilà pourquoi la fable qui place en Amérique la source
de la vérole est encore très en honneur dans le public,
tandis qu'on cherchera peut-être, au siècle prochain, le
médecin resté fidèle à cette croyance.

APPENDICE

La Peste Maranique

Avant de clore cette première partie consacrée au
moyen-âge, disons quelques mots d'une théorie aussi
vite abandonnée qu'émise, mais qui est intéressante à
cause de l'événement historique auquel elle se rattache.
Nous voulons parler de la *peste maranique*, c'est-à-dire
l'épidémie qui sévit en divers endroits, et notamment
en Ethiopie, sur les réfugiés Israëlites. Certains auteurs
ont voulu y voir l'origine de la syphilis.

En 1492, Ferdinand, roi d'Espagne, poussé par une
basse cupidité déguisée sous l'apparence d'un grand
zèle pour la religion, ou pris d'un accès de catholicisme
aigu, comme on voudra, exila tous les Juifs [1], ce qui
était peut-être prudent, et s'empara de leurs richesses,
ce qui n'était pas noble. Ceux-ci, au nombre de 800
mille (17.000 familles), furent conduits sous le nom de
Maranes — autrement dits *cochons* — en France, en
Italie, en Grèce et surtout en Afrique. Dépouillés de

---

1. Depuis l'année 1483, deux mille juifs avaient été livrés aux
flammes ; et, dans le seul district de Séville, on en immola
cent mille.

tout, plongés dans un état de misère auquel ils n'étaient pas habitués, ils se trouvaient dans d'excellentes conditions pour voir se développer parmi eux une maladie épidémique : il convient d'ajouter que, au dire des historiens, quelques-uns des exilés avaient la *lèpre*. Trente mille d'entre eux (J. Nauclerus, G. Fabricius) périrent d'un mal cutané qui se développa rapidement et fut appelé *gale pustuleuse, pustules contagieuses, malæ pustulæ*. Les Ethiopiens appelèrent tout naturellement cette affection *mal Espagnol*[1].

Suivant Jackson, les Juifs d'Espagne, en s'établissant au Maroc, permirent aux habitants de coucher avec leurs filles et leurs femmes[2]. Depuis ce temps, tout le pays a été infecté de ce mal qu'ils appellent *la grande maladie* ou *la maladie des femmes*. La peste inguinale, qui régnait à Rome avant l'expédition de Charles VIII, était due à la présence des Maranes, selon Infessura.

1. Léon l'Africain. *Descriptio Africæ* ; L. I.

2. Moyennant finances, bien entendu. — Plusieurs de nos clients qui ont voyagé pour leurs affaires au Maroc, en Algérie, en Tunisie et en Egypte, nous ont raconté qu'il était très difficile d'entrer en relations avec les femmes musulmanes pour lesquelles le *roumi*, c'est-à-dire le chrétien en général, est un ennemi héréditaire que l'on doit fuir — quand on ne peut pas l'égorger. Par contre, on peut se procurer très facilement, en y mettant le prix, des jeunes filles juives, même de bonne famille. La femme de chambre ou la gouvernante, selon le milieu social, ménage les rendez-vous qui ont lieu dans la chambre virginale, au domicile des parents. Ceux-ci ne sont pas à craindre, car on ne les rencontre jamais : une fois le prix convenu, ils ont soin de disparaître pendant un temps suffisamment long pour ne pas gêner. Les affaires sont les affaires !

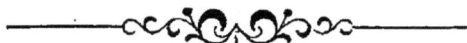

LIVRE SECOND

LA SYPHILIS

AUX TEMPS MODERNES

I

APRÈS L'ÉPIDÉMIE DE NAPLES : LA SYPHILIS RECONNUE ET CLASSÉE

La syphilis est un fait acquis : le nom de *Morbus Gallicus* ou *Mal Français* prévaut. — Mœurs de l'époque : les malades de marque. — Vie scandaleuse des papes et du clergé en général. — L'hérédité à longue échéance et l'action de l'air invoquées pour expliquer la présence de la vérole dans les couvents du xvie siècle. — Les premiers essais de thérapeutique ; les graisseurs de vérole. — La messe des vérolés. — Le passage à la *casserole*. — Levée de boucliers contre le mercure. — Fernel, dernier rempart de l'anti-mercurialisme. — Les opinions des médecins de l'époque sur la nature du virus vénérien. — Médications plus ou moins rationnelles employées dans le cours du xvie siècle : leurs effets. — Les pilules de Barberousse. — Rôle attribué à la salivation mercurielle. — Les plantes sudorifiques proclamées tour à tour panacées universelles. — Grandeur et décadence du *gaïac*, de la *squine*, de la *salsepareille* et du *sassafras*. — On revient au mercure vers l'an 1560. — Théories diverses relatives à la pathologie vénérienne du xvie siècle.

Nous voici arrivés à la fin du xve siècle. La syphilis est reconnue comme entité morbide et décrite, avec ses divers symptômes, sous le nom de *Morbus Gallicus*. Au moins, à partir de cette époque, n'y a-t-il plus de contestation possible sur la nature de la maladie : il nous est donc permis d'en tracer l'historique d'après les ouvrages qui nous ont été transmis, sans être obligé — comme dans nos deux premiers tomes [1] — de commencer par en démontrer l'existence.

Sans vouloir revenir sur cette question des dénominations sans nombre qui servirent à désigner le mal cruel, nous pouvons dire que les auteurs de l'époque employèrent indifféremment les expressions de *mal français* et de *mal de Naples*. Toutefois celle de *mal français* prévalut, ainsi que nous l'avons constaté : aussi, pour nous conformer à l'usage de cette époque, conserverons-nous cette désignation chaque fois que nous la rencontrerons.

On aurait pu croire, après ce qu'on vient de lire sur cette période si curieuse du moyen-âge, que les mœurs allaient évoluer dans un sens favorable à l'hygiène et devenir édifiantes, sinon par suite de l'élévation du niveau intellectuel, tout au moins par nécessité. En effet, les diverses épidémies d'origine sexuelle que nous avons relatées n'étaient guère engageantes ; et celle de 1493 qui venait de sévir (on sait comme !) pouvait sembler pourvue de toutes les qualités requises pour décourager les plus téméraires. Malheureusement il n'en fut rien, et la fin du xvᵉ siècle n'eut rien à envier — au point de vue des mœurs — aux temps les plus épou-

---

1. *La syphilis chez les anciens* constitue le Tome I, et le présent volume contient les Tomes II et III de LA SYPHILIS A TRAVERS LES AGES. Toutefois, les deux ouvrages, ayant fait l'objet de deux publications bien distinctes, peuvent être lus séparément.

vantables de la décadence romaine et de l'époque féodale de l'an 1000, dont nous avons parlé. Comme il serait fastidieux de répéter éternellement la même chose
— car les débauchés de tous les âges n'ont fait que
s'imiter, avec des variantes, — nous nous bornerons
cette fois à signaler les malades de marque. Les exemples les plus fameux nous sont fournis par les monarques et les princes de l'Eglise ; nous commencerons
donc par les papes : à tout seigneur, tout honneur.

A l'honnête et illustre Pie II succéda, en 1464, le Vénitien Paul II, âgé de 60 ans. Celui-ci aimait les jeunes
garçons ; il ne dédaignait pas non plus les femmes dont
il avait tout simplement rempli le Vatican. Au dire
d'Attilio d'Arezzo[1], « le palais pontifical était transformé
en cloaque ».

... Paulus II ex concubina domum replevit, et quasi sterqui-
linium facta est sedes Barionis.

Sous le rapport des mœurs, dit le même auteur,
Sixte IV, successeur de Paul II, en 1471, « fut un pontife
abominable, pire que ne fut peut-être Alexandre VI lui-
même ». Il lui fallait énormément d'argent pour alimenter ses vices. Aussi s'avisa-t-il de taxer le rachat des
péchés et même des crimes. Il fit paraître deux livres
sur ce sujet, les *Taxes de la Chancellerie apostolique* et
les *Taxes de la Pénitencerie*. Sous son pontificat, on
pouvait tout faire pour de l'argent. « Maintenant, dit
Guillaume Ranchin, avocat de Montpellier, il ne reste
plus qu'à être bien riche pour avoir licence et impunité
de mal faire et pour avoir passeport en Paradis pour
soi et pour ses maléfices ». Son neveu Pierre, qu'il créa

---

1. *Lettres* (dans Baluze) ; Miscellanea, T. IV, p. 519.

cardinal de Saint-Sixte, lui coûtait gros : il est vrai que le jeune débauché s'acquittait en complaisances passives fort goûtées du Pontife.

Sixte IV fut le premier pape qui osa patenter la prostitution et mettre un impôt sur les courtisanes. Il fut bientôt imité en cela par le haut clergé : très souvent des prélats faisaient exploiter pour leur compte des maisons de débauche et ne s'en cachaient pas. C'est ainsi qu'Agrippa de Nettesheim[1] entendit un jour un évêque de Rome raconter cyniquement que ses profits consistaient en « deux bénéfices, une cure de 20 florins d'or et *trois filles en maison* rapportant 20 jules par semaine » !

« ... duo beneficia, unum curatum aureorum viginti et tres putanas in burdello, quœ reddunt singulis hebdomadibus julios viginti ».

Tout cela sans préjudice des concubines que s'accordait le clergé, et des bâtards que papes, cardinaux, prélats et simples frocards élevaient publiquement. Au moins, chez eux, vibrait la fibre paternelle : c'est une circonstance atténuante.

La débauche était générale ; et, comme nous l'avons montré plus haut (Livre I, ch. 3), elle avait pénétré dans les monastères de nonnes. « Les femmes dans les couvents, disait Savonarole, deviennent pires que des courtisanes[2] ». Mais elles étaient la chose exclusive des moines. On les emprisonnait et persécutait si elles avaient des relations avec des laïques ; tandis que, si elles voulaient bien s'unir ouvertement à des moines,

1. *De Vanitate et incertitudine scientiarum ;* cap. 64.

2. *Sop. Amos* (48ᵉ prédic., 13 Avr. 1496) ; Venise 1519. Fol. 219, *r*.

on chantait des messes et l'on banquetait joyeusement
et solidement. Du moins, c'est ce que nous apprend
J. Burchard[1] qui a puisé ses renseignements à bonne
source. *Masuccio*, témoin oculaire cité par cet auteur, dit
avoir « assisté à la chose, non pas une, mais plusieurs
fois. Les nonnes ainsi accouplées, ajoute-t-il, mettent
au monde de gentils petits moinillons, ou bien elles se
font avorter. Et si quelqu'un était tenté de soutenir que
ce n'est pas vrai, il n'a qu'à fouiller dans les cloaques
des couvents de nonnes, il y trouvera quantité d'ossements d'enfants, à peu près comme à Béthlehem, au
temps d'Hérode ».

Un marchand de couleurs de la ville de Soissons fit,
vers 1867, une découverte de ce genre. J'étais alors au
Collège et j'achetais chez lui, pour des expériences,
différents produits chimiques : or, il racontait que, en
faisant percer une cave, il avait trouvé une quantité
incroyable d'ossements provenant de fœtus à terme.
J'étais trop jeune alors pour attacher une grande importance à ce fait; mais je m'expliquai plus tard la présence desdits ossements. La maison du marchand de
couleurs est attenante aux dépendances du cloître Notre-
Dame, le plus vaste de la ville, et celui-ci servait encore de caserne en 1870 : on y logeait régulièrement un
régiment de ligne. Or, ce cloître avait été autrefois un
célèbre couvent de nonnes, et la maison en question
était bâtie sur l'emplacement réservé au cimetière.

On ne peut pas s'étonner que la syphilis ait pris une
certaine extension à cette époque. A peine est-elle reconnue officiellement qu'on voit successivement atteints,

---

1. *La civilisation en Italie au temps de la Renaissance*
T. II, p. 227.

par ordre chronologique, les cardinaux César Borgia (le fils du pape), Bartolomeo Marti (1497), Ascanio Sforza Visconti, puis Julien de la Rovère (1499), le futur Jules II, « insigne débauché qui, devenu pape en 1503, ne quittera pas sa chaussure le Vendredi-Saint, pour l'adoration de la croix, parce que son pied était rongé par le *mal français* [1] », et le pape Léon X (1513). A citer encore le cardinal de Saint-Denis, Villiers de la Groslaye, qui mourut de la vérole le 6 août 1499, etc , etc.

La sodomie romaine avait été ressuscitée au xv° siècle : on l'appela le *vice italien*. Aucun pape de cette époque n'en fut exempt : Paul II (1464), Sixte IV (1471), Innocent VIII (1484), Alexandre VI (1492) et surtout Jules II (1503). Nous excepterons de cette liste le Cardinal de Sienne, élu sous le nom de Pie III (1503) : mais il faut dire qu'il ne porta la tiare que 27 jours.

Alexandre VI, le célèbre Borgia, variait ses plaisirs : en dehors de ses actes de pédérastie et de quelques empoisonnements entre temps, il se distrayait avec plusieurs maîtresses. La plus fameuse était sa propre fille, Lucrèce, qu'il rendit enceinte. Celle-ci avait également des rapports incestueux avec son frère César Borgia : comme on peut le voir, tout cela se passait en famille. Un auteur très peu connu, *Pontano*, attribue à des combinaisons astrales la luxure effrénée de cette époque et cite des exemples célèbres, entre autres celui d'Alexandre VI.

De notre temps, le souverain Pontife, suivant sans doute l'exemple de Loth que rapportent les historiens hébreux, a connu sa fille charnellement et l'a rendue enceinte : c'est l'opi-

---

1. Hesnaut. *Le mal français à l'époque de l'expédition de Charles VIII en Italie;* Paris 1886.

nion de la curie et de la ville de Rome tout entière. Je ne m'étendrai pas sur ce sujet à cause de la majesté du siège pontifical, sur lequel tant de très saints prêtres, avec une si grande vertu, je dirai presque avec divinité, se sont assis autrefois, et, j'en suis sûr, s'assiéront encore[1].

Comme le fait observer très justement Hesnaut, « les termes mêmes dont se sert l'écrivain excluent toute idée de satire et de méchanceté systématique ». Nous ajouterons que, à cette époque-là, des faits de ce genre ne devaient pas paraître aussi énormes qu'on pourrait le supposer, et surtout si l'on songe au pouvoir illimité dont jouissaient les papes, au temporel comme au spirituel. D'ailleurs, le fait est trop notoire pour qu'on se donne la peine de l'étayer de preuves : il n'y a qu'à choisir parmi les documents de l'époque et, avec l'histoire écœurante des faits et gestes de ce Néron coiffé de la tiare, on pourrait faire un gros volume.

Tout le monde sait qu'il faisait rééditer, pour son compte personnel, les fêtes florales[2] dont les Romains étaient si friands. Le fameux tableau « *Borgia s'amuse* » qu'on a jugé à propos de refuser — je me demande pourquoi — au Salon de 1887, était bien anodin en comparaison des scènes réalistes que le chanoine Burchard, camérier secret du pontife, était chargé d'organiser de

---

1. « ... Temporibus nostris Pontificem maximum secutum fortasse Lothi exemplum, de quo Hebraïcis in historiis fit mentio, filiam suam et cognovisse et gravidam fecisse opinio est et aulæ totius et urbis Romæ universæ. De quo tamen parcius, propter sedis pontificiæ majestatem, in qua tot sanctissimi sacerdotes, tanta cum integritate et pene dixerim, divinitate, et olim sedere, et, ut mihi persuadeo, etiam sedebunt. » (J. J. Pontani *opera*, T. III. De rebus cœlestibus, L. 28, fol. 294).

2. Voir *La Syph. ch. les Anc.*, Chap. XI, p. 194.

temps en temps. Cet intendant des menus-plaisirs a relaté au jour le jour, dans son *Diarium* — et sans parti pris, tant il trouvait la chose naturelle — les fantaisies plus ou moins décolletées de son illustre supérieur hiérarchique. On a craint sans doute, en recevant le tableau de Garnier, d'attirer l'attention sur Borgia et les autres papes dont le Saint-Siège n'est pas fier; le Jury n'a pas voulu paraître consacrer officiellement ce que les intéressés font encore passer pour des racontars.

Mais nous ne saurions nous laisser arrêter par des considérations d'aussi mince importance : aussi donnerons-nous quelques extraits de l'intéressant journal de Burchard. Certes, nous n'en voulons pas plus à Borgia qu'à tout autre assassin impunissable et, par suite, impuni : il était de son temps, de son triste temps. S'il vivait encore, notre indignation l'étonnerait sans doute; c'est absolument comme Béhanzin, le moricaud qui régnait au Dahomey : il doit se demander souvent en quoi les sacrifices humains, qui l'amusaient tant, ont bien pu nous déranger. Aussi n'est-ce pas un sentiment de haine ou de parti pris qui nous fait agir. Si nous parlons aussi longuement de feu Notre Saint-Père Alexandre VI, c'est que ses débordements nous servent de type pour la description des mœurs de son siècle. Comme les exemples, bons ou mauvais, partent toujours d'en haut, on peut, en lisant la biographie du Chef de l'Eglise, se faire une idée de la moralité de ses ouailles et sujets. Ecoutons Burchard.

Le dernier dimanche du mois d'octobre, au soir, soupèrent avec le duc de Valentinois [1], dans son appartement du palais apostolique, cinquante prostituées honnêtes que l'on appelle

---

1. César Borgia, fils d'Alexandre VI et frère de Lucrèce.

courtisanes. Celles-ci, après le repas, dansèrent avec les serviteurs et d'autres assistants, d'abord habillées, puis toutes nues. Ensuite on posa à terre les candélabres de la table avec des chandelles allumées, et tout à l'entour on jeta des châtaignes que les courtisanes, nues et marchant à quatre pattes, ramassaient en passant au milieu des candélabres en présence du pape, du duc et de Lucrèce, sa sœur, qui regardaient. Pour clore la fête, on offrit des dons consistant en manteaux de soie, en paires de chaussures, en bérets et autres choses à ceux qui connaîtraient charnellement le plus grand nombre de ces courtisanes. Celles-ci furent connues charnellement en public, dans la cour du palais, au gré des assistants, les prix distribués aux vainqueurs[1], etc.

En voilà assez, ce nous semble, pour édifier le lecteur. Au reste, les fêtes galantes du Vatican ont été renouvelées au Petit-Luxembourg par le Régent de France. Celles-ci sont restées célèbres sous le nom de *fêtes d'Adam*. Il n'est pas d'écrivain qui les nie, et personne ne met non plus en doute les relations incestueuses de Philippe d'Orléans avec ses filles et notamment avec la duchesse de Berry ; mais il n'empoisonnait pas. Comme on voit, c'était un Borgia au petit pied ; sur ce sujet, on trouve, dans *Dulaure*[2], des détails fort intéressants.

Toutefois, le Régent eut certains remords inconnus de Borgia. Il s'en ouvrit au cardinal Dubois, de triste mémoire, son professeur de perversité.

Que dira l'histoire ? Elle représentera les orgies de ma régence comme les fêtes que nous connaissons tous de la *cour des mignons* de Henri III. Nos fêtes ténébreuses seront mises au

1. Joh. Burchardi *Diarium sive rerum urbanarum commentarii* (1483-1506). M⁵⁵ édités par les soins de L. Thuasne en 1883.

2. *Histoire de Paris* ; Paris 1834.

grand jour, la postérité en connaîtra les détails... On saura
du moins que tout se passait à l'instigation d'un cardinal !

Relativement aux malades célèbres appartenant au
clergé, nous rappellerons le cas de l'évêque Jean de
Spire, qui mourut en 1104 des suites d'un ulcère vénérien ; celui du pape Boniface VIII, qui fut l'occasion
d'un pamphlet en 1294, sans préjudice des papes et cardinaux de la fin du xve siècle, dont nous avons donné
les noms au début de ce chapitre. A citer encore la fin
tragique du Cardinal Wolsey, l'intrigant qui paya de
sa tête, en 1529, des conseils à la fois matrimoniaux et
politiques peu goûtés d'Henri VIII d'Angleterre. La vérole dont le prélat était atteint fut le prétexte invoqué.

Viennent ensuite une foule d'archevêques et d'évê-
ques dont les noms ne sont cités par les auteurs qu'en
raison de leur qualité de syphilitiques. Tel est le cas
de l'évêque qui régnait en Hongrie à la fin du xve siècle
et pour lequel *Montagnana* écrivit tout exprès un opuscule sur le *mal français*. Cette œuvre est intitulée :
*Conseil médical à Pierre Zéno, vénitien, pour l'Illustris-
sime et Révérendissime Evêque et Vice-Roi de Hongrie ;*
Padoue 1499. La vérole n'avait pas respecté le pauvre
Révérendissime ! A citer également Gaspard Torrella
(1493), qui cumulait les deux professions d'évêque et
de médecin. *Pierre Pinctor* (1500) dit avoir guéri, par
les frictions mercurielles, le cardinal de Ségovie, le
chanoine Centez et le pape Alexandre VI (Borgia). Pour
ce dernier, plus que pour tout autre, on peut dire que
cette vérole était bien méritée.

N'est-ce pas au Cardinal Bembo que Fracastor, en
1530, adresse son poème fameux sur la syphilis ? N'oublions pas le célèbre Dubois, qu'il eût été scandaleux

de savoir épargné par le virus. C'est à propos de cet
aventurier que le jésuite Lafiteau, chargé de le proposer au Régent comme premier ministre, s'attira cette
réponse :

Que diable veut donc ton cardinal ? Je lui laisse toute l'autorité du premier ministre ; il n'est pas content s'il n'en a pas
le titre ! Eh ! qu'en fera-t-il ? combien de temps en jouira-t-il ?
il est *pourri de vérole.* Chirac, qui l'a visité, m'a assuré qu'il
ne vivrait pas six mois !...

Triste époque ! tristes sires !

Quant au menu fretin, c'est-à-dire les abbés, cha-
noines, diacres, sous-diacres, moines, nonnes et autres
spécimens du genre, nous sommes suffisamment édifié
sur leurs mœurs, et l'histoire n'a pas conservé les
noms de ceux qui ont eu maille à partir avec la déesse
de la volupté. Chaque fois que la syphilis a fleuri au
sein des monastères, le fait a été signalé d'une façon
incidente et les communautés désignées en bloc, l'état-
civil des intéressés ne pouvant être, pour la postérité,
que d'une médiocre importance.

Mais telle fut la puissance du clergé au moyen-âge
— et même longtemps après — que les médecins d'a-
lors, qui ne se souciaient pas de se brouiller avec le
pouvoir temporel, attribuèrent la vérole des nonnes à
des causes plus ou moins fantaisistes. Ils l'auraient
plutôt déclarée tombée du Ciel que d'oser émettre un
soupçon relativement aux mœurs de ces personnes
divinisées en quelque sorte. Heureusement que les écrivains ecclésiastiques (Nicolas de Clémenges, Burchard, etc.) se sont chargés de nous éclairer à ce sujet.
Nous pouvons donc nous contenter de sourire à ce passage de Victorius (1551) :

Le Mal français peut naître en dehors de tout rapport d'homme à femme et réciproquement. Il s'est présenté à moi d'honnêtes et saintes nonnes enfermées dans des monastères défendus comme des places fortes, sous une surveillance incessante et que rien ne pouvait tromper, lesquelles, par suite de l'état de la *température* d'alors et de leurs *humeurs putrides,* jointes à un état de *faiblesse* de leurs membres, et par une fatalité terrible, contractèrent le Mal français[1].

Victorius ignorait — ou paraissait ignorer — l'existence des souterrains qui reliaient entre eux les couvents de religieux et de religieuses : certains communiquaient même tout simplement par les jardins. Cet auteur n'avait probablement pas lu l'ouvrage de Burchard, sur les mœurs de la Renaissance, que nous avons cité plus haut.

Alménar (1502) et J. de Béthencourt (1526), qui soignaient, plusieurs années avant Victorius, un nombre respectable de clercs et de moines, avaient trouvé une autre explication. Comme ils ne pouvaient pas invoquer, pour tous leurs clients, la garantie des monastères « défendus comme des places fortes », ils imaginèrent l'hérédité à longue échéance. Pour eux, la syphilis était inguérissable, se transmettait fatalement aux enfants et pouvait même, chez ces derniers, ne se révéler qu'à l'*âge adulte.* Aussi, disent-ils qu'on doit charitablement admettre cette origine *(pie credendum est)* lorsqu'il s'agit des moines et des religieuses. C'était

---

1. Gallicus propignitur morbus, adhuc nullo prœexistente commercio viri cum muliere et contra. Sane occurrerunt mihi honestœ et sanctœ noniales, fortissimis claustris obturatœ, sub ardua quippe et inviolabili custodia, quœ ex præsentis cœli statu atque ex statu humorum ex eis putrescentium, cum statu imbecillium membrorum, malo fato, in Gallicum cecidere morbum.

peut-être une tactique prudente au xvie siècle, mais ce n'est pas fort comme diagnostic étiologique. Quelque habile qu'une semblable méthode puisse encore être à notre époque, où la réputation de « *médecin bien pensant* » est une source de profits, nous ne saurions nous résigner à mettre ainsi la science sous l'éteignoir. Combien nous préférons l'attitude de Ricord : lui ne voulut jamais consentir à sembler être la dupe de l'hypocrisie de sa clientèle sacro-sainte. Tout le monde connaît l'histoire de cet ecclésiastique qui accusait sa soutane — en étoffe trop rude — de lui avoir produit une écorchure du gland. Toutefois la spirituelle réponse du Maître, doutant des bonnes mœurs de ladite soutane, est un peu trop... naturaliste pour que nous puissions la rapporter ici.

Au reste, les auteurs du xvie siècle ne se contentaient pas tous de ces explications complaisantes. C'est ainsi que nous voyons Fallope repousser le *pie credendum est* de J. de Béthencourt et déclarer nettement, en 1555, que la vérole ne s'attrapait ni par l'air ni par l'eau, mais bien à la suite d'un vrai contact, c'est-à-dire d'un contact difficile à ignorer.

Quoi que quelques gens d'un grand nom ayent voulu, prenant la deffense de la chasteté des femmes, dire qu'elles avoient été infectées en prenant de l'eau-benite, cette infection leur est assurement venüe par une aspersion bien differente...[1]

Quant aux laïques qui ne voyaient pas la nécessité de se montrer plus vertueux que les prédicateurs, ils n'étaient pas épargnés non plus par le fléau commun. Aussi le virus, qui avait franchi les portes du Vatican,

1. Citation de Vercelloni, traduit par Devaux.

se voyait-il aussi bien sous le manteau impérial que sous les guenilles du mendiant, sous la pourpre cardinalice comme sous la plus simple des soutanes. Pour ne citer que les monarques et les membres des familles royales, nous rappellerons la mort de l'ivrogne Wenceslas, roi de Bohême, au commencement du xivᵉ siècle ; celle d'Ubertin VII, prince de Padoue, en 1345 ; de Jean de Gaunt, duc de Lancastres, frère de Richard II, roi d'Angleterre, en 1399 ; de Ladislas, roi de Pologne, en 1414 ; d'Henri V d'Angleterre, en 1422, etc.

Enfin tout le monde connaît l'aventure de François Iᵉʳ avec la belle Ferronnière, et l'on sait aussi que le mari outragé, ne pouvant tirer du roi de France une vengeance directe, contracta volontairement la vérole qu'il transmit à sa femme et, par suite, à son puissant rival. Le roi finit par mourir [1] au bout de quelques années. Le célèbre Charles-Quint et Charles IX de France, si nous en croyons Treuille [2], ainsi qu'Henri III, d'après

---

[1]. Un chroniqueur du temps a composé, sur ce sujet, une sorte d'épitaphe qui n'a pas dû lui coûter de grands efforts d'imagination :

> Ce fut en quinze cent quarante-sept,
> Le sept du mois de juillet,
> Que le Roi mourut à Rambouillet
> De la vérole qu'il avait.

Puisque nous en sommes aux vers de mirliton, nous risquerons aussi notre quatrain, tout en demandant d'avance pardon au lecteur :

> Quand Vénus te ravit la couronne de France,
> Le pouvoir absolu, le trône à fleur de lis,
> Ignorais-tu, François, dans ta concupiscence,
> Que nous sommes égaux devant la syphilis ?

[2]. *Traité pathologiq. et thérapeutiq. des maladies vénér.*; Paris 1845.

Astruc, viendraient s'ajouter à cette longue liste de rois syphilitiques dont le vénérable David semble, jusqu'à plus ample informé, demeurer le doyen. Certes il y en eut bien d'autres — et il y en aura encore — mais il deviendrait oiseux d'insister davantage sur un sujet d'aussi piètre importance.

Telles étaient les mœurs au début du XVIᵉ siècle ; la syphilis battait son plein et n'épargnait personne. Comme a pu le dire un poète du siècle dernier,

> . . . .
> Et la garde qui veille à la porte du Louvre
> N'en défend pas nos rois.

Dès maintenant, nous n'avons plus, en poursuivant notre étude historique, le souci de démontrer l'existence de la vérole, car elle est officielle. Aussi, notre tâche sera-t-elle rapidement terminée. Nous nous garderons bien de donner la liste de tous les auteurs qui ont traité ce sujet : une telle énumération — même sans le moindre commentaire ou semblant d'analyse — aurait déjà les allures d'une encyclopédie. Si une œuvre de ce genre peut être précieuse pour le chercheur, elle ne serait d'aucun intérêt pour le praticien qui demande des détails, des conclusions surtout, et n'a que faire de 8 ou 10 mille indications concernant des auteurs qu'il n'a ni le temps ni souvent la possibilité de consulter. Au reste, ce catalogue a paru sous le titre : *Bibliographie des maladies vénériennes* [1], et ne comprend pas moins de 5 volumes in-16. Nous y renverrons le lecteur désireux d'aller lui-même aux sources.

[1]. Proksch. *Die Litteratur über die venerischen Krankheiten ;* Bonn 1889.

Il nous reste donc à tracer l'histoire des principales théories émises tant sur la nature du virus que sur sa progression dans l'organisme, et celle des essais et tâtonnements de la thérapeutique, depuis l'expédition de Charles VIII jusqu'à nos jours. Toutefois, qu'on se rassure : nous ne referons pas ici l'histoire de l'épidémie de Naples, dont nous nous sommes assez longuement occupé. Nous glisserons également sur les auteurs de la fin du xv⁰ siècle, dont nous avons déjà cité les principaux passages. Laissant donc la question d'origine de la syphilis, qui a été suffisamment étudiée, nous allons chercher quelle était, au début du xvi⁰ siècle, l'opinion du Corps Médical sur la nature de la nouvelle entité morbide désormais nettement définie.

Disons tout de suite que la syphilis au xv⁰ siècle n'impliquait aucune idée déshonorante, même aux yeux du clergé. Plus tard, on jugea à propos d'y voir une punition divine, sans remarquer que cette imputation était irrévérencieuse pour le Créateur. Que penser, en effet, d'une Divinité qui aurait semé *aveuglément* un horrible fléau capable d'atteindre en même temps l'innocent et le coupable, si coupable il y a ? Qu'est-ce qu'une *Providence* qui, même en colère, *ne prévoit pas* les conséquences de ses actes ? Car, bien que l'histoire ne le dise pas, nous aimons à croire que les nourrissons entachés de syphilis héréditaire et les malheureuses nourrices contaminées de ce chef, n'étaient pas compris dans la réprobation des cléricaux du xvi⁰ siècle. N'oublions pas que, tout dernièrement encore, dans certains dispensaires de province tenus par les Sœurs, il n'y avait pas de préparations mercurielles, sous prétexte qu'on ne devait pas soigner les *maladies honteuses*. Aussi, livrons-nous aux méditations des successeurs heureusement désarmés de Torquemada, ce passage de Corlieu [1] :

Être affecté de la syphilis était considéré alors comme un malheur *et non comme une faute*... Il y avait même, paraît-il, *une messe pour les vérolés ;* c'est la messe de Saint-Job, *contra morbum gallicum* [2], et l'évangile était pris tout naturellement dans Saint-Luc.

Pendant près de 50 ans, à dater de la célèbre épidémie, les opinions diverses relativement à l'origine et à la nature du mal vénérien, furent sensiblement les mêmes. Nous avons examiné les écrits des principaux auteurs et nous avons constaté, si l'on s'en souvient, que les uns y voyaient la conséquence d'un maléfice céleste, de conjonctions astrales ; que d'autres, plus sceptiques, accusaient les miasmes telluriques ; et que certains — le petit nombre — s'avisèrent d'y retrouver les symptômes de la lèpre et conclurent, par suite, à l'antiquité de la maladie. Parmi ces opinions, il y eut quelques divergences : on crut y voir aussi une dégénérescence de la lèpre ancienne, et Ricord lui-même ne fut pas éloigné de se rallier à cette dernière hypothèse. Enfin nous nous bornerons à rappeler l'épidémie de *peste maranique*, dans laquelle certains auteurs du commencement de ce siècle ont voulu voir la vérole primitive. Mais il n'y eut pas d'écho.

Au début, les malades, pour cacher leur débauche, n'avouaient pas comment ils avaient pris le mal : cette circonstance contribua à accréditer l'opinion que la maladie était de nature épidémique. On chercha une

1. *Traduction des opuscules de Grünbeck imprimés en 1496 ;* Paris 1884.

2. *Missale Romanum ;* Venetiis 1521.

foule de raisons pour en expliquer la provenance, et nous avons vu à quelles divagations les hommes de science ont pu se laisser entraîner. Toutefois Torrella (1500) paraît être le premier qui ait soupçonné le véritable mode de propagation du virus, car il dit que cette maladie « venait ordinairement par voie de transmission ». Jacques Catanée (1505), Georges Vella (1508) et Nicolas Massa (1532) ont émis la même opinion, ainsi que Fracastor [1].

Nous arrivons donc jusqu'en 1530, époque à laquelle la théorie de l'origine américaine jouissait d'une très grande vogue : ayant à peine dix ans d'âge, elle bénéficiait encore de l'engouement général. Cette année 1530 est intéressante en ce qu'elle vit éclore le poème si célèbre de Fracastor [2], où l'auteur donna à la *lues* le nom, peu remarqué d'abord, de SYPHILIS, mais qu'elle devait conserver malgré tout. On sait quelle est la donnée de l'œuvre du médecin de Vérone; aussi nous contenterons-nous d'en rappeler les points principaux.

Le berger Syphile, qui gardait les troupeaux du roi Alcithoüs, reproche un jour à Apollon de dessécher les arbres, de tarir les sources, de telle sorte que son troupeau est expirant, faute d'ombrage et d'eau. Il jure de sacrifier désormais à son roi et non plus au Soleil. Apollon, furieux, déchaîne sur toute la contrée une maladie honteuse qui s'attaque tout d'abord à Syphile et se répand partout sans épargner le roi lui-même. « Syphile a le corps couvert d'ulcères honteux; il fut le premier qui connut les nuits sans sommeil et les crampes dans

---

1. *De morbis contagiosis;* Venetiis1546.

2. Hieronymi Fracastorii *Syphilis, sive Morbus gallicus;* Veronæ 1530.

les membres; ce fut lui qui donna son nom à cette affection qu'on appela depuis *syphilis,* en raison de cette circonstance.

> Syphilus ostendit turpes per corpus Achores;
> Insomnes primus noctes, convulsaque membra
> Sensit, et a primo traxit cognomina morbi,
> Syphilidemque ab eo labem dixere coloni.

Fracastor termine son poème d'une façon conforme à l'opinion reçue de son temps. En effet, Syphile va trouver la nymphe Américis qui lui ordonne de sacrifier une vache blanche à Junon, s'il veut guérir de ses maux. Le berger obéit et, du sang de la victime, naît le gaïac, le fameux bois sudorifique. Les allusions sont assez limpides ici pour que nous puissions nous croire dispensé d'en fournir l'explication. Toutefois certains passages donnent à penser que Fracastor ne croyait pas très fermement à l'origine américaine, bien qu'il ait sacrifié à la mode du jour [1]. La preuve en est dans le vers suivant : « cependant, si l'on peut ajouter foi à des faits bien observés, cette opinion *doit être abandonnée* ».

> At vero, si rite fidem observata merentur,
> Non ita censendum.

Il ajoute qu'il a vu le contage naître spontanément chez des vierges, en dehors de la prostitution, et il conclut à la possibilité de la contagion par l'air, ignorant alors que le baiser, chaste ou non, peut suffire.

---

1. Cette opinion, bien que très répandue dans le public, n'était guère partagée par les hommes de science. C'est ainsi qu'Alphonse Ferry (*De morbo gallico;* Naples 1537), tout en n'admettant pas l'ancienneté de la vérole, reconnaît que la majorité des médecins de son temps considéraient cette affection comme aussi vieille que l'homme.

Plus loin, il se déclare nettement partisan de l'anti-quité du mal vénérien, et, voulant expliquer ce qui a pu faire croire à la nouveauté de la vérole, il donne une raison qui est peut-être encore la meilleure de toutes : « On est conduit à penser que ce n'est pas la première fois qu'on l'a vue sur la terre, mais qu'elle y a fait de fréquentes apparitions, bien que jusqu'ici elle ne soit connue de nous par aucun nom spécial : la nuit des temps, qui tient tout renfermé dans son sein, finit par effacer les choses et même jusqu'à leurs noms ».

> Non semel in terris visam, sed sæpe fuisse
> Ducendum est, quamquam nobis nec nomine nota
> Hactenus illa fuit : quoniam longa vetustas,
> Cuncta sinu involvens, et res et nomina delet.

Dans un autre de ses ouvrages publié ultérieurement[1], Fracastor dit aussi, relativement à l'épidémie de Naples, qu'« il est impossible qu'une maladie à marche et à développement lents ait pu se disséminer en si peu de temps, et qu'il ait suffi d'une flotte débarquée en Espagne pour que toute l'Europe ait été envahie à la fois ». Voilà une remarque fort juste : aussi est-on dou-loureusement surpris de voir l'auteur s'associer ensuite aux errements de la plupart de ses contemporains. En effet, il rattache l'origine de la syphilis à la conjonction de Saturne, Jupiter et Mars, dans le signe du Cancer.

Fracastor conseille un grand nombre de plantes em-ployées en infusion, telles que la menthe, le houblon, le thym et, par-dessus tout, le gaïac. Il faut activer la sudation au moyen de couvertures, et il insiste sur ce mode de traitement, car, dit-il, « quand on transpire, la

1. *De morbis contagiosis, Liv. III.*

pourriture sort du corps avec les gouttes de sueur ».

Dum sudes, fœdœque fluant per corpora guttœ.

Il parle également des purgations et de la saignée, et vante par-dessus tout les frictions mercurielles poussées jusqu'à la salivation, ce qui était, selon lui et les autres médecins de cette époque, un mode de guérison. De nos jours, on évite avec soin cette complication fâcheuse.

Disons maintenant quelques mots de cette fameuse méthode des frictions mercurielles que les médecins du xve siècle héritèrent des empiriques.

Employées en Europe dès l'époque féodale, soit pour la *lèpre,* soit pour la *gale épaisse* (ou tout autre nom qu'on se plut à donner aux accidents vénériens), ces frictions étaient également en usage chez les Arabes qui s'en servaient contre les poux et peut-être aussi contre les syphilides qu'ils connaissaient alors sous les noms divers de *bothor,* d'*asafati,* etc. La préparation arabe était appelée *unguentum saracenicum* (onguent des Sarrazins) et ne contenait qu'un neuvième d'hydrargyre. Les empiriques, pendant tout le moyen-âge, n'en avaient usé qu'avec prudence, et, lorsque les médecins se décidèrent à l'employer à leur tour, ce ne fut qu'à très petites doses : ainsi, l'onguent de Torrella était au $\frac{1}{40}$. Mais les charlatans, qui ont toutes les audaces, voulurent faire mieux et plus vite : ils l'administrèrent d'une façon aveugle. Les premiers résultats ayant été encourageants, on ne connut bientôt plus de bornes : les stomatites effroyables et la débilité qui en furent la conséquence étaient considérées dès l'abord commes autant de symptômes de la syphilis.

Voici quel était le manuel opératoire. Au lieu d'indi-

quer aux malades, comme on le fait de nos jours, des
quantités minimes et rigoureusement dosées d'onguent
napolitain, on enduisait le patient, *des pieds à la tête*,
d'une sorte de mixture semi-fluide où l'hydrargyre
entrait pour une forte proportion. On se servait d'un
pinceau à vernir et l'on étalait le liniment sans la
moindre mesure, ainsi que le témoigne une curieuse
vignette du temps que nous avons fait reproduire et placer en tête de cet ouvrage. Les apothicaires ou autres,
chargés d'appliquer l'onguent mercuriel, étaient appelés
« graisseurs de vérole », ainsi que nous l'apprend Rabelais. Puis, le *badigeonnage* terminé, on faisait entrer
les malades — les riches seulement — dans de vastes
étuves ; mais celles-ci étaient tellement chauffées que
quelques-uns asphyxiaient. Les pauvres étaient entassés tout simplement dans des fours où on les oubliait
quelquefois un peu trop longtemps : aussi n'était-il pas
rare d'en retrouver un certain nombre passés à l'état
de fumerons. Toutefois, il paraît que cette méthode
comptait des succès, « sauf, dit Yvaren [1], quelques
roussis et un petit nombre de rôtis. C'était une manière
directe d'opérer la coction des humeurs ; celle du malade s'ensuivit quelquefois ».

Le but thérapeutique était de faire éliminer le virus
par la salive et la sueur : c'est ce qu'on appelait alors
passer par la casserole [2]. La cure durait généralement

1. *Traduction en vers français du poème de Fracastor;*
Paris 1847.

2. Au début, comme les malades bavaient nuit et jour, on
leur donnait, pour cet usage, une écuelle spéciale qu'ils appelaient *la casserole*, d'où l'expression employée. Plus tard, ce
terme s'appliqua à tout l'ensemble du traitement. Il a même
été conservé dans les hôpitaux militaires où il est synonyme

de 20 à 25 jours[1]; mais peu de malades pouvaient continuer jusqu'au bout ce traitement auquel les chevaux eux-mêmes n'auraient peut-être pas tous résisté. Les trois quarts des malades, d'après le témoignage d'Ulrich de Hutten, débilités soit par ces transpirations exagérées, soit par l'absorption du mercure à ces doses toxiques, soit par les désordres de la stomatite, mouraient en quelques jours. Les autres traînaient une existence misérable, et un sur cent, à peine, se tirait d'affaire. « C'est bien le cas de dire, fait remarquer très justement Potton[2], que ces malades guérissaient malgré la médecine! »

Aussi, certains patients refusaient-ils le mercure. Les résultats, en effet, n'étaient guère encourageants. La vue des malheureux dont la bouche n'était plus qu'un vaste ulcère, d'odeur infecte, bavant continuellement, souffrant d'une façon horrible, presque incapables de s'alimenter, pouvant à peine se tenir debout, cette vue hideuse devait faire reculer les plus intrépides. Aussi, croyons-nous sur parole Ulrich de Hutten[3] lorsqu'il dit que les malades « hurlaient ». Lui-même avait eu la syphilis, et, bien qu'il ne fût alors âgé que de 20 ans, nous nous étonnerons qu'il ait pu suivre pendant *huit ans* une pareille thérapeutique. Comme malgré cela il n'était pas guéri, il en vint à accuser le mercure d'être

---

de *traitement par le mercure :* mais les troupiers qui parlent encore aujourd'hui de « passer par la casserole », ignorent certainement l'origine de cette locution.

1. Torrella se contentait, pour ses malades, de 15 jours consécutifs d'étuve : ils devaient y entrer à jeun.

2. Traduction de l'ouvrage d'Ulrich de Hutten : *La maladie française;* Lyon 1865.

3. *Loc. cit.*

inefficace et même nuisible. Nous savons que le pauvre métal n'est pas encore lavé de cette accusation vraie en apparence, mais fausse en réalité. Ulrich de Hutten, qui vante le gaïac, a plutôt dû sa guérison à la suppression de tout remède actif. L'aversion du Chevalier Allemand pour le mercure n'est que trop justifiée, en ce qui le concerne, du moins; mais on peut s'étonner, avec Potton, que des médecins de la valeur de *Ricinius*, *Scopus* et *Stromer*, amis d'Ulrich de Hutten, n'aient pas compris que ce n'était pas le mercure en lui-même, mais son emploi abusif et la façon déplorable dont on l'administrait, qui amenaient les accidents.

Toutefois, devant le refus catégorique des malades, les médecins durent, faute de clients, abandonner peu à peu la classique « casserole » dont les syphilitiques ne voulaient plus. On se borna dès lors à la transpiration dans des couvertures et avec l'aide de boissons sudorifiques. Les frictions furent faites avec un peu plus de mesure et les accidents dus à l'hydrargyrisme diminuèrent d'intensité. Comme ceux-ci, dès l'abord, avaient été mis sur le compte de la vérole, il est facile de comprendre pourquoi tous les auteurs signalent, au bout de 25 ans, une grande modification dans les symptômes observés[1]. Ulrich de Hutten, qui était mieux placé que qui que ce soit pour constater les faits, déclare aussi que le fléau s'était déjà bien apaisé en 1519, époque à laquelle il écrivait. Il n'était pas médecin, c'est vrai, mais on doit d'autant plus lui savoir gré d'avoir décrit les accidents de la stomatite mercurielle, de s'être élevé

1. Il est même présumable que la syphilis s'était réduite alors à des proportions peu effrayantes, car, si nous en croyons Erasme, savant Hollandais qui mourut en 1536, « il était de bon ton, parmi les gens de cour, d'en être atteint ».

contre les opinions erronées de certains médicastres qui accusaient le mercure de provoquer les gommes, les tubercules syphilitiques, l'alopécie, etc., et d'avoir remarqué — ce qui n'est pas banal pour l'époque -- les effets désastreux de l'alcool et des excès vénériens chez les vérolés, ci-devant lépreux.

Puis on songea à administrer le vif - argent par la voie stomacale. *Pierre André Matthiole* fut le premier (1533) qui osa le donner à l'intérieur sous forme de pilules. Ces pilules étaient composées de *mercure cru :* un célèbre corsaire de l'île de Lesbos, *Kheireden*, plus connu sous le nom de *Barberousse*, en apporta à François Ier; de sorte que ce fut le roi qui inaugura en France ce mode de traitement[1]. Mais, si les stomatites étaient moins graves qu'avec les frictions, on allait toujours jusqu'à la salivation, sans laquelle la docte Faculté d'alors considérait la médication comme inutile. Disons tout de suite qu'il faut arriver jusqu'en 1718 pour voir un auteur, *Chicoyneau*, chancelier de l'Université de Montpellier, essayer de démontrer l'inutilité de la salivation. Naturellement il ne fut pas écouté et cette idée ne triompha que plus tard, il y a à peine un siècle.

Toutefois, avant l'usage des pilules mercurielles, la thérapeutique ne se bornait pas aux onctions hydrar-

---

1. Voici, à titre de curiosité, quelle était la composition de ces fameuses pilules :

℞ Mercure crû	6	gros
Rhubarbe......................	3	—
Ambre gris) ͞aa	1	—
Musc......)		
Farine de froment..............	2	—

Mêler avec du suc de limon et former des pilules grosses comme un pois. — Une par jour.

gyriques suivies de sudation dans les étuves. Dès le commencement du XVIᵉ siècle, comme nous l'avons dit, on perdit peu à peu l'habitude d'empiler les malades dans les fours comme de vulgaires écuelles : on en vint à des pratiques moins barbares, sinon plus rationnelles. C'est ainsi que certains médecins mettaient leurs malades à la diète, les saignaient ou leur faisaient appliquer des sangsues : on avouera que c'était une façon tout au moins bizarre de les préparer à la lutte contre l'anémie syphilitique.

Ensuite on les purgeait et on leur faisait absorber une foule de potions rafraîchissantes à base de chicorée sauvage, de bourrache, de persil, d'asperge, etc. Puis, quand le praticien jugeait avoir bien « digéré et détrempé les humeurs », il redonnait de temps en temps un puissant purgatif. Il est à présumer que les hommes, à cette époque, étaient plus vigoureux qu'ils ne le sont maintenant, car la thérapeutique actuelle a remplacé par les toniques toutes ces médications débilitantes.

Pour les accidents cutanés, on faisait prendre des bains d'eau tiède suivis d'onctions avec un liniment à base de soufre, de litharge, de tartre blanc, de poudre de racine d'iris, etc. Contre les douleurs ostéocopes, on prescrivait les frictions avec la décoction de jusquiame, l'huile de laurier, de camomille, de safran, etc. Quelques médecins fantaisistes — peut-être les homœopathes de l'époque — tels que Aquilanus (1498), Catanée (1505), Matthiole (1535), Benedictus ou Jean Benoist (1510), prescrivaient l'usage de la *vipère* bouillie ou rôtie, ou encore le bouillon de vipères, le sirop de décoction de vipères, etc. Si la maladie résistait à ces différents moyens, ce qui devait arriver quelquefois, on avait recours aux étuves et aux fameux fours. Ou bien l'on appliquait un cautère à la tête, au bras ou à la jambe, de façon à constituer un émonctoire pour les humeurs viciées. Coradin Gilini (1497), Wendelin Hock (1502) et Benoit Victorius (1551) disent s'être très bien trouvés de cette méthode.

Puis, en 1519, Ulrich de Hutten mit le gaïac à la mode : tout d'abord on ne voulut plus autre chose, mais l'engouement ne fut pas de longue durée. C'est l'histoire de tous les remèdes nouveaux : au début, ils guérissent tout; après quelques années, ils tombent dans l'oubli. C'est ce qui arriva pour le gaïac. Comme on le croyait absolument anodin, on le donna indistinctement à tous les malades. En d'autres termes, on abusa de ce diaphorétique, et les sujets de complexion délicate ne résistèrent pas longtemps à ces sueurs profuses qui les débilitaient. Témoin ce passage de Pierre André Matthiole [1] :

J'ai observé que les vérolés d'un tempérament sec ont été attaqués de fièvre hectique et de consomption par l'usage de la décoction de gaïac.

Le règne du gaïac n'avait pas duré 20 ans.

Mais comme il faut toujours que l'enthousiasme populaire se porte sur une panacée quelconque, la *squine*, sorte de racine tuberculeuse importée en Europe par des marchands Chinois, hérita du culte qu'on avait primitivement voué au *bois saint*. Et ce qui contribua à lui donna de la vogue, ce fut l'usage qu'en fit Charles-Quint pour sa goutte, au dire de Vésale [2]. Puis elle

1. *Opusculum de morbo gallico* ; 1535.
2. *Epistola de Radice Chinœ ;* 1546.

tomba à son tour en discrédit, détrônée par la *salsepareille*. Vésale lui-même, dans la lettre que nous venons d'indiquer, considérait la squine comme bien inférieure au bois saint.

Certainement la décoction de squine est fort au-dessous de celle du gaïac pour les excroissances ou tumeurs des os et pour les ulcères syphilitiques malins.

Cette manière de voir est partagée par Jérôme Cardan (1548), Antoine Musa Brassavole (1551), Antoine Fracancianus, Julien Paulmier (1578) et surtout par Fallope [1] qui dit nettement :

Il ne faut pas se servir de cette racine dans la vérole ; car l'ayant essayée trois ou quatre fois, je n'ai obtenu aucun résultat.

De nos jours, la squine est oubliée ; le gaïac n'est plus guère utilisé qu'en poudre ou sous forme d'extrait dans certaines pilules ; et la salsepareille est, avec l'iodure de potassium, la base du sirop dépuratif *spécial* de la presque totalité des pharmaciens de France et de Navarre.

Puis vint de la Floride un nouveau spécifique, le *sassafras*, substance aromatique à peu près ignorée aujourd'hui.

Au reste, les médecins postérieurs à Ulrich de Hutten ne se contentaient pas toujours des racines sudorifiques ; lorsque la guérison tardait à venir, ils avaient recours aux frictions mercurielles. Toutefois, ils les employaient avec plus de précautions et de mesure que les charlatans, ces *bourreaux du genre humain* — selon l'expression de Gilini — que rien n'embarrassait, pas

---

1. *De morbo gallico;* 1560.

même la mort des malades. Alphonse Ferry [1] assurait qu'il fallait « en venir aux frictions après avoir essayé deux ou trois fois inutilement le bois saint ». Nous verrons plus loin que Fallope agissait d'après les mêmes principes.

Mais le véritable promoteur de cette réaction fut *Théophraste Paracelse.* Ce chirurgien proclama le premier, en 1536, que le mercure était le *seul* et unique spécifique. Il fallait un certain courage : le gaïac avait perdu son prestige, c'est vrai, mais il restait à lutter contre la vogue naissante de la squine et de la salsepareille. Paracelse, en vrai révolutionnaire, renversa la théorie des *quatre humeurs* et soutint que le libertinage était la seule source de la syphilis. Fernel adopta plus tard cette manière de voir quant à l'origine du virus vénérien, mais resta inflexible à l'égard du mercure.

Nous voilà donc entrés dans la seconde moitié du xvie siècle : celle-ci est marquée par un léger progrès dans les sciences médicales. Il n'est pour ainsi dire plus question de conjonctions astrales ni d'influences planétaires. On s'occupe de chercher comment se développe la syphilis, on étudie ses symptômes, on en discute la valeur et, si les explications données peuvent faire sourire les médecins du xixe siècle, tout au moins témoignent-elles d'efforts constants dans le but de découvrir la vérité scientifique. Puis, quelques auteurs commencent à écrire en français [2] ; aussi, voit-on sou-

1. *De ligno sancto;* 1538.

2. A vrai dire, le premier auteur Français qui ait écrit sur la vérole est Jacques de Béthencourt, en 1527 ; ses prédecesseurs, depuis l'épidémie de Naples, sont tous Allemands ou Italiens.

vent revenir les expressions *apostème, matière mélancolique, phlegme, pituite*, etc.: il ne faut pas oublier qu'on était alors sous le règne des humeurs. On en jugera par les différents extraits que nous donnerons des principaux auteurs dont les traités s'occupent exclusivement des affections vénériennes.

Écoutons d'abord *Benoit Textor* [1] qui écrivait en 1550 : s'il ne proclame pas la dualité du chancre au point de vue de l'essence des virus, tout au moins savait-il qu'on devait les diviser en deux catégories bien distinctes au point de vue de la symptomatologie.

Au commencement la matiere est fort obscure et difficile à congnoistie... Quand on lattouche, aucunefois elle meine doleur, aucunefois cela n'advient pas.

Il y ha deux principales différences de chancres. Lun est sans ulcère vulgairement appellé apostemeux... Lautre est exulceré ou escorché.

Il avait certainement observé les chancres *extra-génitaux*, car il reconnaît que les chancres peuvent siéger en différentes parties du corps, surtout sur les parties molles, glanduleuses,

lesquelles sont promptes à recevoir ceste grosse matière de melancholie, comme sont les narines, les lèvres, et les mammelles.

Il considérait le chancre comme incurable ou tout au moins comme très difficile à guérir, et il conseille hardiment l'éradication, moyen déjà proposé par Celse, au siècle d'Auguste, et repris de nos jours. L'avenir nous dira ce qu'il faut penser de cette méthode.

L'auteur décrit en outre un *chancre non ulcéré* (!) de la mamelle, qu'il semble avoir confondu avec quelque

1. Textor. *De la nature et cure du chancre*; Lyon 1550.

carcinome ou toute autre tumeur du sein à sa période initiale.

C'est une tumeur fort grande qui résiste au touchement... Elle est de couleur cendree tendant à couleur purpuree, ou violette, ou de couleur obscure. Selon le regard, elle semble estre molle, mais au toucher elle se treuve tres dure.

Contre le chancre vénérien, Textor conseille des émollients et une foule d'onguents résolutifs. Le traitement interne est tout au moins curieux :

Sang de canard ou doison à boire tout chaud de la beste frais tuee... ou brouet descrevisses avec laict d'Asnesse prins par lespace de cinq iours, en mengeant autant de iours des escrevisses, ce qui est merveilleusement utile.

Soit; cela valait toujours bien la fameuse *casserole* de ses prédécesseurs. Il tient beaucoup à son traitement par les écrevisses, car il y revient à plusieurs reprises : peut-être est-ce à cause du nom latin, *cancer*, qui signifie également *chancre* et *écrevisse*.

Cinq ans plus tard, en 1555, *Gabriel Fallope* [1] décrivait nettement l'accident primitif et donnait l'induration chancreuse comme un signe pathognomonique de la vérole. Lui aussi avait recours aux frictions hydrargyriques, mais seulement dans les cas graves.

Je me sers du mercure dans les véroles rebelles et désespérées, surtout lorsque j'ai essayé auparavant tous les autres moyens.

D'ailleurs, c'est vers cette époque de 1560 que les médecins, reconnaissant l'inefficacité des plantes exotiques, revinrent tous peu à peu à l'usage du mercure. *Fracancianus* [2] l'avoue très franchement :

1. G. Fallope. *De morbo gallico liber absolutissimus...* ; Patavii 1564.

2. *De morbo gallico;* 1564.

Une autre manière de traiter le mal, c'est d'employer les onctions mercurielles. Quoiqu'elles paraissent le guérir quelquefois, on les avait néanmoins abandonnées comme un remède trop violent et trop dangereux. Mais la maladie étant devenue difficile et opiniâtre, beaucoup de médecins très habiles ont été obligés d'y revenir il y a deux ans.

Toutefois, *Jean Fernel* tint bon. Effrayé des tristes résultats obtenus par les empiriques, il se déclara ennemi acharné du mercure et composa deux opiates, la *petite* et la *grande* [1], à base de plantes purgatives, sans mercure ni gaïac, et qu'il considérait comme héroïques. Inutile de dire que le remède était absolument insuffisant.

Comme nous l'avons vu, l'hydrargyre fut d'abord employé sous forme de liniment et d'onguent pour les onctions ou les frictions. Puis, en 1506, Bolognini proposa un cérat mercuriel : on en essaya plusieurs, préparés de diverses façons. Le plus célèbre de tous est celui qu'a décrit *Jean de Vigo*, en 1514, et qui est encore très employé de nos jours sous le nom d'*emplâtre de Vigo*. On administra aussi l'hydrargyre en fumigations : on associait alors à différents parfums soit le cinnabre, soit le mercure éteint avec de l'essence de térébenthine ou de la salive. Aujourd'hui les fumigations cinnabrées sont surtout employées, dans les hôpitaux, pour la destruction des poux. Vint ensuite la méthode du *lavage*, consistant en lotions de sublimé (20 gr. par litre d'eau distillée), et dont *Auger Ferrier* paraît avoir parlé le premier en 1553. Ces lotions se faisaient sur les membres pendant dix jours, de 1 à 3 fois par jour. Puis on amenait la transpiration, dans le lit, au moyen de cailloux chauds. On s'arrêtait dès que

1. *De curatione Luis Venereœ;* 1556.

les symptômes de stomatite étaient bien évidents : c'était, du reste, le but de la médication.

Par là les gencives se pourrissaient et s'ulcéraient, comme dans les cas où l'on employait les liniments et les parfums : c'est ce qui indiquait la fin du traitement[1].

Disons toutefois, pour être exact, qu'un certain nombre de médecins — assez rares pour pouvoir être comptés — se sont élevés contre la salivation mercurielle dès le commencement du xvıe siècle, et ont donné les moyens de l'arrêter ou même de la prévenir. Pour cela, ils conseillaient les purgatifs dès les premiers signes de salivation et, pour l'empêcher, ils recommandaient de ne faire les frictions que tous les 3 ou 4 jours. Ces médecins furent des exceptions, comme nous l'avons dit plus haut; c'est à peine si l'on en trouve un tous les cinq ans, et le xvıe siècle n'en compte pas 20 pour sa part. Aussi, de même qu'Astruc, ferons-nous passer leurs noms à la postérité. Nous trouvons d'abord Wendelin Hock (1502), puis Jean Almenar (1512), Pierre Maynard (1518), Jacques de Béthencourt (1527), Nicolas Massa (1532), Jean Paschal (1534), Louis Lobera (1544), Antoine Musa Brassavole (1551), Thierry de Héry (1552), Amatus Lusitanus (1556), Guillaume Rondelet (1560), Léonard Botal (1563), Georges Dordon (1568), Ambroise Paré (1575), Julien Paulmier (1578), Jean Wier (1580), Jean Zecchius (1586), Jérôme Mercurial (1587), Luc Ghini (1589), et Pierre Torrez (1600). A citer encore Jean Hartmann (1611) et Louis Septal (1614), qui appartiennent au xvııe siècle.

Certes, les auteurs dont nous venons de donner la

1. Auger Ferrier. *De lue hispanica;* Parisiis 1564.

Jiste prêchèrent dans le désert; mais, comme les frictions furent peu à peu abandonnées et remplacées par la médication interne, les accidents dus à la stomatite mercurielle ne furent plus ni si formidables ni si fréquents.

Dans la seconde moitié du XVIe siècle, les médecins n'étaient pas encore éclairés sur la marche du virus vénérien dans l'économie; et, comme ils ignoraient l'existence et par conséquent le rôle des lymphatiques, ils rapportaient les engorgements ganglionnaires à des causes purement extérieures. C'est ainsi que *Guillaume Rondelet* (1560) explique l'origine de l'adénite inguinale par un défaut de soins hygiéniques.

Si l'escume ou la sanie touche les aines, lors le bubon venerien s'engendre[1].

Il connaissait la blennorrhagie qu'il appelle indifféremment *gonorrhée, pisse-chaude, chaude-pisse*, et il la décrit à part; mais, dans tous les cas où elle coïncide avec la syphilis, il en fait le symptôme initial de cette maladie.

Comme Thierry de Héry (1552), il avait parfaitement remarqué que le bubon indolent et ne suppurant pas était un signe pour ainsi dire pathognomonique de la syphilis.

Si quelqu'un a bubons veneriens qui n'aient point jetté, mais soient rentrez en dedans, ou se soient endurcis, nous pouvons certainement assurer celuy la avoir la verole, encore qu'il le nie.

Rondelet paraît être le premier auteur qui ait observé

1. Rondelet. *Traité de verole* (Trad. par Maniald); Bourdeaux 1576.

la sternalgie[1] : il insiste beaucoup sur ce signe.

Le devant de la poitrine ameine douleur en ceste maladie,
qu'est une des plus asseurees marques.

Ce phénomène était sans doute plus fréquent au xvi
siècle que de nos jours, car, malgré nos investigations
incessantes pendant toute la durée de notre séjour à
l'hôpital de Lourcine, nous n'avons pu le constater
qu'une fois d'une façon indiscutable. Nous avons été
moins heureux en cela qu'un de nos contemporains
qui se figure, entre autres choses, avoir inventé la sternalgie. Laissons-la lui : Rondelet ne reclamera pas,
Baglivi non plus.

Au point de vue thérapeutique, Rondelet doit être
compté par les médecins du xvie siècle qui réhabili-
tèrent le mercure.

Des choses dessusdictes appert asses l'argentvif estre antidote
et remede fort propre pour la verole, pour ce qu'il la guerit,
en quelque sorte que soit applicqué, car il esmeut les sueurs,
et deseche acause de la subtilité de ses parties.

Sur ce point, il fut appuyé par *Antoine Chaumète*[2] qui
écrivit la même année.

Ceux qui condamnent si fort l'usage du mercure ne l'ont
jamais employé comme il faut... Je m'en suis toujours bien
trouvé et j'ai guéri par ce remède un grand nombre de gens
atteints de véroles invétérées.

Ambroise Paré (1575)[3] partagea également cette opi_

---

1. Baglivi en fit plus tard (1704) le signe pathognomonique des
maladies vénériennes ; mais c'est à tort que Jourdan le consi--
dère comme le premier qui ait signalé ce symptôme, puisque
Rondelet en parlait déjà en 1560.

2. *Method. Morbi Venerei curandi;* 1560. Cap. 5.

3. L. XIX, ch. 9 et 10.

nion, qu'il exprime à peu près dans les mêmes termes que Rondelet.

La méthode des frictions est la plus utile et la plus sûre de toutes.....

Le mercure est le véritable antidote de la vérole ; lorsqu'il est donné à propos, il a une vertu admirable, et, de quelque façon qu'on l'applique, il guérit cette maladie, en desséchant par la petitesse de ses parties et en provoquant des sueurs.

L'illustre chirurgien avait, comme Fallope, remarqué la spécificité du chancre induré.

S'il y a ulcere à la verge et s'il demeure dureté au lieu, telle chose infailliblement montre le malade avoir la vérole.

Nous bornerons là nos citations, car, en les multipliant, nous n'apprendrions rien de plus au lecteur : celui-ci doit avoir sa religion faite relativement à cette période curieuse du xvie siècle. Jusqu'en l'an 1600 et même au-delà, c'est toujours l'éternelle querelle entre les mercurialistes et les anti-mercurialistes ; l'hydrargyre tour à tour abandonné et repris ; la salivation considérée comme moyen de traitement par la plupart des mercurialistes, et ceux-ci étouffant la voix timide de quelques esprits trop en avance qui osèrent dénoncer les méfaits de la stomatite. En médecine comme en toute autre chose, et à quelque époque que ce soit, dame Routine fut, est et sera toujours puissante ; les révolutionnaires seront éternellement confondus avec les révoltés et traités comme tels : toute idée neuve est destinée à être repoussée de prime abord, quelle que puisse être son utilité. Si elle est réellement bonne, elle n'aura jamais de pires adversaires que les gens haut placés, c'est-à-dire ceux qui en apprécient le plus le mérite : Pourquoi ? Parce que, ne l'ayant pas trouvée eux-mêmes, ils se considéreront comme lésés, et ces choses-là ne se pardonnent pas.

II

LA PATHOLOGIE VÉNÉRIENNE AU XVIIe SIÈCLE

Ce qu'on entendait, au xviie siècle, par l'expression « *cristal-line* ». — Encore les conjonctions astrales. — Les types de médecins qui ont inspiré Molière. — Le *mal joyeux*. — La théorie de la *fermentation des semences* et celle des excès vénériens. — Revirement en faveur de l'origine ancienne de la syphilis. — Première idée de la contagion médiate. — La *vérole universelle* et la *vérole particulière*. — La syphilis réduite à ses véritables proportions.

Comme nous l'avons déjà dit incidemment dans le précédent chapitre, la première moitié du xviie siècle ne diffère pas sensiblement de la fin du xvie au point de vue des progrès réalisés dans la pathologie vénérienne courante. Il faut même arriver en 1664 pour trouver, dans les traités médicaux, une idée nouvelle ou une remarque importante qui n'ait pas été faite précédemment. Jusque-là ce sont les mêmes théories plus ou moins antagonistes, accompagnées des mêmes errements. Nous citerons toutefois, comme appartenant à la première moitié du xviie siècle, *T. Guillaumet*, l'un des premiers qui se soient servis de l'expression *cris-talline* relativement à des accidents vénériens. Comme ce mot est encore prononcé de nos jours, dans le public — sans que ceux qui l'emploient sachent au

juste à quoi il se rapporte — nous donnerons quelques
explications.

L'auteur semble avoir voulu désigner ainsi l'œdème
qui accompagne quelquefois le symptôme initial de la
syphilis. Il nous explique que l'irritation des muqueuses
amène l'enflure des parties et que celles-ci sont alors
tendues et luisantes comme le cristal, d'où le nom de
cristalline.

Laquelle inflation est si grande et fort tendue qu'elle reluit à
travers, et sur tout si l'on y oppose la lumière [1].

Plus tard certains auteurs, tels que Cockburn (1713),
Vercelloni (1722) et autres, ont désigné, sous le nom de
cristallines, de petites bulles transparentes qui paraissent avoir été de simples vésicules d'herpès vulvaire
ou préputial. Guillaumet finit par dire que cette affection n'est autre chose que la vérole représentant les
mêmes symptômes, mais avec cette différence que
ceux de la cristalline sont plus violents. Son opuscule,
en somme, est un traité sur la syphilis ; l'auteur fait
d'horribles confusions entre cette maladie et certaines
affections qui n'ont rien à voir avec elle. C'est ainsi que,
dans ses descriptions, on reconnaît, entre autres maladies inflammatoires, l'uréthrite et la cystite. Il est
partisan de l'antiquité de la syphilis, car, pour lui,
c'était la lèpre du temps de Moïse. Il préconise le traitement par les onguents mercuriels.

L'ouvrage de *De la Martinière* (1664) [2] nous offre un
curieux assemblage de divagations et de remarques
judicieuses. Adversaire acharné du mercure, il conseille

1. T. Guillaumet. *Traité de la Cristalline ;* Lyon 1611.

2. *Traité de la malad. vénér. ;* Paris 1664.

les purgatifs et les sudorifiques ; le gaïac et la salsepareille sont ses remèdes favoris. Il distingue, comme
à l'époque actuelle, trois phases dans la marche de la
vérole : les signes *precedans*, *suivans*, *survenans*, qu'il
décrit, correspondent à nos trois périodes : *primitive,*
secondaire, *tertiaire*. La multiplicité des manifestations
de la période secondaire le déconcertant un peu, il
finit par reconnaître *quatre espèces* distinctes de véroles.
Pour expliquer la genèse des syphilides pustulo-crusta-
cées, qu'il appelle sa 3ᵉ espèce, il se livre à une dissertation originale qu'il serait dommage de ne pas citer.

La cause de ces pustules rondes qui paroissent au corps de
celuy qui est attaqué de la troisiéme espece de Verole, procede
de ce que le venin de cette maladie se communique successivement au Foye par les Veines, au Cœur par les Artéres, et au
Cerveau par les Nerfs ; et ce qui fait que ces pustules paroissent plûtost à la Teste qu'és autres parties, provient de ce que
le venin estant fort subtil, recherche plûtost les esprits que la
masse de la chair ; et comme dans le cerveau il y a plus d'esprits que dans les autres parties du corps, et qu'il est d'une
substance plus humide et moins chaude, il reçoit bien plûtost
les impressions de la malignité du venin.

Décidément Molière n'a rien exagéré.

L'auteur décrit ensuite le chancre induré sous le nom
de *schyrre* et partage l'erreur de ses contemporains en
ce sens qu'il fait de la *chaude-pisse* un des symptômes
initiaux de la vérole. Il ignorait la possibilité de la coïncidence. Mais il faut lui savoir gré d'avoir remarqué
que la blennorrhagie n'était pas toujours suivie d'accidents secondaires. Aussi a-t-il soin de dire qu'il faut
bien se garder de *trailter en Verolez* ceux qui n'ont
qu'une chaudepisse simple. Toutefois, à côté de cette
observation, qu'il a faite un des premiers, on voit réap-

paraître les conjonctions astrales. C'est à propos de la céphalée nocturne qu'il nous donne cette désillusion. On l'aurait cru en avance sur son temps : eh bien! pas du tout. Dans un chapitre intitulé : *La raison pourquoy l'humeur verolique s'esmeut le soir et cesse le jour*, il prétend que la nuit engendre de mauvaises influences par le moyen des *astres* et de l'*ombre de la terre;* il s'ensuit que les *exhalations malignes de la terre* sont attirées par le corps de l'homme, ce qui met l'*humeur* en mouvement, etc. Puis loin, il déclare que ceux qui contractent la vérole le *jour de Vénus* sont plus malades que les autres, et qu'on ne doit point se soigner le *jour de Saturne*. Il n'y a pas à dire, la science était encore en plein moyen-âge.

De la Martinière conclut en ces termes :

Cette graine a pris naissance partout, tellement qu'à-présent on l'appelle le *mal joyeux*, lequel autrefois se nommoit le *mal de Naples*.

Ne seraient-ce pas plutôt les circonstances dans lesquelles se prenait le mal, qui étaient joyeuses? sinon l'expression pourrait être considérée comme ironique, car il est à croire que, si les malades riaient, ils riaient jaune.

En 1673, un auteur Anglais, *Maynwaringe* [1], fait l'historique de la question d'origine. Il est d'avis que cette affection résulte des excès vénériens — opinion déjà émise avant lui et notamment par *Aurèle Minadoüs* [2] — et il ajoute : « Comme ces excès ne datent pas d'au-

---

1. *The history and mystery of the venereal lues;* London 1673.
2. *De virulentia venerea ;* Venetiis 1596.

jourd'hui, la *Maladie* qui en est la conséquence peut bien être considérée comme ancienne aussi ».

That Venery thereof being antique, the product Lues we may well judge antique also.

Le Hollandais *Etienne Blankard* traita également, un peu plus tard (1684), la question d'origine de la syphilis [1] : selon lui, la maladie a été connue de toute antiquité et soignée sous d'autres noms. C'est absolument notre avis. Mais Blankard admettait encore l'utilité de la salivation mercurielle, ce en quoi nous ne pouvons plus l'approuver.

Le Monnier (1689) [2], de même que ses prédécesseurs, conseille la salivation comme moyen thérapeutique et range la blennorrhagie parmi les symptômes primitifs de la syphilis. Il reconnaît que la maladie est très contagieuse et qu'un simple contact (verre infecté), en dehors du coït, est suffisant. Il ajoute qu'elle peut aussi se prendre

.... sans le congrez, en couchant avec un sujet vérolé..., ce qui peut se faire même par la vapeur qui s'élève du lit et des draps dans lesquels il a reposé.

Cette dernière explication est plus que contestable, mais enfin c'est un progrès sur la théorie de la contagion par l'air.

Puis, abordant la question d'origine, il défend une opinion assez bizarre qu'il dit avoir trouvée dans plusieurs auteurs, mais dont il ne cite pas les noms. D'après ces auteurs, une femme parfaitement saine

---

1. *Traité de la vérole* (Trad. du Hollandais par Guill. Willis) ; Amsterdam 1688.

2. *Nouveau traité de la malad. vénér.*; Paris 1869.

pourrait voir la syphilis naître chez elle du fait de s'être livrée à plusieurs hommes dans un court espace de temps, même en supposant ses partners parfaitement sains. C'est la théorie de la *fermentation des semences*. Les explications fournies par Le Monnier ont d'autant plus de saveur qu'on le sent très convaincu.

Il peut se faire qu'une femme saine en soit surprise, quand en même temps elle a eu commerce avec plusieurs hommes, quoy que sains, parce que les differentes qualitez qui composent les différentes semences qu'elle a reçûës, jointes aux parties acres et salines dont la sienne est composée, et à la disposition humide et fort chaude du lieu qui les reçoit, augmentée de beaucoup par la continuation du frotement ou confrication, excitent à leur rencontre un mouvement si rapide, une irritation si violente et une *fermentation* si prompte qu'elles se déterminent ensuite à la corruption, qui est d'autant plus pernicieuse que ces sortes de matières sont subtiles et chargées d'un grand nombre d'esprits : *corruptio optimi solet esse pessima* [1].

Cette thèse a été soutenue depuis par Ucay, Nicolas de Blégny, de Saint-Romain, Vercelloni, Dibon, Jourdan de Pellerin et quelques autres.

Le Monnier avance ensuite une idée juste que nous n'avons trouvée dans aucun autre auteur avant lui. Il admet qu'une femme saine, ayant eu des rapports récents avec un individu infecté, peut transmettre le virus à un ou plusieurs autres, sans être contaminée elle-même. C'est la contagion médiate. En outre, il trouve défectueuse la manière de voir de ses prédécesseurs qui reconnaissaient quatre espèces de véroles. Lui ramène le virus à un type unique : il a soupçonné, sans le dire nettement, que le terrain seul faisait

---

1. La corruption de ce qu'il y a de meilleur produit généralement ce qu'il y a de pis.

les différences dans l'intensité des manifestations.

On doit convenir que cette cause est partout la même, qu'il n'y a que le plus ou moins de virus venerien qui a fait un plus grand ou moindre progrez dans la masse des humeurs et dans les parties, qui fait ces effets et ces differens caracteres.

Pour lui, la gonorrhée et les bubons sont des signes de syphilis, mais il fait remarquer que les ulcérations génitales ne sont pas toutes semblables et il en distingue trois espèces. La première, qui correspond à notre herpès, il l'appelle

..... une petite vescie blanchâtre, qui s'ulcere et qui s'élargit, mais aussi qui se guerit facilement en peu de temps.

La seconde il la nomme *œil-de-perdrix*, selon l'expression alors en vigueur, à cause « de sa rondeur, et d'une petite rougeur et blancheur qui regnent dans son milieu » : ce paraît être l'accident primitif de la syphilis. Quant à la description de la troisième espèce, on ne peut la rapporter qu'au chancre mou et au chancre phagédénique, non infectants.

Il ronge, ambule et fait escare ; la couleur de l'ulcere devient livide, sa figure inégale, les lèvres calleuses et renversées, l'inflammation qui l'environne est grande, la matière qu'il suppure dissout et pourrit les chairs et les parties voisines.

Il conseille la salivation au moyen des frictions ou des pilules mercurielles, concurremment avec les purges, les saignées et les bains. Toutefois il n'approuve pas les cautérisations en usage à cette époque, à l'aide des acides (sulfurique ou nitrique), car elles produisaient des eschares et par suite des pertes de substance qu'il n'était pas toujours facile de guérir.

Lopez Pinna (1696)[1], qui se déclare partisan de l'antiquité de la syphilis, lui reconnaît comme source les excès vénériens.

Gervais Ucay (1699)[2] dit que la syphilis est presque aussi ancienne que le monde, car elle a pour origine la corruption de plusieurs semences dans le même vagin. Pour lui c'est un fait indiscutable et toutes les autres hypothèses sont ridicules.

On peut expliquer clairement la cause de la Verole par le moyen des semences corrompues dans les matrices des femmes publiques...

On sçait que si une fille parfaitement saine et pucelle, si on veut, afin qu'il n'y ait aucun soupçon de mal venerien, se mêloit parmi une douzaine de garçons aussi sains qu'elle, et se débauchoit tour à tour avec eux, ou les uns ou les autres auroient bientôt la Verole, et tous ensemble la contracteroient enfin par la repetition des actes veneriens.

De même que Thierry de Héry, Fernel, Le Monnier et autres, il admet pour la syphilis une incubation de 10 ans et plus ; et, ainsi que ses prédécesseurs, il considère comme syphilitiques toutes les affections sexuelles. N'oublions pas qu'à cette époque il y avait encore des médecins qui ne craignaient pas de dire que la vérole était « l'ensemble de toutes les maladies ». Aussi empressons-nous de constater que G. Ucay réalisait un véritable progrès en déclarant que certains chancres et bubons, et quelques blennorrhagies, étaient des affections purement locales. A vrai dire, il leur laisse le nom de *vérole* — puisqu'il croyait à l'identité de virus — mais il établit des catégories bien distinctes.

1. *Tratado de morbo galico ;* Sevilla 1696.
2. *Traité de la malad. vénér.* ; Amsterdam 1699.

Il y a pourtant une différence accidentelle qui consiste en ce que la grosse Verole occupe généralement tout le corps, à cause que la masse du sang est infectée; c'est pourquoi on la peut appeler *universelle* : Et que la Chaudepisse, le Chancre et le Bubon n'occupent qu'une seule partie, soit parce que le ferment verolique n'a pas été porté plus loin, depuis qu'il a été communiqué, soit qu'il ait été expulsé par la force de la nature, par manière de crise imparfaite, comme on voit dans les Bubons, ou enfin par quelque autre accident, et c'est pour cela qu'on peut appeler cette Verole *particulière.*

L'auteur considère le mercure comme le seul spécifique. Toutefois il faisait grâce de la salivation aux enfants et aux vieillards; d'une façon générale, il soignait les malades selon les indications et non d'après les règles d'une théorie aveugle. Il recommande, par exemple, de ne saigner que les gens sanguins. Il reconnaissait aussi la syphilis pour une maladie très ancienne. Quant aux différentes façons de contracter la maladie, il en comptait trois : l'hérédité, le coït et le contact; ce qui fait deux, en somme, la seconde catégorie rentrant dans la troisième. Il avait remarqué, en outre, que les malades qui succombaient étaient emportés par des complications tardives, par des altérations consécutives des organes essentiels, et non par le virus syphilitique lui-même.

La Verole n'est pas ordinairement une maladie mortelle, on voit des gens qui la portent trente ans, et davantage; et lorsqu'on en meurt, ce n'est pas tant par cette maladie que par d'autres qui sont attirées par le desordre que fait le ferment Verolique.

Mais ces idées justes ne vont pas sans quelques théories fantaisistes. C'est ainsi que, surpris de voir, parmi plusieurs hommes ayant eu affaire à la même femme, ici un chancre, là une chaudepisse et rien chez les autres, il entre dans des explications fort originales où les *prostates* et les *parastates* jouent un très grand rôle. Puis il se demande pourquoi certains de ses prédécesseurs ont été chercher la cause de la vérole dans les conjonctions de Jupiter, Mars, Saturne, Vénus, Mercure, etc., et il leur décoche plusieurs traits humoristiques.

Sans doute que la source de ces opinions vient de l'ancienne fable, où l'on voit, parmi ces prétenduës Divinitez un grand nombre d'adulteres, de viols, et de passions amoureuses : et comme les Astres portent les noms de ces Dieux, ils auront crû qu'il se passoit parmi ces Astres quelques maquerellages. Je ne sçai pourquoi l'on n'a pas dit qu'ils prenoient eux-mêmes la Verole, et qu'ensuite ils la communiquoient aux hommes par leurs influences, puisque l'un est la suite de l'autre.

Avec les quelques observations judicieuses sur la pathologie vénérienne que nous avons relatées plus haut, Ucay clôt dignement la liste des auteurs remarquables du XVIIᵉ siècle.

III

AU XVIIIᵉ SIÈCLE

Sydenham et Boerhaave exhument la fable de l'origine américaine : Astruc consacre cette légende. — La *vérole larvée* et
la *maladie mercurielle*. — Le baron Van Swieten ; sa
liqueur. — Swediaur lance le mot *blennorrhagie*. — Hunter
décrit le *chancre induré*. — Bell défend la doctrine de la
non-identité des deux virus blennorrhagique et syphilitique.
— La valeur thérapeutique de la salivation est niée par la
plupart des auteurs; immunité prétendue des fumeurs de
pipe, relativement à la stomatite mercurielle.

Le premier auteur du xviiiᵉ siècle qui mérite d'être
signalé, est *Jacques Vercelloni*[1], d'Ast en Piémont. Il
soutient, en 1722, à peu près les mêmes thèses que
G. Ucay et partage la manière de voir de ce dernier sur
bien des points. Il adopte la théorie de la *fermentation
des semences*, conseille le gaïac, la salsepareille, le sassafras et est partisan de la thérapeutique mercurielle,
mais il trouve que la salivation est un moyen « peu
sûr ». Enfin, dans cet ouvrage, il est fait mention du
speculum matricis, dont les auteurs précédents ne par-

---

1. *Traité des malad. qui arrivent aux part. génit. des
deux sexes;* Paris 1730 (Trad. par Devaux sur l'édition latine
de Leyde).

lent guère. Toutefois Ambroise Paré (1575) a décrit un
speculum magnum qui n'est autre que le *dioptre* de Paul
d'Egine (VIᵉ siècle), c'est-à-dire un dilatateur du vagin
permettant d'examiner les parties profondes. N'oublions pas non plus qu'un instrument identique a été
trouvé vers 1819 dans les ruines de Pompéi.

En 1728, apparaît l'ouvrage du Hollandais *Boerhaave*[1],
médecin célèbre de cette époque et dont nous avons
déjà parlé : on y voit se dessiner quelques divergences
d'opinion avec les contemporains et les prédécesseurs.
L'auteur déclare, par exemple, que la gonorrhée, qui
jusque-là avait presque toujours été un symptôme de
la vérole, coïncide rarement avec elle à l'époque où il
écrit : il en conclut que la symptomatologie de la syphilis s'est modifiée d'une façon évidente. A l'entendre,
la chaudepisse serait même une sorte de vaccine contre
la grosse vérole.

Au contraire (ce qui doit consoler ceux qui n'ont que de pareilles galanteries) elle en est presque toujours le préservatif.

Heureux temps ! Au XIXᵉ siècle, l'une n'empêche pas
l'autre.

Il se moque — et avec raison — de Vercelloni qui
expliquait les ulcérations syphilitiques de la gorge, chez
la femme, par une sorte de sympathie existant entre la
matrice et le gosier. Mais il ne fait pas beaucoup mieux
que l'auteur Italien lorsqu'il vient prétendre que les
malades prenaient d'autant plus de « *venin* » qu'ils mettaient plus d'ardeur dans le coït, et cela, à cause de la
chaleur développée pendant l'acte.

1. Herman Boerhaave. *Sur les malad. vénér.*; Paris 1735
(Trad. du latin par De la Mettrie).

Le feu de l'amour est une vraye inflammation de tout le corps et principalement des parties génitales où il semble se concentrer.

Peut-être eut-il tort de tant ridiculiser le système des *vers* et *animalcules* du virus vénérien que Deidier et Desault venaient de mettre en avant, car ceux-ci paraissent avoir pressenti le microbe.

Enfin, arrivant à la question d'origine, Boerhaave adopte l'opinion de Sydenham, à savoir que, si la vérole a été rapportée en Europe par les compagnons de Colomb, en réalité elle vient d'Afrique : elle aurait été introduite sur le Nouveau-Continent par les esclaves de la côte de Guinée. Sydenham et Boerhaave n'ont pas réfléchi que les nègres africains n'ont été envoyés en esclavage dans le Nouveau-Monde que longtemps après l'épidémie de Naples et les voyages de Colomb. Le virus syphilitique n'avait guère besoin, on avouera, de passer par les Antilles pour revenir en Europe, la seule partie du monde soi-disant épargnée jusque-là. Il lui était beaucoup plus facile de suivre la côté d'Afrique et de passer par Gibraltar ou Brindisi.

Mais Boerhaave a son idée : pour lui, la vérole est endémique chez les nègres ; et, pour appuyer son dire, il invoque l'autorité d'un certain *Bosman*. Toutefois il ne s'aperçoit pas que les faits rapportés par cet auteur ne sont autre chose que des arguments en faveur de la théorie de la *fermentation des semences*, opinion qu'il a lui-même repoussée vigoureusement au début de son ouvrage. Il dit, en effet, qu'il n'admet pas, comme ses prédécesseurs, que la vérole puisse naître « du congrès de plusieurs hommes sains avec une femme saine ». Or c'est précisément sur un cas de ce genre que s'appuie Bosman[1]. Ce dernier raconte qu'il a vu des vagabonds, dont le nombre est quelquefois considérable, acheter une fille qu'ils violent l'un après l'autre. Le plus souvent, elle meurt au cours de l'opération, vu le nombre des assaillants, et ceux qui n'ont pas encore eu leur part *continuent avec le cadavre.* Pour Bosman, c'est là la source de la vérole, et Boerhaave n'éprouve pas non plus l'ombre d'un doute à cet égard.

Enfin le médecin Hollandais est d'avis — toujours avec Sydenham — que « le vif-argent, qui ne produit pas la salivation, ne guérit pas la vérole ».

Dibon[2], deux ans plus tard, constate que le gonorrhée ne guérit jamais ou très rarement par l'usage du mereure : aujourd'hui on comprend pourquoi, mais l'auteur, lui, s'en étonnait. Il conseillait « les Ptisanes apéritives et rafraîchissantes », les émulsions, les teintures, la térébenthine; et, comme traitement local des chancres, les cautérisations à l'acide nitrique, au nitrate d'argent, et les pansements au précipité rouge. A l'intérieur, il donnait le mercure sous forme de pilules : il fallait, disait-il, que le mercure fût bien préparé et bien administré. Cette fameuse préparation, dont il parle tant, est le mercure chimiquement pur, c'est-à-dire débarrassé du plomb, de l'arsenic et autres substances qu'il peut contenir. Il tenait son secret d'un certain chimiste, un peu médecin à l'occasion, qui soignait les syphilitiques et les guérissait. Cet empirique s'élevait contre la pratique de la salivation qu'il considérait comme désastreuse : un bon point au chimiste. Voici

1. Guill. Bosman. *Lettres;* 8 et 12 (Description de la côte de Guinée).

1. *Dissertat. sur les malad. vénér.*; Paris 1724.

dans quelles conditions l'auteur fut amené à lui demander son concours.

Ayant entendu parler des succès qu'obtenait le guérisseur avec sa drogue, il vint lui proposer de lui amener un riche marchand, de ses clients, qui n'était pas amélioré par les moyens ordinaires. Le savant préféra confier le remède et refusa tout paiement, ajoutant toutefois que si ce marchand, puisqu'il avait du bien, voulait se montrer reconnaissant, il ne s'y opposait pas. Dibon l'assura que son client n'y manquerait pas, car il le tenait pour un très honnête homme. Le chimiste, qui avait appris à connaître le cœur humain, émit des doutes.

Il me répondit qu'ils étoient tous d'honnestes gens lorsqu'ils étoient malades, mais que guéris, ce n'étoit plus de même.

Voilà une réflexion qui risque fort d'être longtemps d'actualité.

Dans la seconde partie de son ouvrage, publiée l'année suivante [1], l'auteur répète à peu près ce qui a été dit avant lui. Comme Ucay, il distingue deux sortes de véroles. Par *vérole particulière*, il comprend toutes les lésions sexuelles locales, y compris le bubon. Il dit que le nom peut changer selon le siège de l'affection génitale, mais que c'est toujours la vérole.

Elle portera le nom de chaudepice dans l'écoulement qui arrive à la verge ou au vagin.

La *vérole générale* — que G. Ucay appelait *universelle* — est celle qui s'étend à toutes les parties du corps. Il admet aussi l'incubation de plusieurs années. Il est

---

1. *Descript. de la nature et des causes des malad. vénér.;* Paris 1725.

probable que cette erreur est venue de ce que certains malades ont contracté réellement la syphilis longtemps après une blennorrhagie. Les accidents secondaires apparaissant, par exemple, 8 ou 10 ans après la gonorrhée — considérée alors comme syphilitique — devaient fatalement donner lieu à de fausses interprétations. Dibon est d'avis que la syphilis est aussi ancienne que le monde : il ajoute qu'elle peut provenir d'excès vénériens, « *surtout lorsqu'il se fait conjonction de plusieurs semences* [1] ». Pour lui, c'était la lèpre antique.

P. Desault (1733) repousse la salivation mercurielle, car il n'admet pas que ce soit le « *flux de bouche* » seul qui guérisse. Bien qu'il soit d'accord en cela avec Fernel, il ne partage pas l'horreur de ce médecin pour le mercure.

Fernel et son disciple Palmarius, celebres Medecins de la Faculté de Paris, rebutez de la cruauté du traitement de la Verole par le flux de bouche, tenterent de la guerir sans le procurer ; ils prirent le parti de renoncer au mercure, et d'en dire autant de mal que nous en ferons d'éloges.

Comme nous l'avons vu (Livre I, chap. 6), il fut un des promoteurs du *système des vers*. Pour lui, la lèpre et la vérole sont identiques : il base sa conviction sur ce fait qu'il a guéri par le mercure quatre malades qui lui avaient été adressés comme *lépreux*. Cela ne prouve qu'une chose, c'est que ces deux affections ont donné lieu de tous temps à des erreurs de diagnostic.

Janson [2], qui écrit en 1740, fait un tableau terrifiant de la vérole et décrit comme symptômes courants de la maladie les manifestations graves et heureusement

1. *Dissertat. sur les malad. vénér.*; Paris 1733.
2. *Tableau des malad. vénér.*; Amsterdam 1740.

exceptionnelles. Il considère la syphilis comme très ancienne et résultant des excès vénériens ; puis il donne des explications curieuses sur la nature et la marche du virus.

La Vérole est composée de Molecules dont la nature est tartareuse, tirant sur l'aigre, et si pénétrante, qu'elle s'insère dans les pores de la peau, et de la passant dans les substances qui nous composent, se manifeste plus souvent aux Parties génitales des deux Sexes qu'ailleurs.

Plus loin, il dit encore que le virus syphilitique consiste

... dans un acide tartareux, participant de l'aigre, et tendant à la coagulation du sang et des humeurs.

L'auteur tient sans doute beaucoup à cette explication, car il y revient à satiété. Il n'est pas indifférent de rappeler que, à l'époque où écrivait Janson, Molière [1] était enterré depuis plus de 60 ans !

Cette même année 1740 est remarquable dans les annales de la science, car elle vit apparaître l'ouvrage célèbre d'Astruc [2], dont nous avons déjà maintes et maintes fois parlé. Cet ouvrage a eu un tel retentissement dans toute l'Europe, que nous ne pouvons nous dispenser de nous y arrêter un instant. Pour que le lecteur puisse se faire une idée exacte de l'effet produit par cette publication, nous résumerons en quelques lignes les diverses opinions scientifiques qui ont été émises relativement à l'origine de la syphilis, depuis l'épidémie de Naples.

Comme on a pu le constater, les opinions, à la fin du

1. Molière mourut en 1673, à l'âge de 51 ans.
2. *De morbis venereis ;* Lutetiæ Parisiorum 1740.

xve siècle, furent tout d'abord très différentes. Les astrologues virent dans cette épidémie un mal nouveau attribuable aux conjonctions malfaisantes des planètes ; quelques médecins en firent la résultante des miasmes telluriques, et chaque nation accusa son ennemie de lui avoir apporté le fléau. Le public et certains médecins, lorsque l'épidémie se calma — c'est-à-dire lorsqu'elle fut débarrassée des éléments hétérogènes — y virent tout simplement la continuation de l'éternelle *lèpre*. D'autres crurent à une transformation de cette maladie. En 1518, le bruit court que le mal est venu d'Amérique : Oviédo s'empare de cette fable qui lui est utile et lui donne une regain d'actualité. Mais, au bout de 25 à 30 ans, de même que le gaïac qui l'avait fait naître, elle tombe dans l'oubli le plus complet. Dans la seconde moitié du xve siècle, on revient au mercure et le *mal Français* est appelé la *maladie vénérienne ;* la question d'origine n'est plus guère agitée et c'est à peine si un ou deux auteurs mentionnent, pour mémoire, le Nouveau-Continent.

Pendant tout le cours du xviie siècle, il n'est pour ainsi dire plus du tout question de *mal Français* ou de *mal de Naples ;* le *mal vénérien* commence même à être appelé *Vérole* vers l'an 1660, les auteurs remettent alors sur le tapis la question d'origine, et presque tous en font une maladie ancienne continuant la lèpre ou dérivant de cette dernière. Vers la fin du xviie siècle apparaît une nouvelle théorie : la syphilis créée de toutes pièces, sans contagion, par la fermentation de plusieurs semences dans le même vagin. D'autres admettent que le libertinage et les excès vénériens peuvent la produire, et ils proclament l'antiquité de la syphilis. Ces théories sont reprises et répétées par tous les auteurs

pendant toute la première moitié du xviii° siècle, et
c'est l'opinion favorable à l'antiquité de la vérole qui
domine au moment où écrit le célèbre Astruc.

Ce médecin entreprit de ressusciter la légende de
l'origine américaine et déploya, dans ce travail, une
patience et une activité incroyables pour une époque
où les recherches devaient être beaucoup plus labo-
rieuses que de nos jours. Bien qu'incomplet et présentant des arguments le plus souvent défectueux et pé-
chant même par la base, cet ouvrage n'en est pas
moins le plus remarquable que nous offre le xviii° siècle sur cette matière. L'auteur était certainement de
bonne foi ; mais, entraîné précisément par sa conviction, il a laissé échapper bon nombre de naïvetés —
pour ne pas dire plus — chaque fois qu'il s'est trouvé
en face de documents trop défavorables à sa cause.

Prenant un à un les textes sur lesquels s'étaient
appuyés ses prédécesseurs pour soutenir l'antiquité de la
syphilis, il s'est efforcé de démontrer que les passages
visés avaient trait à je ne sais quelle maladie fantastique, ayant tous les symptômes de la vérole, évidemment contagieuse, mais disparue au siège de Naples.
Nous ne chercherons certainement pas à retorquer ici
les arguments fournis par Astruc, car il faudrait faire
un ouvrage plus long que le sien, ce qui serait absolument fastidieux et dépourvu d'utilité pratique. Néanmoins nous conseillerons au lecteur désireux de
s'éclairer sur cette brûlante question, de lire, avant de
conclure, le *De morbis venereis :* il comparera son argumentation avec la nôtre et pourra peut-être ainsi se
former une opinion définitive.

Quoi qu'il en soit, Astruc acquit une notoriété presque universelle. Les praticiens n'ayant guère le temps

d'aller contrôler le dire de ceux qui font de gros volumes, presque tous les disciples d'Esculape crurent Astruc sur parole et le suivirent dans leurs écrits comme autant de moutons de Panurge. Comme le dit Jourdan en 1826, « son roman historique sur la syphilis réussit, et compta bientôt autant de partisans que de lecteurs ». De la Faculté, la légende américaine revint dans le public où elle est encore. Et, comme rien n'est plus difficile à détruire qu'une légende, il y aura encore de beaux jours pour ce conte bleu.

Ce fut surtout vers cette époque (milieu du xviiie siècle), que fleurit la doctrine des *maladies vénériennes déguisées*. Tous les phénomènes morbides insolites, qu'on ne savait alors expliquer, étaient attribués à une maladie vénérienne cachée, c'est-à-dire sans symptômes vénériens. C'est ainsi que *Furstenau*[1] alla jusqu'à mettre les phénomènes hystériques sur le compte d'un virus vénérien *refoulé dans le corps* par un traitement mal dirigé ! Mais ce fut surtout *Rosen* (1764) qui se fit l'apôtre de cette doctrine. Il accepta, par exemple, comme héréditaire, des symptômes de syphilis récente chez deux malades de 30 ans. *Van Swieten*, en refusant d'admettre l'hérédité de la syphilis, restreignit momentanément cette théorie, mais *Stoll* la remit en honneur et *Fabre* fut l'un de ses plus chauds partisans.

Ce fut alors qu'on repartit en guerre contre le mercure et qu'on alla jusqu'à prétendre, *Ritter* entre autres (1747), que les symptômes redoutables de la syphilis étaient plutôt les effets du traitement que ceux de la maladie elle-même. Enfin on reconnut une *maladie mer-*

---

1. *Dissertatio de contagio et morbis contagiosis;* Rinteloe 1742.

curielle, distincte de la maladie vénérienne, et sur le compte de laquelle on mit presque tous les signes classiques de la vérole.

Ce fut cependant vers 1743 que le baron Hollandais Van Swieten se fit un nom en syphiliographie avec la liqueur de sa composition qui est encore d'un usage courant dans la pratique. Il popularisa ainsi l'emploi du sublimé. Toutefois la formule actuelle diffère un peu de celle de l'auteur, mais le principe est exactement le même, ainsi qu'on peut s'en rendre compte par l'exposé ci-dessous.

LIQUEUR EMPLOYÉE PAR VAN SWIETEN	LIQUEUR DE VAN SWIETEN DU CODEX
♃ Deutochlorure de mercure sublimé. . . . 0 gr. 80 Eau-de-vie de grains . . . 1 kilogr. 2 cuillerées par jour.	♃ Sublimé corrosif . . 1 gr. Alcool rectifié . . . 100 — Eau distillée. . . . 900 — Une cuillerée à soupe par jour.

A cette époque, on commence à rencontrer un certain nombre d'auteurs opposés à la salivation. C'est à ce seul titre que nous mentionnerons *Guisard*[1], lequel n'en était pas moins un antimercurialiste convaincu. Il eut tort en ce sens qu'il entravait l'élimination le plus possible; mais il ne faut pas être trop exigeant à l'égard des médecins du XVIIIᵉ siècle.

Le vrai moyen de tirer parti de la cure des maladies vénériennes consiste à faire rouler long-tems le mercure dans le corps, et à éloigner tout ce qui pourroit le chasser trop vite. Aussi est-ce dans cette vûe qu'on tâche de prévenir le flux de bouche, presque qu'autant qu'on s'étudie à détourner la diarrhée, dans la persuasion où l'on est que des évacuations de

1. *Dissertation pratiq. sur les maux vénér.*; 1743.

cette nature ne manqueroient presque jamais de faire échouer l'entreprise.

Jourdan de Pellerin[1], lui, retarde de 150 ans, car il remet sur le tapis la question des conjonctions astrales dont on ne parlait plus depuis la fin du xvıᵉ siècle. De la Martinière est en effet à peu près le seul, dans un espace de 200 ans, qui ait exhumé cette théorie morte déjà de vieillesse. Toutefois Jourdan de Pellerin ne dit pas que la vérole ait été engendrée directement par la rencontre des planètes ; il considère seulement celles-ci comme capables de favoriser l'extension de la maladie. C'est encore trop pour un contemporain de Voltaire et de J.-J. Rousseau.

Je dirai seulement qu'on ne pourroit regarder cette maligne influence que comme une cause partielle et occasionnelle, en tant qu'elle facilite et augmente la fermentation.

Il admet aussi que les excès vénériens peuvent suffire à engendrer la vérole.

Elle peut survenir chez deux personnes saines qui, dans leur congrès, ne donneront point de bornes à leurs voluptés sensuelles et qui outreront la nature.

Il adopte en outre la théorie de la *fermentation des semences*, et, toujours peu progressiste, il conseille *l'essence de vipère* préconisée par Aquilanus, Catanée, Matthiole et autres, plus de 200 ans auparavant. Mais sachons-lui gré de n'avoir pas accepté aveuglément les conclusions d'Astruc et de s'être déclaré partisan de l'antiquité de la syphilis.

En 1752, un auteur anonyme[2], qui n'est autre que

---

1. *Traité sur les malad. vénér.* ; Paris 1749.
2. *Dissertat. sur l'origine de la malad. vénér.* ; Paris 1752.

Sanchez, fit paraître un opuscule destiné à réfuter l'opinion de l'origine américaine défendue par Astruc. L'auteur s'efforce de démontrer que la maladie a débuté en Europe par une épidémie et il s'appuie sur l'autorité de contemporains tels que Fulgose, Cumanus, Bourdigné, Fracastor et autres.

En 1758, *Fabre*[1] nous expose la doctrine de son maître J.-L. Petit. Comme nous l'avons déjà dit, il soutient la thèse de la *syphilis larvée*, sans préjudice de bon nombre d'autres hérésies que nous aurons l'occasion de relever. Nous lisons, par exemple, à propos d'un cas particulier, cette phrase stupéfiante :

L'écoulement des anciennes gonorrhées se renouvella par l'effet du mercure, *comme cela arrive quelquefois.*

Ce n'est pas tout. Un peu plus loin, parmi les accidents héréditaires de la syphilis, il range le *scorbut.* Il fait de la *gangrène*, du *cancer*, des *tumeurs ovariques*, des *hydatides*, etc., des symptômes de syphilis : il va sans dire que la gonorrhée et les végétations sont pour lui des signes classiques.

L'auteur soigne par les frictions mercurielles qu'il emploie jusqu'à la salivation, sans laquelle, selon lui, le remède est dépouillé « de la principale vertu qui le rend spécifique contre la vérole »; c'est par le *flux de bouche* que le vif-argent expulse « le levain vérolique ».

Jauberthou[2], qui écrit en 1766, ne partage pas la manière de voir de Fabre : tout en étant mercurialiste, il déclare nettement que la salivation est nuisible.

Nous avons dit que le mercure fut encore décrié vers le milieu du XVIIIᵉ siècle : ce fut la faute de certains

1. *Essai sur les malad. vénér.*; Paris 1758.
2. *Traité des malad. vénér.*; Paris 1766.

médicastres qui, ne voyant dans la thérapeutique vénérienne qu'un prétexte au mercantilisme, l'administrèrent à tort et à travers. A cette époque, dit Follin, la
vérole était exploitée par une nuée de charlatans, tous
médecins du roi, avec pension : Daran, Armand, Gou-
lard, Keyser, Bellet, etc. ». A part la pension du roi —
qui a cessé, faute de roi — je ne sache pas que ces peu
scrupuleux personnages aient disparu aujourd'hui, ou
même que leur nombre ait sensiblement diminué.

Ce fut vers cette époque que l'on vit apparaître les
premières bougies médicamenteuses. Les sondes pleines,
en cire, autrement dites *bougies*, étaient déjà connues. Il y eut par la suite des bougies émollientes, puis
fondantes, qu'on introduisait dans la vessie, et qu'on
laissait en place. *Thion de la Chaume*[1] nous apprend
qu'un chirurgien de Paris (Haran) lança des bougies
fondantes de sa composition qui eurent beaucoup de
vogue et enrichirent l'inventeur. Une princesse de la
Maison de France, ayant entendu parler de lui,
demanda un jour à M. de Bièvre en quoi consistait la
spécialité de ce chirurgien. C'était difficile à expliquer ;
mais le courtisan s'en tira d'une façon très spirituelle : « Madame, répondit-il, c'est un homme qui veut
nous faire accroire que les vessies sont des lanternes. »

De Cézan[2], en 1774, défend encore la théorie de la
fermentation des semences : son ouvrage contient en
outre quelques renseignements que nous rapporterons
à titre de curiosité.

Un médecin, nommé *M. Le Duc*, qui a fait le voyage du
Levant, dit qu'à Smirne, les femmes sont dans l'usage de

1. *Tableau des malad. vénér.*; Paris 1773.
2. *Manuel antisyphilitiq;* Londres 1574.

prendre deux gros de mercure coulant tous les jours, pour devenir grasses et fraîches, et pour se donner de belles couleurs naturelles.

Voilà une assertion qu'on ne peut accepter que sous bénéfice d'inventaire. L'auteur remet ensuite sur le tapis la question de la *cristalline*, qu'il considère comme une affection particulière aux pédérastes.

Ce sont des petits boutons remplis d'une matière blanche et dure, d'où leur vient le nom de *Cristalins*; ils couronnent l'anus.

Parmi les auteurs de cette époque qui ont tracé un bon tableau des maladies vénériennes, nous citerons *Schwediaver*, plus généralement appelé *Swediaur*[1], nom qu'il adopta lui-même pour rendre, disait-il, la prononciation plus facile aux Français. Il repousse l'idée de l'infection par l'air et les draps de lit, bien que cette dernière contagion, fort rare sans doute, puisse se produire à la rigueur : il ne serait certainement pas prudent de mettre une écorchure en contact direct avec du linge souillé par des produits syphilitiques. Swediaur n'admet pas la syphilis héréditaire : pour lui, la vérole est contractée directement par l'enfant au moment du passage à la vulve; et il se base sur ce fait que les accidents ne se produisent guère avant le 2e mois de la vie extra-utérine. Ce fut Swediaur qui créa le mot *blennorrhagie* : la chaudepisse eut dès lors un nom scientifique définitif.

En 1786, parut à Londres un ouvrage qui éclipsa tous les précédents : ce fut celui de *John Hunter*[2], dont

1. *Practical observations on venereal complaints;* Edinburgh 1784.

2. *A treatise on the venereal disease;* London 1786.

les travaux sont encore célèbres et à juste titre. Le chirurgien Anglais agita une foule de questions neuves et établit nettement que l'induration du chancre était le signe pathognomonique de la vérole : le chancre induré est encore quelquefois désigné de nos jours sous le nom de *chancre huntérien*. A vrai dire, Fallope, Ambroise Paré, dans la seconde moitié du XVIe siècle, et Nicolas de Blégny, cent ans plus tard (1673), avaient signalé la dureté et la callosité des ulcères syphilitiques au début de l'infection; mais Hunter eut le mérite de décrire le chancre induré et de le classer d'une façon définitive. Toutefois il commit de graves erreurs. C'est ainsi qu'il nia la contagion des accidents secondaires; mais il faut dire que toutes ses inoculations expérimentales furent pratiquées sur des sujets syphilitiques. Le hardi novateur cautérisait le chancre dans le but d'empêcher l'infection générale.

Hunter croyait encore à la nature spécifique de la gonorrhée, bien que *Tode* [1] , médecin Danois, eût déjà, douze ans auparavant, nié la possibilité de l'infection par la chaudepisse. Mais ce fut surtout *Benjamin Bell* [2] qui défendit la doctrine de la non-identité du chancre et de la blennhorrhagie. Toutefois Bell ne se dissimulait pas que son opinion serait combattue : il le dit dans son livre qu'il écrivit surtout pour démontrer que la gonorrhée et la syphilis dérivaient de deux virus essentiellement différents. A cette époque, une semblable théorie ne pouvait être considérée, en docte lieu, que comme une énormité.

1. *Vom Tripper in Ansehung seiner Natur...* ; Copenhague 1774.

2. *A treatise ou gonorrhœa virulenta and lues venerea* ; Edinburgh 1793.

Un contemporain, du nom de *Lombard*[1], combat la salivation et signale à ce propos une remarque assez originale qu'il aurait faite souvent, mais que personne, depuis un siècle, ne paraît avoir prise en considération.

> J'ai observé qu'assez généralement l'usage de la pipe étoit pour ceux qui en ont l'habitude, un préservatif contre la salivation mercurielle : on peut trouver cela fort extraordinaire, mais il n'en est pas moins vrai.

Nous laissons à l'auteur le monopole de cette découverte mort-née, et nous continuerons, jusqu'à nouvel ordre, à prescrire le chlorate de potasse — de préférence au tabac — lorsque nous aurons des raisons de craindre une stomatite mercurielle.

Ainsi se termine le xviiie siècle, dont le bilan scientifique peut se résumer, pour le sujet qui nous occupe, dans deux événements considérables :

1° Le *chancre induré*, bien décrit par Hunter, est désormais reconnu comme un signe indiscutable de spécificité ;

2° Bell établit que la *blennorrhagie* et la *syphilis* sont dues à deux virus essentiellement distincts.

Certes il parut, pendant cette période d'un siècle, d'autres ouvrages importants, tels que ceux de *Vacca Berlinghieri*, de *Mahon*, etc., que nous n'avons pas analysés : mais nous avons été forcé de faire un choix, car c'est surtout dans le domaine de l'histoire qu'il est indispensable de se borner.

---

1. *Cours de Chirurgie pratiq. sur les malad. vénér.;* Strasbourg 1790.

IV

LA SYPHILIS AU XIXᵉ SIÈCLE.

Le chaos scientifique au début du xixᵉ siècle. — Caron nie la
contagion extra-génitale. — Encore la *fermentation des
semences*.— Théorie de la non-existence du virus vénérien.
— Les *identistes* et les *unicistes*. — Ricord ; son œuvre. —
La révolution dont il fut l'instigateur. — La *dualité chancreuse*. — Le *chancre mixte*. — La *syphilisation*. — La
maladie de Brünn, le *mal de Sainte-Euphémie*, le *pian
de Nérac* et la *maladie de Chavanne*. — La *radesyge*, le
sibbens, le *mal de la Baie de Saint-Paul*, la *falcadine* et
le *mal de Scherlievo*. — Les *boutons d'Amboyne*, le *frambœsia*, l'*yaws* et le *pian*.

Nous arrivons à l'époque véritablement scientifique
de la pathologie vénérienne. Avant le xixᵉ siècle, en
effet, la vérité ne put se faire jour, et nous venons de
voir se dérouler trois longs siècles de tâtonnements et
d'erreurs. C'est à peine si, à la fin du xviiiᵉ, on quitte
le domaine de la fantaisie — sinon de la fantasmagorie
-- pour entrer dans la seule voie scientifique, celle de
l'expérience. « Si j'avais à faire l'histoire de la syphiliographie depuis le seizième siècle jusqu'à nos jours,
disait en 1883 M. Mauriac [1], je la diviserais en quatre
périodes, et je désignerais chacune d'elles sous les
noms de : période créatrice, période dogmatique, période expérimentale, période scientifique ». Cette classi-

1. *Leçons sur les malad. vénér.*; Paris 1883.

fication est parfaitement rationnelle en ce qui concerne les quatre siècles où l'existence de la syphilis n'est pas contestée.

M. Mauriac fait aller la *période créatrice* depuis l'épidémie de Naples jusqu'en 1508 : on sait que notre distingué confrère n'est pas encore partisan de l'origine ancienne de la syphilis. La *période dogmatique*, qui comprend près de trois siècles, s'étend jusqu'à Hunter et même au-delà. L'auteur dit avec raison que « ce fut une période de confusion et de dogmes stériles, une sorte de petit moyen-âge ». La *période expérimentale*, qui commence avec Hunter, se continue bien avant dans le XIX° siècle, à peu près jusqu'à la moitié; enfin la *période scientifique* est essentiellement moderne. Cette dernière période ne compte guère, en effet, plus de 40 ans, car, ainsi que nous allons le voir bientôt, Ricord lui-même, au début de sa carrière, professa des erreurs, ne fût-ce que la non-contagion des accidents secondaires et la spécificité du chancre mou. C'est à *Bassereau* que revient l'honneur d'avoir définitivement séparé, en 1852, les deux virus, syphilitique et chancrelleux. Mais n'anticipons pas.

Nous avons dit que Bell, en 1793, avait proclamé la non-identité de la syphilis et de la blennorrhagie. Sa théorie fut combattue, comme il s'y attendait, et peut-être serait-elle longtemps restée dans l'ombre si *Hernandez*[1], en 1810, n'avait traité avec éclat cette question mise au concours par la Société de Médecine de Besançon. Ce fut cet auteur qui créa la théorie du *chancre larvé* chez l'homme et chez la femme.

---

1. *Essai analytiq. sur la non-identité des virus gonorrhéiq. et syphilitiq.*; Toulon 1812.

Néanmoins, à côté de ces novateurs, on voit se produire de temps en temps un retardataire. Un nommé *Caron* vient prétendre, par exemple, que la vérole ne peut se prendre que pendant le coït, et que la contagion par les écorchures chez les accoucheurs et les sages-femmes, de même que par les verres, cuillers et autres ustensiles, n'est qu'une « plaisanterie ». Et il ajoute cette phrase pyramidale :

Il est démontré, quoi qu'on en dise, que le pus vénérien, mis en contact immédiat avec les lèvres et la bouche, n'est *jamais contagieux* [1].

Après cela, nous ne nous étonnerons guère de voir revenir encore une fois — mais ce sera la dernière — la fameuse théorie de la *fermentation des semences*. L'auteur est un nommé Lacombe [2], qui se déclare partisan de l'origine ancienne et admet, avec plusieurs de ses devanciers, qu'une femme saine ayant eu affaire à plusieurs hommes sains, peut avoir la syphilis par le fait même de la multiplicité des mâles et de la rencontre de leurs produits séminaux dans le *vas naturale*. Le fait sur lequel il s'appuie dénote, de la part de l'écrivain, une naïveté qui frise la candeur. Il raconte que quatre jeunes séminaristes, craignant la « vérole », avaient résolu d'avoir la même maîtresse à frais communs pendant le cours de leurs études théologiques. On voit que ces spiritualistes en herbe ne négligeaient pas le temporel. Par surcroît de précaution, dit l'auteur, ils prirent même une jeune fille vierge. Mais ils n'en contractèrent pas moins ladite vérole, et à peu près en même temps : Lacombe conclut naturellement

1. Caron. *Nouvelle doctrine des malad. vénér.*; Paris 1811.
2. *La Vénusalgie* ; 1814.

à la fermentation des quatre semences comme cause
étiologique. L'idée d'un cinquième larron — syphilitique, celui-là — qui aurait charmé les loisirs de la belle,
nous paraît beaucoup plus acceptable.

A cette époque, comme on a pu le voir, on tâtonnait
encore, et la véritable nature de la syphilis était loin
d'être connue ; néanmoins, pendant ce chaos qui comptait déjà trois siècles, personne n'avait songé à nier
l'existence même de la syphilis. Or, vers 1825, certains
auteurs commencèrent à soutenir une théorie bizarre,
celle de la non-existence du virus vénérien : pour eux,
le mot « vérole » ne s'appliquait qu'à un assemblage
artificiel de maladies très différentes. Les apôtres de
cette doctrine furent surtout *Jourdan, Richond des Brus,
Desruelles,* en France ; *Albernethy, Fergusson, Guthrie*
et *Thompson* en Angleterre. Pour eux, les accidents primitifs de la syphilis étaient dus à l'*irritation*, les symptômes secondaires s'expliquaient par la *sympathie*. Cette
thèse eut le sort de toutes les excentricités : elle fit
beaucoup de bruit, mais n'eut pas de durée.

Nous arrivons en 1830, époque à laquelle les syphiliographes sont encore partagés en deux grandes écoles.

La première, *école des identistes*, admet toujours l'identité des différents virus vénériens : pour eux, la syphilis peut débuter par un chancre, une blennorrhagie ou
un bubon, ou même apparaître d'emblée, sans être pré-
cédée d'aucun de ces phénomènes locaux. Les chefs de
file les plus notables sont *Lagneau, Baumès, Gibert,
Vidal* (de Cassis), *Cazenave, Devergie, Velpeau* et même
Bazin.

La seconde, *école des unicistes*, ne reconnaît qu'un seul
virus syphilitique et repousse certains accidents vénériens qu'elle considère comme n'appartenant pas à la

vérole. Cette école est représentée par *Cullerier*, *Hardy*
et le syphiliographe le plus considérable de notre siècle : j'ai nommé *Ricord*.

Il faut étudier, dans la vie scientifique de Ricord,
deux phases bien distinctes. Dans la première, qui dure
25 ans, d'une part il propage certaines idées fausses ;
de l'autre, il consacre des théories exactes avancées
par ses prédécesseurs, et établit, en 1832, ses fameuses
lois sur l'évolution de la syphilis. Dans la seconde, qui
part de 1857, il reconnaît ses erreurs, profite des découvertes des autres qu'il développe et perfectionne, et il
a cette bonne fortune d'acquérir une notoriété universelle tout en n'ayant, pour ainsi dire, rien trouvé par
lui-même. Hâtons-nous d'ajouter qu'il eut le mérite
incontestable de fonder en quelque sorte la vénéréologie,
et, s'il ne fut pas toujours créateur, au moins s'est-il
montré bon organisateur.

On peut dire de Ricord qu'il fit à peu près cesser le
conflit qui régnait dans la science depuis 300 ans, et
que, parmi tant de doctrines différentes, il sut presque
toujours choisir les bonnes, ce qui vaut mieux que d'en
inventer de mauvaises. C'est ainsi qu'il prit à Bell et à
Hernandez la distinction absolue entre le chancre et la
blennorrhagie, mais il la démontra par une série d'inoculations [1]. Certes ce dernier procédé lui fut inspiré par
les travaux de Hunter, mais il réussit là où Hunter
avait échoué. L'auteur Anglais n'admettait pas la contagion des accidents secondaires : le chirurgien de l'Hôpital du Midi eut le tort de défendre cette opinion. Ce
fut sa plus grande erreur, mais il convient d'ajouter
que Ricord ne tarda pas à reconnaître lui-même qu'il

---

1. Ricord. *Traité de l'inoculation ;* Paris 1838.

avait fait fausse route. C'est encore à lui qu'on doit la théorie du *chancre larvé*. Hernandez l'avait entrevue, c'est certain; mais il y a gros à parier qu'elle eût été vite oubliée si Ricord ne l'avait faite sa chose, en quelque sorte, par les développements qu'il donna à la question.

Toutefois il ignorait encore, vers 1850, l'existence du virus chancrelleux. Certes le grand syphiliographe n'avait pas été sans remarquer que les chancres n'étaient pas tous suivis d'accidents constitutionnels, mais il crut tout d'abord à l'influence des divers terrains sur lesquels évoluait la maladie. Plus tard, il émit l'hypothèse que la différence pouvait bien résider dans l'essence même des deux accidents vénériens. Un de ses élèves, *Bassereau*, fit des recherches dans ce sens et établit, en 1852, par de nombreuses observations, qu'il y avait deux sortes de chancres, les uns *durs*, les autres *mous*, et que les symptômes consécutifs observés dans le premier cas manquaient totalement dans le second. Il concluait à l'existence de deux virus distincts. C'est la théorie de la *dualité chancreuse*, que Ricord adopta et défendit.

Plus tard, l'École de Lyon (Diday, Rollet, etc.), admit l'existence du *chancre mixte*, que l'on explique par l'inoculation du chancre mou sur le chancre induré. Ricord accepta cette théorie. En résumé, on peut dire que Ricord, entré à l'Hôpital du Midi à une époque où la confusion régnait dans le domaine de la pathologie vénérienne, fut le chef d'une véritable révolution dont les résultats ont été consacrés.

Certes les lois établies par le Maître sont attaquées à l'heure actuelle et l'on essaie de renverser la division universellement connue de la syphilis en trois périodes : primitive, secondaire et tertiaire. Certains auteurs, se basant sur l'anatomie pathologique et surtout sur ce fait que des accidents de la période tertiaire peuvent se manifester prématurément dans la seconde période, et que, réciproquement, certains accidents secondaires tardifs se montrent quelquefois pendant la troisième phase, ces auteurs, disons-nous, ont voulu adopter une autre classification. C'est ainsi qu'on tend à réduire l'évolution de la syphilis à deux périodes : 1° la syphilis primitive ; 2° la syphilis consécutive. La *syphilis primitive* comprendrait elle-même deux phases l'*incubation* et la *détermination morbide*. La *syphilis consécutive* se décomposerait en phase *virulente* et en phase *destructive*.

Nous aurions plutôt compris, si l'on veut absolument s'en tenir à deux périodes, qu'on eût pris la virulence comme ligne de démarcation, et distingué une *période contagieuse* et une *période organique*. En effet, quelle que soit la façon dont on envisage le processus syphilitique, quel que soit le nombre d'années qu'on accorde, pour la virulence, aux accidents dits *secondaires* — 5, 6 ou 7 ans — il n'en est pas moins vrai que les phénomènes connus de tout le monde sous le nom de *tertiaires* ne sont pas contagieux. Voilà un fait acquis. La période dite *de transition*, imaginée, si l'on veut, pour les besoins de la cause, nous suffisait : pourquoi donc chercher à renverser la classification de Ricord, si simple et si facile à retenir ? Parce qu'elle est fausse en théorie ? Admettons-le ; mais si elle est bonne dans la pratique, pourquoi ne pas la garder ? Nous croyons très humblement, pour notre part, que la division proposée, soit même la distinction en phénomènes *résolutifs* et en phénomènes *destructifs*, ne peuvent aboutir qu'à un seul résultat immédiat et même consécutif, qui est de dérouter les étudiants dont on encombre déjà passablement la mémoire. Il est évident, par exemple, que si le caractère destructif d'une nécrose des os du nez ou de la voûte palatine est facile à constater, on le remarque moins aisément dans les exostoses et dans certaines manifestations cutanées tardives de la syphilis. Aussi croyons-nous beaucoup plus simple d'abandonner cette querelle de mots et de nous en tenir, jusqu'à nouvel ordre, à la division de Ricord qui suffit amplement à notre bonheur scientifique.

Nous ne pouvons nous dispenser de dire ici quelques mots de la *syphilisation*, méthode imaginée par *Auzias-Turenne*, que suivirent bientôt *Sperino*, à Turin, et *Bœck*, à Christiania. Cette méthode[1] avait la prétention d'être à la fois préventive et curative. On se proposait, d'une part, d'arriver à posséder un virus atténué, une sorte de vaccin, par suite d'inoculations successives; d'autre part, on croyait la guérison possible lorsque l'organisme serait saturé de virus. On ne réussit qu'à communiquer la syphilis à ceux qui ne l'avaient pas encore et qui ne l'auraient peut-être pas eue sans cela.

Nous arrêtons ici l'examen des travaux de nos contemporains, n'ayant pas l'intention d'analyser les ouvrages des auteurs encore vivants, et cela pour plusieurs raisons. La première est que ces ouvrages sont dans toutes les librairies et connus pour la plupart; certains sont même dans toutes les mains. La seconde est que nous craindrions d'être accusé de parti pris si nous nous permettions la moindre critique. Or, comme il nous serait impossible de distribuer des compliments

---

1. Auzias-Turenne. *Cours de syphilisation;* Toulouse 1852.

à tout le monde, nous n'en ferons à personne. Enfin la raison capitale est qu'un ouvrage, même d'historique, doit avoir une fin et qu'il ne faut pas abuser de la patience du lecteur.

Il nous reste à examiner quelques épidémies, presque toutes modernes, où certains auteurs, entre autres *Giraudeau de Saint-Gervais* (1838), ont reconnu la syphilis pure et simple. MM. Rollet et Lancereaux — pour ne citer que les plus notables — ont défendu cette manière de voir qui n'a rien d'irrationnel. La plupart des symptômes signalés paraissent être ceux de la syphilis ; aussi pensons-nous que, si ces épidémies isolées ne peuvent être toutes considérées comme uniquement vénériennes, elles ont dû tout au moins servir d'étiquette à bon nombre de véroles.

Nous les diviserons, avec M. Rollet, en trois catégories. La première comprend les cas où le virus, apporté accidentellement dans une localité, s'y est d'abord répandu, puis a rétrogradé et a fini par disparaître. De ce nombre sont la maladie de Brünn, le mal de Sainte-Euphémie, le pian de Nérac et la maladie de Chavanne-Lure.

La *maladie de Brünn* fut apportée en 1578 dans la ville de ce nom, en Moravie, par un barbier qui avait fait des scarifications avec un rasoir malpropre. *Thomas Jordan*[1], auteur de l'époque, considère l'épidémie qui s'ensuivit comme ayant été de nature vénérienne. On soigna les malades par le mercure et les sudorifiques.

Le *mal de Sainte-Euphémie* fut apporté par une sage-femme, d'après *Jean Bayer*[2].

---

1. *Brunno gallicus, seu luis novæ in Moravia exortæ descriptio* ; Francofurti 1579.

2. *Acta nat. cur.* T. III.

Au mois de mai 1727, une sage-femme de Sainte-Euphémie fut attaquée, au doigt index de la main droite, d'une pustule..., et bientôt le corps se couvrit d'une dartre universelle...

Cette femme, continuant à exercer sa profession, communiqua sa maladie à plus de cinquante femmes enceintes.

Quelques-unes perdirent leurs cheveux, eurent des angines et communiquèrent le mal à leurs maris. Un chirurgien consulté diagnostiqua « herpès *syphilitique* », à cause de la ressemblance, et n'osant dire « syphilis » : on ne sait trop pourquoi, car c'eût été beaucoup plus simple.

Le *pian de Nérac*, introduit dans cette localité en juin 1752, fut ainsi nommé par *Jos. Raulin*[1], parce que cet auteur lui trouvait des points communs avec le *pian* des nègres. Il s'agit d'un nourrisson, infecté par une première nourrice, qui contamina d'autres nourrices. Les enfants de celles-ci furent pris à leur tour, et probablement aussi les maris, puisque toute la localité fut éprouvée.

La *maladie de Chavanne* (Haute-Saône) fut observée en 1816. Elle était caractérisée par des ulcérations dans la gorge, de l'aphonie, des pustules sur le corps, des croûtes dans la tête : avec cela, très contagieuse. En somme, les phénomènes classiques de la syphilis.

Dans la seconde catégorie se trouvent rangés les cas où la maladie, développée dans une localité, y a formé un foyer encore existant. Ce sont : la radesyge, le sibbens, le mal de la baie de Saint-Paul, la falcadine et le mal de Scherlievo.

La *radesyge* fut apportée des Indes en Scandinavie vers 1709 par l'équipage d'un navire danois. Elle est

---

1. *Observat. de médecine*; Paris 1754.

caractérisée par des éruptions cutanées, des tubercules de la peau, des ulcères, de la carie des os, de l'alopécie, des lésions génitales. La plupart des médecins Suédois y voient la syphilis.

Le *sibbens* ou *siwin* a été observé en Écosse vers 1765 ; d'après *Gilchrist*, il se manifeste sous forme d'ulcérations de la bouche et de la gorge, d'enrouement, d'éruption à la commissure des lèvres, de taches cuivreuses de la peau, de croûtes dans les cheveux, de tumeurs et de pustules sur les membres, etc.

Le *mal de la baie de Saint-Paul* parut au Canada en 1776 : ulcérations de la bouche, très contagieuses ; douleurs osteocopes, engorgements ganglionnaires, dartres ; carie des os du nez, de la voûte palatine, etc.; se communiquant surtout par le coït.

La *falcadine*, observée en 1786 à Falcado, en Illyrie, présente à peu près les mêmes symptômes : on la traite par le mercure.

La *maladie de Fiume* ou de *Scherliœvo*, en Illyrie également, paraît être une extension pure et simple de la falcadine : même symptomatologie, même traitement.

Enfin la troisième catégorie de M. Rollet comprend les cas où le mal, développé sous certains climats, sur une certaine race d'hommes, présente quelques caractères particuliers. De ce nombre sont les boutons d'Amboyne, et surtout le frambœsia, l'yaws et le pian.

Les *boutons d'Amboyne* ont été étudiés en 1718 dans les Moluques et principalement dans l'île d'Amboyne. *Bontius*[1] dit que les symptômes sont exactement ceux de la syphilis, avec cette différence que le mal peut se communiquer *sine congressu venereo :* nous savons main-

1. *Medicina Indorum.*

tenant que le rapprochement sexuel n'est pas indispensable pour la propagation de la syphilis. L'auteur parle d'ulcères profonds, de carie des os et de tumeurs des membres qui arrivent à s'ouvrir en laissant échapper une matière gommeuse, etc.

Le *frambœsia*, l'*yaws* et le *pian*, d'après Giraudeau de Saint-Gervais, doivent être compris dans le même cadre. Les médecins qui les ont étudiés, l'yaws sur la côte de Guinée et à la Jamaïque, le pian à la Guadeloupe, à Saint-Domingue et au Brésil, les considèrent comme identiques. Toutefois certains médecins modernes, de notre marine, paraissent y voir une maladie spéciale à la race nègre. Nous attendrons, pour nous prononcer sur ce dernier point, que des observations plus complètes aient été publiées par ceux qui sont à même d'étudier ces maladies sur place.

En somme, à part le pian, l'yaws et le frambœsia, dont l'histoire n'est pas complète, toutes les affections dont nous venons de résumer la symptomatologie se rapportent manifestement à la syphilis[1].

1. Nous avons arrêté à l'année 1855, environ, l'examen des ouvrages parus sur la syphilis et dont les auteurs ont cessé de vivre. Cela ne veut pas dire qu'on n'ait plus rien trouvé en syphiligraphie depuis cette date. N'oublions pas que, depuis le xvᵉ siècle, la syphilis tertiaire était à peine connue : on n'en avait guère observé que les manifestations extérieures, gommes ou exostoses. Il a fallu les remarquables travaux de Virchow et de Lancereaux pour fonder en quelque sorte la *syphilis viscérale*, à peine entrevue avant 1858 cu 1860.

F. B.

V

TRAITEMENT ET PROPHYLAXIE DE LA SYPHILIS

Revue des procédés employés dans la thérapeutique vénérienne depuis les temps les plus reculés jusqu'à nos jours. — La médication actuelle. — La méthode hypodermique. — Pré_ cautions prises contre les vénériens dans l'antiquité, au moyen-âge et aux temps modernes. — Les mesures prophylactiques actuellement en usage ; leur valeur. — Hospitalisation des prostituées. — La contagion sexuelle : examen des divers moyens préventifs proposés jusqu'à ce jour. — Le plus simple et le plus efficace des préservatifs.

Nous avons dit, dans le chapitre précédent, que nous ne voulions pas nous permettre d'apprécier les ouvrages de nos collègues : nous le répètons et léguons ce soin aux historiens du xxᵉ siècle. Toutefois nous pouvons examiner les différents procédés thérapeutiques actuellement en usage sans risquer d'être taxé de malveillance, chacun étant libre d'adopter ou de rejeter une formule quelconque.

On a vu, dans le cours de cet historique, que le traitement des affections vénériennes a sensiblement varié selon les époques. Sans remonter au déluge, nous nous contenterons de rappeler que la thérapeutique, aux temps du paganisme, se réduisait à des prières et surtout à l'hygiène. Les Grecs y ajoutèrent les topiques à base d'huile ou de vin; les Romains, plus radicaux dans leurs procédés, agirent par le fer, le feu et les caustiques en général. Au moyen-âge — époque de superstition, s'il en fut ! — le jeûne et les prières alternèrent avec les débauches les plus immondes, et l'on vit successivement apparaître les pommades et les lotions. Plus tard, grâce à l'alchimie, le vif-argent entra dans la composition de certains onguents; mais cette thérapeutique spéciale ne sortait point des repaires de la prostitution.

Arrive l'épidémie de Naples. Au début, tous les malades succombent ou peu s'en faut : personne ne veut les soigner. Puis les empiriques donnent le branle : on use et abuse des frictions mercurielles et des fours surchauffés. En 1533, apparaissent les premières pilules hydrargyriques. Les accidents de la stomatite étant bientôt devenus plus terribles que ceux de la syphilis elle-même, une réaction se fait dans le sens contraire vers le milieu du xvie siècle : on abandonne complètement le mercure et on a recours aux bois sudorifiques. Ceux-ci sont détrônés à leur tour et le mercure rentre en grâce vers 1560. On le donne alors sous forme de liniments, d'onguents, de fumigations ou de lotions, sans que les frictions soient pour cela abandonnées.

En 1743, le sublimé est mis à la mode par Van Swieten, dont la liqueur reste classique. A la fin du dix-huitième siècle, la salivation est définitivement rayée de la liste des moyens thérapeutiques. On administre alors les mercuriaux sous forme de pilules ou en solution.

Puis on entre dans le xixe siècle. Alors nous voyons successivement *Dupuytren* vanter le bichlorure et le donner sous forme de pilules à 1 centigramme; *Biett, Cazenave, Ricord* employer le protoïodure, également sous forme pilulaire, et en abuser un peu, surtout Ricord. Depuis, le traitement par les frictions — qui est

très bon — a été remis en honneur, principalement à
l'étranger.

En 1836, la thérapeutique véńérienne s'enrichit d'un
précieux médicament, l'*iodure de potassium*, dont *Wal-
lace*, de Dublin, fait connaître la valeur. *Brera*, en 1822,
l'avait déjà employé pour la première fois en Italie,
mais personne n'y prit garde. Ce fut Ricord qui, par ses
expériences, contribua le plus à vulgariser l'usage de
l'iodure en France et à l'étranger.

Cet ouvrage n'étant pas un traité didactique, nous
n'avons pas à entrer dans les menus détails du traitement actuel de la syphilis ; au surplus, nous en avons
tracé les grandes lignes dans notre dernière publication. Toutefois il est une méthode qui jouit d'une grande
vogue depuis quelques années et dont nous ne pouvons
nous dispenser de dire un mot. Nous voulons parler de
la méthode *hypodermique* qui pourrait bien être la médication de l'avenir.

Les premiers essais de ce genre paraissent avoir été
faits en 1854 par le prefesseur *Scarenzio*[1], de Pavie.
L'auteur injectait, sous la peau, de 20 à 30 centi-
grammes de calomel à la vapeur, tenus en suspension
dans 1 gramme de glycérine. Une ou deux injections
suffisaient et les effets salutaires se montraient 8 ou 15
jours après l'injection ; malheureusement il y eut quelquefois formation d'abcès. Le Dr *Ambrosoli*, de Milan,
obtint à peu près les mêmes résultats, ainsi que d'autres praticiens Italiens.

En 1866, *Barclay-Hill*, en Angleterre, employa les

---

1. En réalité, Hunter et Hébra avaient essayé, avant Scarenzio,
d'injecter le sublimé dans le tissu cellulaire : ayant échoué sur
toute la ligne, ils renoncèrent aussitôt à ce procédé. Disons
que Scarenzio ignorait ces tentatives.

injections de sublimé à *un* milligramme, ce qui est peu; au-dessus de cette dose, il y eut des accidents locaux et généraux.

En Allemagne, *Lewin* (1868) injecta de 5 à 10 milligrammes de sublimé additionné de morphine : les résultats auraient été superbes. Néanmoins *Hardy* et M. *Diday*, qui essayèrent ce procédé, furent obligés d'y renoncer à cause de la douleur, des abcès et des eschares que produisaient ces injections.

Enfin on essaya le biiodure, l'albuminate, le cyanure, le perchlorure, le thymol-acétate de mercure et autres composés hydrargyriques. Presque toutes ces méthodes comptent des avantages et des inconvénients. La peptone mercurique ammonique employée par *Martineau*, notre Maître, n'a jamais donné d'abcès. On sait que ce fut Martineau qui contribua le plus, il y a douze ans, à faire adopter en France la méthode hypodermique dans le traitement de la syphilis. Les résultats dont nous avons été témoin et que nous avons obtenus nous-même sont fort encourageants.

Maintenant on donne la préférence — d'une façon générale et quand les reins fonctionnent bien — aux préparations insolubles; ce procédé a l'avantage d'agir vite et de ne nécessiter qu'un nombre fort restreint d'injections. Il va sans dire que les injections médicamenteuses antisyphilitiques ne peuvent être pratiquées convenablement que par le médecin. Quelque intérêt que présente cette question capitale, nous ne pouvons nous étendre davantage, notre sujet ne comportant que l'historique de la syphilis. Nous nous proposons toutefois d'étudier à fond, dans une publication ultérieure [1],

1. F. Buret. *Traitement des malad. contagieuses de l'appareil génito-urinaire* (en préparation).

le traitement des affections contagieuses d'origine
sexuelle.

Nous ne pouvons terminer cette longue étude sans
parler de la prophylaxie de la syphilis. Celle-ci se
décompose en hygiène publique et en hygiène privée.

L'*hygiène publique* comprend l'ensemble des mesures
que peut prendre la société pour empêcher la propagation des maladies vénériennes. Dès les temps les
plus anciens, on s'occupa de mettre un frein à la
débauche et l'on prit des précautions pour en limiter les
conséquences, souvent terribles. Dans notre étude sur
l'antiquité, nous avons vu que Moïse était le premier
législateur connu qui se fût occupé des maladies vénériennes. Les moyens qu'il conseille contre l'extension
de la blennorrhagie n'auraient pas été désavoués par
Ricord; toutefois il fut bien radical au moment de la
plaie de Baal Péor. Faire égorger 24 mille hommes —
sans compter les femmes — pour essayer d'arrêter
une contagion vénérienne, est un procédé par trop sauvage. Et dire que cela n'a pas suffi !

Mille ans plus tard (594 av. J.-C.), Solon, dans le but
de restreindre la prostitution, fonde les premiers lupanars (*dictérions*). En 535 apr. J.-C., sous l'empereur
Constantin (consulat de Bélisaire), la débauche est punie
légalement; puis, pendant près de dix siècles, l'Europe se couvre de ces établissements, dits *léproseries,*
où sont entassés presque sans pain, et surtout sans
soins, tous les malades affectés de maladies de la peau
ou des organes de la génération. En 1162, à Londres,
on pourchasse les prostituées clandestines et l'on condamne à 100 shillings d'amende ceux qui leur donnent
asile. A cette même époque, il y avait, dans le Southwark, des hôpitaux spéciaux où l'on soignait les véné-

riennes. En 1302, le Sénat de Venise condamne à 20 sous d'amende tout individu convaincu d'avoir communiqué le mal vénérien appelé alors *vermocane*.

Arrive l'épidémie de Naples. Les vénériens sont tout d'abord contraints de quitter Paris sous peine d'être pendus ou jetés à la Seine. Puis ce sont les étrangers seulement qui doivent partir, et on leur donne une indemnité de route de quatre sous. Bientôt les malades de la ville sont internés à Bicêtre où on les soigne par le jeûne et les fustigations : cet état de choses dure jusqu'en 1787.

En Orient, on bâtonna les vénériens jusqu'en 1833 : Namich-Pacha seul a pu faire cesser cette mesure cruelle et absurde. Nous n'en finirions pas s'il nous fallait relater tout ce que ces malheureux, victimes de l'ignorance, eurent à souffrir dans les différents points de l'Europe. Le fanatisme, qui n'est jamais en retard lorsqu'il s'agit de persécuter, se mit également de la partie : ce fut bientôt œuvre pie que d'accabler ces êtres infortunés dans lesquels on voit surtout des coupables. Allez donc demander à des gens tels que ceux qui faisaient alors profession d'outrager la nature sous prétexte de chasteté, la simple pitié qu'on doit à un malade, s'il est avéré que ce malade a obéi aux lois physiologiques ! Si le Créateur a pourvu l'être humain d'organes génitaux, ce n'est pourtant dans le but de réduire sa créature à l'état d'abstraction ! Mais il paraît que la logique n'habitait pas sous le froc, au moyen-âge.

Aussi, sous prétexte que la syphilis était une juste punition (?), refusa-t-on aux malades, pendant des siècles, les soins et même la nourriture : ils avaient le *mal honteux !* Eh bien, en dépit des raisonnements spécieux d'une certaine secte, nous ne craindrons pas de demander qui est le plus méprisable, de l'enfant qui hérite la syphilis de son père, de la nourrice ou de la mère qui la contractent par l'intermédiaire de l'enfant, même du pauvre jeune homme qui est contaminé au début de sa vie sexuelle, ou bien de ce vieillard honoré, paralytique et gâteux qui a usé sa moëlle épinière dans les raffinements du vice contemporain?

Nous allons examiner maintenant les mesures actuellement en vigueur. On sait en quoi consiste, en France, l'action administrative concernant les prostituées. Il y a : 1° la visite hebdomadaire des filles inscrites, c'est-à-dire des malheureuses du trottoir, toutes flanquées de l'inévitable souteneur, toujours voleur et souvent assassin; 2° l'arrestation d'un certain nombre de noctambules, de temps à autre; 3° l'internement des contagieuses à Saint-Lazare, et c'est tout. Le reste, c'est-à-dire les 99 centièmes du corps d'armée de Cythère, courent les bals, concerts, brasseries et cafés, et sèment la syphilis sur leur passage. Les trois quarts de ces dernières ont aussi leur souteneur, pris généralement dans les bas-fonds de la société, mais s'élevant d'un cran au-dessus du rôdeur de barrière. Ceux-là ne portent pas la casquette à pont classique, le bourgeron de toile bleue intact, sans aucune trace de travail, et la cravate de soie rose ou verte, signe de ralliement : non, ils s'habillent comme tout le monde et quelques-uns sont même fort bien mis. Ils ne sont assassins qu'accidentellement, le plus souvent pickpockets, et jouent dans les tripots où l'on dépouille les naïfs. D'autres se font bookmakers, sur la pelouse; certains ont même un semblant de profession : employés amateurs, garçons coiffeurs intermittents, courtiers d'affaires malpropres, etc. Tout ce joli monde grouille dans les lieux publics et nargue les honnêtes gens sous les yeux de la police impuissante. Et cependant, comme nous les enverrions volontiers cuire à l'étouffée dans les fours en plein vent de Messieurs les Canaques! Ajoutez à cela qu'ils ont tous la syphilis à un moment donné, et ne se font aucun scrupule de la transmettre pendant toute la durée des accidents.

Voilà pourquoi l'emprisonnement des filles malades ne sera jamais qu'un leurre au point de vue de la prophylaxie tant que leurs mâles et, d'une façon générale, tous les hommes syphilitiques pourront circuler librement. Hâtons-nous de dire que le légiste ne peut prendre de mesures à ce propos sans attenter à la liberté individuelle. Pour éteindre la syphilis, il faudrait pouvoir interner *tous les syphilitiques* sans distinction d'âge, de sexe ou de position sociale. Or, énoncer cette proposition, c'est dire en même temps qu'elle est matériellement irréalisable. La conclusion s'impose : n'emprisonnez personne.

Ce n'est pas à dire qu'on ne puisse prendre quelques précautions prophylactiques : tout dépend de la façon dont on compte les prendre. S'il est démontré que la violence ne donne pas de bons résultats, c'est-à-dire n'entrave pas la propagation des maladies vénériennes dans des proportions appréciables, il faut chercher autre chose, et demander à la bonne volonté ce que la force ne parvient pas à faire obtenir. C'est une simple question de chiffres : on doit donner la préférence au système capable de retirer de la circulation le plus grand nombre de contagieuses, sans chercher si la police des mœurs pourra ou non continuer ses exploits édifiants.

On s'accorde généralement à évaluer à *cent mille* le

nombre des femmes de toutes les classes se livrant à la prostitution. Or, sur ce nombre, 40 mille sont inscrites et *deux mille* seulement viennent à la visite. Le nombre des filles visitées diminue tous les jours. Pourquoi ? Parce qu'elles sont la chose des policiers [1], et que les policiers, n'étant pas médecins, les traitent en criminelles et non en malades. Malgré les rafles, la maison d'arrêt de Saint-Lazare ne contient jamais plus de *cent cinquante* vénériennes. Celles qui parviennent à se cacher dans les hôpitaux ordinaires — où on les admet difficilement — complètent le mille, et il en reste environ 4.000 qui courent les rues. Car nous évaluons à 5.000 le nombre constant des contagieuses de Paris, mais nous sommes peut-être modeste. L'action policière — qui rassure M. Prudhomme — est donc absolument illusoire.

Les recensements faits à l'étranger [2] ont démontré — ô ironie ! — que c'est précisément dans les pays où les mesures coercitives sont en vigueur que la proportion des maladies vénériennes courantes est le plus élevée. Aussi a-t-on renoncé presque partout à un procédé qui donnait de si pitoyables résultats ; et la syphilis est en décroissance dans les pays où le médecin a remplacé l'agent des mœurs.

Qu'on ouvre donc largement les portes des hôpitaux, concluerons-nous avec M. le Pr Alfr. Fournier, ou mieux encore, que l'on construise, dans les dépendances de chaque hôpital, de vastes baraquements *sans étiquette*

---

1. Les agents des mœurs « s'en font pour ainsi dire les *souteneurs officiels* », a déclaré M. le Profr Léon Le Fort à l'Académie de Médecine en 1888.

2. Malécot. *Les vénériens et le droit commun* ; Paris 1888.

spéciale et où l'on soignera les vénériens. C'est ce que nous disions déjà en 1890[1]. Que les prostituées ne puissent sortir qu'après guérison de leurs accidents transmissibles, et qu'on leur délivre alors un livret officiel constatant qu'elles sont saines. Toutefois il y aurait intérêt à ce que ce livret contînt, non pas leur nom et leur adresse — chose inutile — mais leur *photographie*, ainsi que cela se pratique dans certaines villes de l'étranger. Les filles publiques ne pourraient-elles pas aller, comme en Russie, se faire visiter, non pas au dispensaire de salubrité, mais au domicile même d'un médecin désigné pour chaque quartier? Là, pas de fourgons, pas d'agents des mœurs, pas de prison : un simple billet d'hôpital remplacerait des mesures absurdes, inutilement vexatoires et trop souvent inhumaines. Et elles iraient toutes seules à l'hôpital, soyez-en sûr : je n'en veux pour preuve que le nombre toujours croissant des malades syphilitiques qu'on refuse tous les jours dans les hôpitaux, quelquefois par principe — alors tant pis ! — mais le plus souvent faute de place. L'action policière ayant toujours échoué partout, il est temps d'essayer l'action médicale. La persécution n'a jamais donné et ne donnera jamais rien de bon : faites donc de l'hygiène, mais faites-la intelligemment !

A côté de l'hygiène publique de la vérole, se place la question de l'*hygiène privée* qui est loin d'être négligeable. On ne saurait en effet la passer sous silence qu'en vertu d'une dignité professionnelle mal comprise. Certes le seul vrai moyen d'échapper à la syphilis serait, comme l'a dit Ricord, de ne pas s'y exposer.

---

1. F. Buret. *Les mesures répressives à l'égard des vénériens. Autrefois ; aujourd'hui ;* Clermont (Oise) 1890.

C'est comme pour éviter l'empoisonnement par les champignons, on ne devrait pas en manger : avec ce principe-là, on ne monterait jamais en chemin de fer, encore moins en voiture, etc. Mais, comme les relations sexuelles auront toujours lieu tant qu'il y aura des hommes et des femmes, il n'est pas indifférent d'examiner les diverses précautions que l'on peut prendre dans le but d'éviter une contamination possible.

Les plus élémentaires de ces précautions consistent en soins de propreté et en lavages minutieux. Il serait tout au moins aussi utile de jeter un coup d'œil sur les régions suspectes et de battre en retraite à la moindre apparence de productions anormales : à plus forte raison devrait-on s'abstenir si la femme refusait formellement de se soumettre à un examen, cette résistance ne pouvant guère être mise sur le compte de la pudeur offensée. On a conseillé, d'une manière générale, après tout coït avec une professionnelle — et surtout avec les intermittentes — de pratiquer des lotions avec certaines substances astringeantes et même légèrement caustiques. Parent-Duchâtelet nous apprend que dans les maisons de débauche de Bruxelles, ces précautions sont prescrites par un règlement. Chaque pensionnaire desdits lieux doit avoir dans sa chambre: 1° un flacon contenant une solution de soude caustique d'après la formule suivante :

> ℞ Lessive de soude à 35°   1 partie
> Eau distillée. . . .   20 parties

2° Un flacon d'huile fraîche, le tout lisiblement étiqueté.

Le but est le suivant : l'huile, en facilitant les rapports, prévient les éraillures ; la solution sodique, dont on verse une certaine quantité dans le liquide des ablutions, rend le nettoyage le plus complet possible.

On a même proposé certaines substances qui auraient la propriété de neutraliser les virus vénériens. Télle est, par exemple, la lotion de Rodet, destinée à être appliquée après un lavage complet :

℞ Perchlorure de fer . . ⎫ āā   4 grammes
  Acide chlorhydrique. . ⎭
  Eau distillée. . . . . . . 32 grammes

Tous ces procédés sont bons, mais aucun ne réalise la perfection absolue ; l'infection a eu lieu dans certains cas où tout ce programme avait été exécuté à la lettre. Toutefois cela vaut mieux encore que de ne rien faire du tout et de se fier à sa bonne étoile.

On imagina autre chose. Le médecin anglais *Condom* eut l'idée de fabriquer des préservatifs avec la baudruche fournie par l'appendice iléo-cœcal de certains herbivores. Ces petits ustensiles, employés surtout dans les ménages bourgeois, où l'on craint la multiplication des bouches à nourrir, sont trop connus pour que nous insistions. Nous ajouterons seulement qu'on fabrique aussi des préservatifs en caoutchouc. Outre la gêne occasionnée par ces faibles cuirasses, il peut se produire une déchirure et alors la garantie est nulle.

Aussi nous sommes-nous demandé depuis longtemps déjà s'il n'y aurait pas un moyen simple et pratique d'éviter, autant que faire se peut, la terrible contagion. L'huile, par une action toute mécanique, empêche bien les écorchures, mais c'est plutôt un véhicule des produits septiques qu'un protecteur contre eux. Il faut donc réaliser deux conditions : 1° Supprimer l'usure de l'épithélium et par suite les portes d'entrée possibles du virus ; 2° interposer entre la muqueuse et les liquides virulents un vernis onctueux et imperméable. La vaseline nous a paru répondre à ces diverses exigences. Elle présente les avantages mécaniques des corps gras sans être composée de graisse et elle est par suite incapable de rancir. Quelque minime que soit la couche

dont on enduit ses mains, par exemple, on constate
que l'eau ne pénètre pas. Pour rendre la vaseline parfaitement aseptique, nous conseillerons d'y incorporer
l'acide borique dans les proportions suivantes :

> ℞.Acide borique. . . . . 3 gr.
> Vaseline. . . . . . . 30 —

Il sera très utile, lorsqu'on appliquera ce mélange,
d'en introduire un peu dans le méat urinaire et de le
faire glisser le plus loin possible. Son emploi est infiniment préférable à celui du cold-cream et n'oblige pas
à un cérémonial aussi grotesque que le *condom* en baudruche ; ce dernier est cependant accepté par les dames
les plus rigoristes : il est vrai que ce n'est pas la
vérole qu'elles redoutent, mais bien la maternité.

Notre procédé n'exclut pas une toilette sérieuse au
moment des ablutions ; et, s'il n'offre pas — théoriquement — la sécurité absolue, du moins la donne-t-il
assez souvent dans la pratique pour mériter d'être
pris en considération. Tous ceux à qui nous l'avons
indiqué depuis douze ans s'en sont bien trouvés : nous
pouvons même citer le cas d'un étudiant téméraire que
n'arrêtait pas toujours une syphilis manifeste. Il finit,
il est vrai, par contracter un chancre syphilitique, mais
il faut dire que, un mois aupararant, il avait donné
suite à une aventure bien que n'ayant pas sur lui son
étui à vaseline. Cette négligence d'un jour avait rendu
inutiles des années de précautions !

Tel est le fruit de nos recherches et de nos observations relativement à cette branche si importante de la
médecine qu'on appelle la pathologie vénérienne. Trop
heureux si nous avons pu intéresser nos lecteurs et
être utile à quelques-uns.

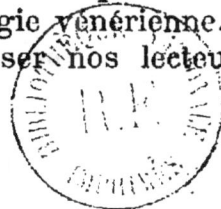

FIN

TABLE DES MATIÈRES

LIVRE PREMIER

La Syphilis au Moyen-Age

CHAPITRE PREMIER

DOCUMENTS SCIENTIFIQUES

La syphilis en Europe dans les quinze premiers siècles de notre ère. — Documents tirés des œuvres des médecins du Bas-Empire, des maîtres de l'Ecole Arabe et des Arabistes, leur successeurs. — L'asafati

CHAPITRE II
DOCUMENTS HISTORIQUES ET LITTÉRAIRES

CHAPITRE III
LA SYPHILIS ET LES ÉPIDÉMIES

CHAPITRE IV
L'ÉPIDÉMIE DE NAPLES

CHAPITRE V

L'ORIGINE DU MAL VÉNÉRIEN ET LES DIFFÉRENTES DÉNOMINATIONS QU'IL REÇUT AU XVᵉ SIÈCLE

CHAPITRE VI

LA SOI-DISANT ORIGINE AMÉRICAINE DU VIRUS SYPHILITIQUE

LIVRE II

La Syphilis aux temps modernes

CHAPITRE PREMIER

CHAPITRE II

CHAPITRE III
AU XVIIIe SIÈCLE

CHAPITRE IV
LA SYPHILIS AU XIXe SIÈCLE

CHAPITRE V
TRAITEMENT ET PROPHYLAXIE DE LA SYPHILIS

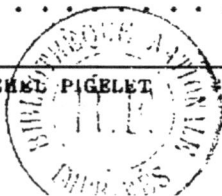

SANCERRE — IMP. MICHEL PIGELET

Imprimerie Michel PIGELET. — Sancerre

www.ingramcontent.com/pod-product-compliance
Lightning Source LLC
Chambersburg PA
CBHW060408200326
41518CB00009B/1288